TRAITÉ

DES MALADIES

DES VOIES URINAIRES,

PAR P. J. DESAULT;

Chirurgien en chef du grand Hospice
d'Humanité de Paris.

*Ouvrage extrait du Journal de Chirurgie,
Augmenté et publié par* Xav. BICHAT.

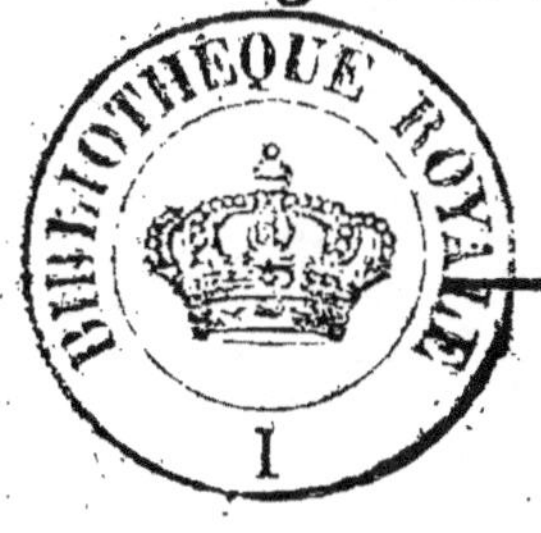

, quelques
çà et là indi-
⸱e d'eux, sur
⸱ de voir

A PARIS,

Chez

la C. Vᵉ. DESAULT , cloître Notre-Dame ,
nᵒ. 18.
H. Nicolle , rue du Bouloy , nᵒ. 56.
Méquignon , l'aîné , rue des Cordeliers.
Devilliers , rue des Mathurins.
Deroi , rue Haute-Feuille.

An VIIᵉ.

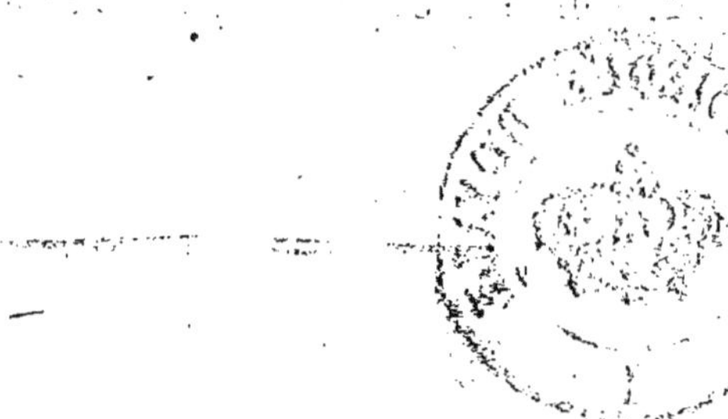

DISCOURS PRELIMINAIRE.

Les maladies des voies urinaires offrent
l'exemple le plus remarquable des rapides
progrès qui ont illustré la chirurgie de ce siècle.
Rarement observées par les anciens, elles
avoient à peine fixé leur attention, et ne formoient point dans leurs livres, une classe dis-
tincte. Quelques fragmens isolés, quelques
faits épars, quelques remèdes çà et là indiqués, c'est tout ce qui nous reste d'eux, sur
cette sorte d'affections. Les occasions de voir
leur manquoient; elles ne se multiplièrent
qu'à l'époque où le vice vénérien se fut introduit en Europe; mais alors occupés de la maladie essentielle, les médecins négligèrent d'en
étudier les suites. Une foule de livres parut
sur la gonorrhée; aucune recherche n'éclaira

le traitement des rétrécissemens de l'urèthre qui lui succèdent si souvent.

La fréquence du mal amena enfin la nécessité d'étudier le remède. Les médecins travaillèrent sur les maladies des voies urinaires ; mais, comme il arrive toujours, leurs travaux se ressentirent des opinions dominantes. La médecine emplastique régnoit alors ; bientôt le traitement de ces maladies fut hérissé de formules d'emplâtres, d'onguens, de cataplasmes. Vaines ressources, où le nombre des mots cache le vide des choses, et dont la multiplicité est en même tems, une preuve de mérite pour le vulgaire, et d'insuffisance pour le sage.

Daran crut, en variant la composition de ses bougies, accommoder leur vertu à chaque cas de pratique. Leur usage fut suivi de quelques succès, effet, non des médicamens qui y entroient, mais de la compression qu'elles exerçoient sur l'urèthre. Elles eurent long-tems la vogue. Combien de moyens l'obtiennent aussi en médecine, quand ils offrent un appas à la crédulité, un instrument à la cupidité, un abri à l'ignorance!

Les maladies des voies urinaires sembloient n'être encore, il y a vingt ans, que le domaine du charlatanisme; à cette époque, le génie commença à s'en emparer. Une foule de recherches faites en Angleterre et en France, jeta un jour nouveau sur la théorie des fistules, des dépôts urineux, des embarras du canal. On reconnut que l'écoulement habituel de l'urine, par une algalie restée en place, étoit l'objet essentiel de leur traitement. C'étoit le premier pas vers la perfection, que d'avoir ainsi établi l'indication du remède; le second étoit d'assurer la possibilité de son usage. Les sondes d'argent n'offroient sous ce rapport qu'une ressource difficile; celles en gomme élastique furent découvertes, et dès-lors l'art put atteindre le but qu'il ne faisoit auparavant qu'entrevoir. Souples, flexibles, faciles à suivre toutes les courbures du canal, ces sortes de sondes échappent aux inconvé-

hiens, et réunissent presque tous les avantages des premières.

Les praticiens conçurent bientôt tout le prix d'un tel moyen. Les affections de l'urèthre devinrent l'objet spécial de leurs travaux qui se multiplièrent sur-tout en France.

Desault étoit alors au plus haut période, non de la célébrité, mais des travaux qui la prépa-rèrent. Personne ne pouvoit tirer un parti plus avantageux des algalies de Bernard ; il avoit pour lui, le génie qui crée, l'expérience qui perfec-tionne, l'adresse de la main qui, dans notre art, fait valoir les découvertes, et de plus, l'enthou-siasme des élèves qui les préconise. Les siennes furent rapides; chacune n'eut point un éclat trans-cendant ; mais leur ensemble changea la face du traitement des maladies des voies urinaires, et le plus bel éloge qu'on puisse faire de ce grand homme, seroit, je crois, un parallèle entre les méthodes curatives actuelles et celles adoptées, il y a vingt ans. Sa pratique fut en naissant celle de tous les jeunes chirurgiens;

elle devint bientôt celle des maîtres de l'art. L'extrait de ses leçons remplit dans l'ouvrage de Chopart, un vide que l'on peut reprocher sur ce point, à d'autres traités d'ailleurs justement recommandables.

Le journal de chirurgie qui parut à cette époque, avoit pour but de publier les progrès de l'art qui sembloit chaque jour prendre, à l'Hôtel-Dieu, un aspect nouveau. Les maladies des voies urinaires devoient, à ce titre, y occuper le premier rang; Desault entreprit de les y traiter ex professo. C'est le seul point de pathologie qui y soit complet. Beaucoup d'observations et peu de réflexions y sont semées çà et là sur les autres.

J'ai essayé de rassembler ces observations et ces réflexions sous un cadre méthodique, et de présenter en détail dans les *Œuvres chirurgicales*, ce qui n'étoit qu'en précis dans le journal. Le fond de ce nouvel ouvrage est à Desault; les formes m'appartiennent. Je n'ai, au contraire, presque rien changé au traité que je présente aujourd'hui aux élèves. Desault en avoit présidé la rédaction ; je n'aurois pu que la défigurer : c'est une seconde édition mise dans un ordre que ne comportoit point le journal, et augmentée d'un grand nombre de faits recueillis postérieurement à ceux qui s'y rencontrent, et qui offrent plusieurs vues nouvelles sur les causes nombreuses de la rétention d'urine. Cet ouvrage formera, réuni à celui que j'ai déja publié, le tableau exact de toutes les découvertes de Desault. Une main moins novice que la mienne, auroit dû sans doute, en dessiner les traits ; mais personne ne prenoit le pinceau ; je l'ai saisi en me disant : La reconnoissance fut le motif, l'indulgence sera l'appui de mon travail.

TRAITÉ

DES
MALADIES DES VOIES URINAIRES.

PREMIÈRE PARTIE.

MALADIES RELATIVES A LA SÉCRÉTION DES URINES.

CHAPITRE PREMIER.

DU DIABÉTÈS.

I. Les auteurs ne sont pas d'accord sur la définition du diabétès : quelques uns ont donné ce nom à toute évacuation extraordinaire d'urine. Mais on ne peut dire, selon la remarque de Celse, qu'il existe un diabétès, que lorsque la quantité d'urine évacuée égale au moins la masse totale des liquides que l'on a pris, et qu'il y a dérangement dans la santé. On a encore appellé diabétès cet écoulement abondant d'urine, qui survient après un accès d'affection spasmodique, celui qui a lieu dans une maladie aiguë et inflammatoire: mais n'est-ce pas abuser des mots et confondre les symptômes avec les maladies ?

II. D'autres ont cru donner une idée suffisante du diabétès, en disant que dans cette maladie on rend par la voie des urines les boissons telles qu'on les a prises. Cette définition ne paroît pas encore assez géné-

A

rique, puisque ce ne sont pas uniquement les boissons qui se perdent par les urines, mais avec elles le chyle, la sérosité du sang, la lymphe, la bile, la graisse, enfin tous les fluides du corps. Ceux qui ont entendu par diabétès une diarrhée, une consomption urineuse, un écoulement excessif et colliquatif des urines, nous semblent avoir mieux exprimé son caractère générique et distinctif.

III. La disette d'observations sur cette maladie, prouve combien elle est rare. On n'en trouve que très-peu d'exemples chez les anciens. Galien en rapporte deux auxquels renvoient presque tous ceux qui en ont parlé après lui, et l'on voit qu'ils n'ont été que les copistes les uns des autres. Arétée est un de ceux qui l'ont décrite avec le plus de détail. Il paroît qu'elle est plus fréquente en Angleterre qu'en France. Mathieu Debson assure avoir connu neuf malades affectés de diabétès ; Cullen dit en avoir vu vingt, et les auteurs français n'en font presque aucune mention. Mais ne s'est-on pas souvent mépris sur l'espèce de la maladie qu'on observoit ? et n'a-t-on pas confondu avec les diabétès, les incontinences d'urine, sur-tout celles qui ont lieu dans les rétentions avec régorgement, et qui, lorsqu'on n'y porte point remède, sont presque accompagnées des mêmes symptômes, tels que l'amaigrissement, l'épuisement des forces, la fièvre, etc. ? L'on est autorisé à ce soupçon, par l'inexactitude avec laquelle ont été faites les ouvertures des cadavres de ceux que l'on dit avoir succombé à cette maladie. Dans la plupart on s'est contenté d'examiner les reins et le foie ; et quoique l'on n'y ait remarqué aucune affection contre nature, on n'a pas prolongé les recherches jusques sur la vessie ; et dans celles où on l'a fait, on l'a presque toujours trouvée très-ample et quelquefois pleine d'urine.

IV. On a beaucoup multiplié les espèces de diabétès. Les anciens le distinguoient en diabétès vrai et en diabétès faux : selon eux le diabétès étoit vrai, lorsque la quantité des urines surpassoit celles des boissons, qu'elles étoient jaunes, blanches, chyleuses, purulentes, de saveur douce et sucrée, etc. ; et il étoit faux, quand les urines étoient crues, et qu'elles conservoient la couleur et la nature des boissons. Ils appelloient encore ce diabétès, la lienterie urineuse. Mais comme dans le cours de la même maladie l'urine présente souvent toutes les variétés, cette distinction qui n'est pas dans la nature, ne fait qu'en rendre l'histoire plus difficile.

V. Il semble plus méthodique de diviser le diabétès en deux espèces : celle qui a sa cause dans une altération des humeurs, et celle qui dépend d'une affection des reins. Le défaut d'assimilation des humeurs forme la première espèce ; le relâchement et l'irritation des reins produisent la seconde.

§. I. *Diabétès produit par l'altération des humeurs.*

VI. Nous comprenons dans le défaut d'assimilation, tous les vices des humeurs qui ont été considérés comme causes particulières du diabétès, tels que l'excès de la sérosité du sang, sa trop grande ténuité, sa dissolution ; et nous y rapportons le diabétès fiévreux, le diabétès arthritique de Sydenham , le diabétès mielleux ou chyleux , etc.

VII. La promptitude avec laquelle la sérosité du sang s'écoule par les voies urinaires , prouve combien l'organisation des reins est favorablement disposée pour cet écoulement. Cette sécrétion coûte peu de travail à la nature : elle n'a pour ainsi dire qu'à fixer nos humeurs à travers ces viscères ; il n'est pas besoin d'une cause particulière qui les y attire. C'est en grande partie par cette voie qu'elle se débarrasse dans l'état de santé, du superflu de nos fluides. Il suffira donc , pour que le diabétès ait lieu , que ces fluides aient perdu leur consistance , et qu'ils aient assez de ténuité pour enfiler ces couloirs. Ainsi , on peut regarder le défaut d'assimilation comme cause immédiate du diabétès , sans qu'il soit nécessaire qu'il existe quelque affection morbifique dans les reins.

VIII. Les personnes d'un tempérament phlegmatique, d'une constitution foible , y sont particulièrement exposées ; celles qui ont abusé des boissons aqueuses, chaudes ou tièdes , sur-tout après avoir bu avec excès des liqueurs spiritueuses ; celles qui mènent une vie oisive et sédentaire , qui habitent des lieux humides et froids , qui sont mal nourries, et qui ne vivent que de végétaux , sur-tout de plantes potagères ; celles qui ont eu le sang appauvri par de grandes hémorragies , par des saignées fréquentes et multipliées , par des suppurations abondantes , par des maladies longues qui ont exigé une diète sévère. Elle peut encore être le produit d'une métastase , et arriver à la suite d'une hydropisie de poitrine ou du bas-ventre.

IX. Les anciens l'attribuoient tantôt à la température

froide, tantôt à la température chaude du malade. Méad croyoit qu'elle avoit sa source dans le foie ; mais elle dépend toujours de la foiblesse et de l'épuisement des forces digestives. Les expériences cliniques de Home, la pratique de Cullen, ont prouvé que presque constamment le foie étoit dans son état naturel, et que si par fois des collections fléatomateuses s'y étoient manifestées, leur existence n'étoit, sous aucun rapport, liée à celle du diabétès.

x. On ne peut distinguer cette espèce de diabétès, que dans le commencement de la maladie, car lorsqu'elle est avancée, quelle qu'en soit l'espèce, les symptômes en sont les mêmes. On ne peut alors être guidé que par les signes commémoratifs.

xi. Il est rare que cette maladie se déclare subitement ; elle est ordinairement annoncée par un besoin fréquent d'uriner. Quelquefois on éprouve un sentiment de chaleur ou de froid, qui se propage du ventre dans la vessie. La quantité des urines augmentant chaque jour, surpasse bientôt celle des boissons. Dans le premier tems, le malade est foible, abattu, sans fièvre et sans soif ; il ne se plaint d'aucune douleur dans la région des reins, ni vers la vessie. Les urines sont crues, limpides, inodores, presque sans saveur, et ne formant que peu ou point de dépôt. Les accidens se développent lentement, et ne sont inquiétans que dans le second tems de la maladie. Le corps, pour ainsi dire desséché par cette perte continuelle et abondante des fluides, maigrit ; il survient de la chaleur à la peau et dans les entrailles, la fièvre et la soif en sont les suites, et rien ne peut étancher celle-ci. Les boissons sont rendues presque aussi-tôt que prises ; les malades ont du dégoût pour les alimens solides , mais désirent les liquides avec ardeur. Dans cette espèce de diabétès, ils ont souvent des rapports aigres ; les digestions sont pénibles ; le chyle mal élaboré , se mêle avec les boissons , et se perd avec elles par les urines ; celles-ci changent alors de nature ; elles sont tantôt jaunâtres , tantôt blanchâtres , et ressemblent à une dissolution de miel dans l'eau; elles ont une saveur douceâtre et comme sucrée , avec une foible odeur urineuse , et déposent une matière grisâtre et assez épaisse. La transpiration cutanée ne se faisant plus , la peau devient rude , rugueuse , et se couvre de petites écailles farineuses ; la maigreur et le desséchement augmentent à vue d'œil. Si les urines cessent un instant de couler , le bas-ventre se gonfle , et s'affaisse aussi-tôt que celles-ci reprennent leur cours. Le pouls devient petit , irrégulier , intermittent ; enfin les malades tombent dans le dernier degré d'épuisement ; ils offrent tous les symptômes du marasme , et les vaisseaux ne contenant plus assez de fluides pour entretenir la circulation , elle cesse , et le malade meurt.

XII. Le diabétès est plus ou moins grave , selon sa cause , son ancienneté , l'âge et la constitution du malade. Quand cette maladie vient à la suite de longues infirmités , et dans la vieillesse , quand elle est invétérée , que les humeurs sont en dissolution colliquative , il y a peu d'espoir de guérison. Wintringham assure qu'on ne guérit jamais le diabétès vrai. Cullen , qui en a vu un si grand nombre , dit qu'il n'existe pas dans toute l'Ecosse , un seul exemple de guérison ; cependant Wanswieten , Harris , etc. , en citent plusieurs.

XIII. Donner plus de consistance aux humeurs, et empêcher leur affluence vers les reins, sont les deux indications qui se présentent. Pour remplir la première, on conseille les incrassans et les restaurans des forces digestives. On pourra donner, par exemple, une décoction de riz, d'orge, de gomme adragante, arabique, de rapure de corne de cerf, à laquelle on ajoutera quelques aromates, comme la canelle, la muscade, ou qu'on aiguisera avec quelques gouttes d'acide vitriolique simple ou d'eau de Rabel. On pourra essayer le lait pur, le petit lait aluminé, les eaux martiales avec l'acide vitriolique, une forte décoction de quinquina. On se réglera d'ailleurs dans leurs choix sur la nature particulière du vice des humeurs. En général il faut éviter que ces boissons soient trop aqueuses, et que le malade en boive avec excès; elles ne feroient que l'affoiblir de plus en plus. Il doit même s'abstenir de boire le plus qu'il est possible; et s'il pouvoit résister à la soif qui le tourmente, peut-être vaudroit-il mieux qu'il prît les médicamens secs. Mais aussi ne seroit-il pas à craindre que ne réparant pas par une boisson abondante les pertes qui se font par les urines, la maladie ne fît des progrès plus rapides? Il y auroit moins de danger à seconder l'effet des remèdes liquides par quelque préparation de rhubarbe, de camphre, d'éthiops martial, de safran de mars, donnée sous forme d'opiat ou de pilules, par quelques bols de thériaque, etc.

XIV. On ne peut détourner les humeurs de se porter vers les reins, qu'en les attirant vers une autre partie. Quelques uns ont tenté de produire cette révulsion sur l'estomac et les intestins, et ont employé les vomitifs et

les purgatifs drastiques. Leur usage n'est pas indifférent;
ils nuisent toujours quand ils ne sont pas utiles , et achè-
vent de ruiner les forces digestives. On n'a pas cet inconvénient à redouter en attirant les humeurs vers la peau :
l'analogie qui existe entre la transpiration cutanée et les
urines , la facilité et la promptitude avec laquelle ces
excrétions se suppléent l'une, l'autre dans l'état de santé,
rendent d'ailleurs cette voie préférable. Mais on ne peut
guères compter sur les diaphorétiques et sudorifiques ,
pris intérieurement ; ils deviendroient dans ce cas diurétiques , et agiroient plutôt sur les voies urinaires , déja
affoiblies par ce flux immodéré des urines , que sur la
peau. Il n'est pas de moyens plus efficaces et moins dangereux pour rappeller la transpiration , que des frictions
sur tout le corps, faites avec une flanelle ou une brosse ;
sur-tout si l'on a eu le soin de se laver auparavant avec
de l'eau tiède. Ces lotions ne produisent de relâchement
qu'à la peau, et n'ont pas, comme les bains chauds, l'inconvénient d'augmenter la foiblesse générale. On doit
éviter le froid avec le plus grand soin , habiter un lieu
où l'air soit chaud et sec ; si les forces permettent encore
de prendre de l'exercice, il faut s'y livrer jusqu'à exciter la sueur , s'il est possible. Le vin rouge pur peut être
donné comme médicament et comme aliment ; mais il
ne convient que lorsque la maladie n'est pas très-avancée ,
que la chaleur et la fièvre sont médiocres. D'ailleurs , les
alimens doivent être choisis parmi les substances solides
et sèches , sur-tout parmi les farineux , ayant toutefois
égard au goût des malades , et à leurs facultés digestives.

XV. Lorsque la maladie est arrivée à son dernier pé-

riode, que le marasme est extrême, on ne peut qu'a-
doucir la soif brûlante des malades par des boissons aci-
dules, et attendre que la nature mette fin à leurs maux.

§ II. *Du Diabétès produit par l'affection des reins.*

XVI. Le relâchement des vaisseaux des reins, est plus
souvent l'effet, que la cause du diabétès. Il arrive cependant quelquefois, que ces viscères sont primitivément trop
relâchés, soit par un vice d'organisation, soit accidentellement, par l'abus des boissons aqueuses; l'usage trop
long-tems continué des diurétiques; des rétentions d'u-
rine qui, arrêtant les fluides de proche en proche, dans
tous les petits conduits des reins, les ont distendu outre
mesure, par une inflammation des reins, ou même par
l'habitude de coucher dans des lits trop chauds et trop
mous, etc. A deux extrêmes opposés, est souvent attaché
le même résultat. Tels ici, le relâchement et l'irritation
des reins, donnent-ils également lieu à l'affection qui
nous occupe, au diabétès.

XVII. On regarde encore comme un diabétès par relâchement, celui qui a lieu par la destruction d'une
partie ou de la totalité des reins : mais ne pourroit-on
pas révoquer en doute cette espèce de diabétès ?
Ruysch, il est vrai, en cite un exemple : il dit avoir
trouvé dans le cadavre d'un homme mort du diabétès,
le rein entiérement détruit, et il ajoute, que la vessie
étoit fort ample. Cet exemple est peu concluant : Ruysch
n'en parle qu'en anatomiste ; il ne fait qu'annoncer la
maladie, il n'en rapporte aucun signe, et il est probable

qu'ayant rencontré cet état pathologique, dans ses dissections, il n'aura su que par des récits vagues, quelle avoit
été la nature de la maladie.

XVIII. Il n'y a guères que les signes commémoratifs
qui puissent faire distinguer le diabétès par relâchement
des reins, du diabétès par défaut d'assimilation ; dans
l'un et l'autre, les malades n'éprouvent aucune douleur
dans la région lombaire ; mais lorsque les humeurs ne
sont pas viciées, et que ce relâchement est local, les
digestions ne sont pas dérangées ; et c'est ce qui fait que
la faim et la soif ne tardent pas à tourmenter les malades,
sans qu'ils puissent parvenir à les satisfaire complettement ; que les forces se soutiennent plus long-tems, et
que la chaleur et la fièvre sont plus fortes, etc.

XIX. C'est particulièrement dans le commencement de
cette espèce de diabétès, qu'il faut récourir aux remèdes
astringens, au petit-lait aluminé, au quinquina, à la
rhubarbe. On a même conseillé les diurétiques les plus
irritans, tels que la teinture de mouches cantharides,
avec l'acide vitriolique, donnée deux à trois fois par
jour, depuis quinze jusqu'à quarante gouttes, dans un
véhicule approprié. Mais en faisant usage intérieurement
des préparations de cantharides, on ne doit jamais perdre de vue que cet insecte est un vrai poison, dont la
dose, même dans les relâchemens extrêmes, ne doit jamais excéder un demi-grain, et rarement l'atteindre.
L'application de corps froids et à la glace, de compresses
trempées dans le vinaigre ou l'oxicrat, sur la région lombaire, est un des moyens les plus efficaces pour redonner du ton aux vaisseaux des reins ; mais elle doit être
long-tems continuée. Van-Swieten dit n'avoir obtenu de

succès de ce remède, qu'après trois mois de constance et d'assiduité.

xx. La seconde cause du diabétès par l'affection des reins, c'est l'irritation de ces organes, irritation déterminée par une cause quelconque. Les fluides s'y portant en plus grande abondance, les urines en deviendront plus copieuses, et le diabétès en sera quelquefois la suite. L'abus des diurétiques chauds; la présence de graviers ou de petites pierres dans les reins; une humeur goutteuse, psorique, dartreuse, rhumatismale, fixée sur ces viscères; les métastases, les cantharides appliquées à l'extérieur du corps, ou prises intérieurement; l'excès des plaisirs vénériens, etc. sont autant de causes qui peuvent aussi donner naissance au diabétès.

xxi. Outre les signes commémoratifs, il y a de plus dans cette espèce de diabétès, des douleurs très-vives à la région des reins, qui n'existent pas dans les deux autres espèces.

xxii. Dans le traitement, on aura égard à la cause de l'irritation. Si elle dépend de l'usage des diurétiques chauds, on la combattra par les contraires, tels que la tisane de graine de lin, de guimauve et de chiendent, les bains chauds, etc. On cherchera à rappeler à la peau l'humeur goutteuse par des sinapismes sur les pieds; et l'humeur psorique, en redonnant la gale; etc. Si ces moyens ne réussissent pas, on déterminera un point d'irritation vers une autre partie, soit par un cautère, un séton, ou un vessicatoire, dans lequel n'entreront pas les mouches cantharides. Les ventouses simples ou scarifiées, et les cataplasmes appliqués alternativement et à plusieurs reprises sur la même région, pourroient aussi contribuer efficacement à épuiser ou déplacer la cause irritante, et guérir ainsi cette maladie.

XXIII. Je n'ai rapporté ces différentes espèces de diabétès que pour faire voir où se bornent nos connoissances sur cette maladie. La matière est entièrement neuve, le champ des hypothèses est vaste; c'est servir l'art que d'engager les praticiens à communiquer ce que l'experience et l'observation peuvent leur avoir appris sur cet objet. Ce n'est qu'en rassemblant un grand nombre de faits, qu'on pourra parvenir à acquérir quelque certitude sur le traitement du diabétès.

CHAPITRE II.

DE LA SUPPRESSION D'URINE.

XXIV. La plupart des auteurs ont confondu la suppression d'urine avec la rétention, et ont désigné l'une et l'autre sous le nom générique d'*ischurie*. Quelques uns cependant, les ont distinguées en admettant deux espèces d'ischurie, l'une vraie ou légitime, l'autre fausse ou bâtarde. Selon eux, l'ischurie est vraie quand les urines sont arrêtées dans la vessie ; elle est fausse quand il n'en coule pas dans ce viscère. Mais on n'acquiert pas encore, par cette distinction, une idée assez juste de ces maladies, puisque les urines peuvent aussi être arrêtées dans les uretères, s'écouler même au-dehors par une fistule, sans qu'elles cessent de se séparer dans les reins. Il est cependant bien important de distinguer avec soin ces deux cas ; car les remèdes n'en sont pas les mêmes, et les moyens qui conviennent pour exciter la sécrétion des urines, et remédier à leur suppression, seroient souvent contraires au rétablissement de leur excrétion.

XXV. Nous croyons être plus exacts en définissant la suppression, cette maladie dans laquelle les urines ne sont pas sécrétées dans les reins ; et la rétention, celle où les urines sont arrêtées dans quelqu'un des conduits destinés à les transmettre au-dehors.

XXVI. La suppression peut être totale ou partielle ; elle est totale, quand il ne se fait aucune sécrétion ; elle est partielle, quand la sécrétion n'est pas assez abondante pour la conservation de la santé.

XXVII. La suppression d'urine a quelquefois lieu dans le commencement d'une fièvre aiguë, inflammatoire, dans les inflammations de bas-ventre, dans les accès d'affections nerveuses, hystériques, hypochondriques, dans les paroxismes de la goutte, etc. mais nous ne l'examinerons pas sous ce rapport; car dans tous ces cas, excepté quelques exemples dont il sera fait mention, cette suppression ne dure qu'autant que la maladie, dont elle est le symptôme, se conserve dans le même dégré de force, et cesse avec elle.

XXVIII. La suppression d'urine idiopathique est plus rare : il ne suffit pas pour qu'elle ait lieu, que la sécrétion des urines soit arrêtée dans un des reins, il faut que cette fonction soit interrompue dans les deux en même tems. Il est vrai que le rapport intime qui existe entre ces deux viscères, rend souvent leurs maladies communes ; mais aussi un grand nombre d'observations et d'ouvertures de cadavres, prouvent que la lésion de l'un, n'entraîne pas nécessairement celle de l'autre.

XXIX. Parmi les causes nombreuses de la suppression d'urine, nous omettrons celles qui n'ont pas leur siège dans les voies urinaires, et qui ne supposent aucun dérangement dans ces organes ; telles que la pléthore, l'épaississement du sang, les salivations excessives, les sueurs abondantes, les diarrhées opiniâtres, l'hydropisie, etc. qui dépouillent le sang de sa sérosité, et l'attirent vers d'autres parties ; et nous ne considérerons que celles de ces causes qui, agissant immédiatement sur les reins, en troublent les fonctions. Dans ce nombre, nous comprendrons les obstacles au cours du sang dans les reins, tels que l'obstruction de leurs conduits, par du sang, du mucus, du pus, des graviers, des pierres, etc. l'inflammation, la gangrène, la suppuration, l'induration, le spasme, l'atonie, etc.

xxx. Quelle que soit la cause de la suppression d'urine, cette maladie a des signes communs suffisans pour la faire distinguer de toute autre. En général, les malades rendent peu ou point d'urine, et n'éprouvent point d'envie d'uriner; on ne sent aucune tumeur dans la région hypogastrique; la sonde, introduite dans la vessie, n'amène que peu ou point d'urine; les malades éprouvent une douleur plus ou moins vive, poignante ou gravative, dans la région lombaire; ils se plaignent d'un dégoût habituel et de la présence importune d'une saveur urineuse; ils sont tourmentés par des nausées, des hocquets, des vomissemens; et ce qu'ils vomissent, ainsi que les excrétions en général, exhalent une odeur urineuse plus ou moins forte; enfin, si la maladie ne cède pas, il arrive souvent que les malades éprouvent de la gêne dans la respiration; quelquefois ils tombent dans l'affection comateuse, et d'autres fois dans les convulsions, le délire, etc.

xxxi. Le prognostic de cette maladie est presque toujours fâcheux, tant à cause des désordres que produit dans l'économie animale la présence des matières qui devoient s'évacuer par les urines, que par les diverses altérations des reins, dont la structure et la position rendent souvent les terminaisons funestes.

xxxii. Les couloirs urinaires, ne donnant point issue au superflu de la partie aqueuse du sang, et celle-ci n'entraînant pas avec elle la terre, les sels et les autres substances âcres, que l'action de la vie ne cesse de développer dans nos fluides, la turgescence et l'acrimonie des humeurs en sont une suite inévitable, et de-là naissent une infinité de maux, tels que des infiltations, des œdèmes urineux, la gangrène, l'hydropisie, la fièvre ardente, la consomption, etc. Il est vrai que la nature prévient quelquefois ces accidens, ou retarde leur naissance, en se débarrassant en partie des urines par d'autres émonctoires, tels que la peau, les oreilles, les narines, la bouche, les mammelles, l'anus, etc. Mais ces nouveaux couloirs ne peuvent jamais suppléer entièrement aux fonctions des reins : ils livreront bien passage aux parties les plus tenues de l'urine ; les plus grossières resteront et seront la source d'accidens nombreux, qui, quoique plus tardifs, n'en seront pas moins redoutables. On a vu dans ces cas, des malades ne succomber qu'après une ou plusieurs années, tandis que d'autres périssent ordinairement le cinquième ou le sixième jour, et rarement survivent au delà d'un mois.

XXXIII. La suppression d'urine ne présente pas d'indication générale ; son traitement ne peut être que relatif. Il en est des diurétiques, comme des autres remèdes prétendus spécifiques ; leur action est toujours subordonnée à la disposition actuelle des organes viciés. Souvent des médicamens contraires, même entièrement opposés, sont donnés avec un égal succès dans la même maladie, dont les causes seules sont différentes. Ce n'est donc qu'en parcourant séparément chacune de ces causes, que nous pourrons indiquer les moyens curatifs de la suppression d'urine.

§. I.

§. I. *De la suppression d'urine, par l'embarras des vaisseaux du rein.*

XXXIV. La première de ces causes est un obstacle au passage du sang dans les artères ou veines émulgentes. La ligature de ces vaisseaux dans les animaux vivans, ne laisse aucun doute sur l'effet qui doit résulter de ce défaut de circulation. Tous les animaux soumis à ces expériences, ont éprouvé des suppressions d'urine, la plupart avec des vomissemens urineux. Nous ne connoissons pas d'observations qui constatent l'existence de cette cause sur l'homme ; mais on ne peut nier qu'un anévrisme de ces artères, ou une tumeur quelconque, située sur leur trajet et sur celui des veines, ne puisse agir à la manière des ligatures. Les anévrismes de ces vaisseaux doivent être fort rares, puisque dans le grand nombre de cadavres que nous avons ouverts, nous n'en avons pas rencontré d'exemple. Quand on considère la grosseur des artères émulgentes, et la force avec laquelle le sang y est poussé par l'aorte pectorale, on conçoit difficilement qu'elles puissent être assez comprimées par la pression d'une tumeur, pour que le sang cesse de les parcourir. Il est probable que la masse comprimante seroit soulevée à chaque contraction du cœur, et livreroit passage au sang, ou bien que la continuité des battemens y formeroit enfin une espèce de goutière qui assureroit au vaisseau la liberté de ses mouvemens. Il n'en est pas de même à l'égard des veines ; leurs parois plus minces résistent moins que celles des artères ; leur circulation étant plus lente, et l'impulsion du sang plus foible, elles céderont plus facilement à la compression. Le sang retenu dans ces veines, le sera de proche en proche jusques dans les artères, et la suppression sera une suite nécessaire de cette stase sanguine.

xxxv. Heureusement, ces cas sont rares ; peut-être même ne sont-ils que des êtres de raison. D'ailleurs, à moins que ces tumeurs ne fussent assez volumineuses pour être senties à travers les parois de l'abdomen, on ne voit pas à quel signe particulier on pourroit les reconnoître ; et dans la supposition que l'on fût assuré de leur existence, on n'auroit que de foibles moyens à leur opposer, et ces moyens devroient être relatifs à la nature particulière de ces tumeurs.

xxxvi. Si l'obstacle au cours du sang, dans les reins, vient rarement des troncs des artères, ou des veines émulgentes, il doit arriver plus fréquemment qu'il soit placé dans leurs dernières ramifications ; celles-ci peuvent être obstruées par un sang trop épais ; les personnes pléthoriques et foibles, sont particulièrement exposées à cette stase sanguine. La plénitude et la distension qu'éprouvent les vaisseaux, s'opposant à leur réaction, la circulation languit. Si dans ces dispositions, le sang vient encore à être attiré plus abondamment vers les reins, par une chaleur trop forte appliquée sur la région lombaire, par un coup reçu sur cette partie, par un excès de boissons spiritueuses, par un exercice violent, etc. il peut survenir un engorgement, qui arrête la sécrétion des urines. Cette espèce de suppression arrive presque toujours subitement ; quelquefois cependant, elle est précédée par des urines crues et limpides, dont la quantité diminue par dégrés. On ne peut guères se méprendre sur son caractère ; les signes commémoratifs suffisent pour la faire distinguer. Les malades n'éprouvent aucune douleur dans les lombes ; ils se plaignent seulement d'un sentiment de pesanteur, de lassitude dans cette région ; ils sont d'ailleurs sans fièvre. Cette suppression est peu dangereuse ; elle cède facilement aux saignées et aux boissons délayantes. La saignée sur-tout est ici très-efficace ; on peut même dire que ses effets tiennent quelquefois du merveilleux : des malades ont rapporté que, pendant que le sang sortoit, ils ont senti les urines couler des reins dans la vessie, et bientôt après ils ont éprouvé le besoin le plus pressant de les rendre. Si cet engorgement ne se dissipe pas en peu de jours, l'inflammation des reins ne tarde pas à lui succéder.

§. II. *De la suppression d'urine, par l'embarras des conduits sécréteurs.*

XXXVII. Après la suppression produite par la stase du sang dans les petits vaisseaux des reins, se présente naturellement, celle qui dépend de l'obstruction des conduits sécréteurs, par des grumeaux de sang ; car elles reconnoissent ordinairement la même cause. Les urines sanguinolentes, qui précèdent cette espèce de suppression, sont un de ces signes distinctifs. Si cette sorte de pissement de sang a été abondant., et a duré plusieurs jours, avant la suppression, le malade a le visage pâle, le pouls petit, concentré, intermittent ; il éprouve, en un mot, tous les symptômes qui ont coutume d'accompagner les pertes de sang considérables. La région des reins est peu douloureuse, à moins que cette suppression ne soit l'effet d'un coup ou d'une chute.

Ici la douleur est quelquefois considérable, mais elle se fait moins sentir dans les reins, que dans les muscles des lombes. Si le pissement de sang continuoit, et que le malade fût fort et vigoureux, on auroit recours à la saignée et aux autres moyens qui seront indiqués plus bas. Après avoir arrêté le pissement de sang, l'indication qui reste à remplir, est de délayer les grumeaux, et d'en faciliter la sortie. Les boissons aqueuses, abondantes, conviennent dans les premiers tems. On peut, par la suite, les rendre légèrement apéritives, donner, par exemple, une tisane de racine de fraisier, d'arrête-bœuf, de chausse-trape, aiguisée de quelques grains de nitre, et seconder leur effet par les bains et les fomentations émollientes sur la région lombaire. Le repos est d'autant plus nécessaire, en cette occasion, que l'exercice pourroit renouveller le pissement de sang. Quoique le cours des urines soit rétabli, il peut être resté dans quelques uns des conduits des reins, de petits caillots, qui deviendront peut-être un jour le noyau d'un calcul. L'expérience a fait connoître avec quelle facilité ces dernières concrétions se formoient, quand il se rencontre dans les voies urinaires un corps étranger solide quelconque, autour duquel les matières suspendues dans les urines puissent se déposer.

XXXVIII. Quoique l'obstruction des conduits sécréteurs des reins, par du mucus épaissi, ne pose pas sur des faits, elle est admise par trop d'auteurs pour qu'on puisse en nier la possibilité. Cependant en l'admettant, nous nous abstiendrons de rapporter les signes auxquels on prétend la reconnoître, parce qu'ils sont incertains, vagues et presque impossibles à saisir.

XXXIX. On peut élever les mêmes doutes sur la suppression d'urine occasionnée par du pus, qui obstrueroit les conduits sécréteurs des reins, que sur la précédente. Cette dernière cause de suppression porte également sur une supposition dont on ne sauroit prouver la réalité.

XL. Il en est tout autrement d'une collection de pus dans les reins : personne n'ignore que celle-ci produit quelquefois des suppressions d'urine ; mais ce n'est pas en obstruant les conduits des reins ; c'est en les détruisant ou les comprimant au-delà de la sphère de leur réaction. Quoi qu'il en soit, dans la supposition que le pus obstrueroit ces conduits, il peut y être porté par métastase, ou être produit par l'inflammation des viscères mêmes, et transuder des parois de leurs vaisseaux.

XLI. C'est ainsi que nous voyons une sécrétion puriforme se faire au travers la membrane interne du nez ou de l'urèthre, lorsqu'ils ont été enflammés. En admettant que le pus se porte par métastase sur les reins, on ne voit pas encore comment il pourroit obstruer les conduits sécrétoires ; car s'il a trop de consistance, il n'entrera pas dans ces petits vaisseaux, et passera immédiatement avec le sang, des artères dans les veines : pour qu'il prît l'autre voie, il faudroit qu'il eût à-peu-près la même ténuité et la même fluxilité que les urines elles-mêmes.

XLII. Les signes commémoratifs seroient encore ici les seuls qui pourroient indiquer cette espèce de suppression. Dans le premier cas, l'inflammation du rein, qui l'auroit précédée ; dans le second, la disparition subite de la suppuration dans toute autre partie du corps ; le pus que l'on auroit remarqué dans les urines avant leur suppression, en seroient les indices et les avant-coureurs.

XLIII. Les remèdes délayans sont ceux que l'on pourroit donner avec le plus de confiance. On a aussi recommandé les purgatifs et les vomitifs : ces derniers sur-tout ont été vantés comme très-propres à détourner des reins, l'humeur purulente, la faire avancer dans les conduits où elle stagneroit, et hâter son expulsion, au moyen des secousses qu'ils impriment à tous les viscères du bas-ventre.

XLIV. L'obstruction des conduits urinifères par des vers est encore un problême. On a bien vu des malades rendre des vers avec leurs urines ; on en a même trouvé plusieurs fois dans l'intérieur de la vessie ; mais l'existence de ces animalcules dans la propre substance du rein, chez l'homme, est difficile à constater. Zacutus Lusitanus, Hollier et quelques autres, assurent à la vérité les avoir vus ; mais ne s'en sont-ils pas laissés imposer par quelques tubes vermiformes, produits par de petits filamens de sang coagulé ? ou se sont-ils assurés que ces vers ne se sont pas développés depuis la mort, et qu'ils n'étoient pas le fruit de la putréfaction ?

XLV. La suppression d'urine, par des graviers ou des pierres dans les reins, est une des plus fréquentes et des plus graves. Nous ne sommes plus, comme pour la plupart des autres causes de suppression que nous venons de parcourir, réduits à de simples conjectures : des ouvertures de cadavres multipliées, nous ont montré le désordre ; malheureusement elles ne nous ont pas appris par quels moyens on peut y remédier. Nous ne connoissons que les ressources de la nature ; l'art n'en a point ; on les réserve aux recherches plus fructueuses des générations qui doivent nous succéder. Nous ne rapporterons pas ici les signes de cette suppression, ni les remèdes qu'on a proposés pour la combattre ; comme ils ne diffèrent en rien de ceux du calcul des reins, et que, suivant l'ordre que nous avons adopté, il est plus convenable de ranger ces corps étrangers dans la dépravation des urines, dont ils sont une production, nous en traiterons en même-tems.

§. III. *De la suppression d'urine, par l'inflammation des reins.*

XLVI. L'inflammation des reins est presque toujours accompagnée de la suppression des urines, et ce symptôme est d'autant plus fréquent dans cette maladie, qu'il est rare qu'un rein soit enflammé seul ; pour l'ordinaire, l'inflammation passe rapidement de l'un à l'autre, et les occupe tous deux à-la-fois.

XLVII. Outre les causes générales de l'inflammation, les reins en ont qui leur sont en quelque sorte particulières, telles que les diurétiques âcres, les mouches cantharides, prises intérieurement ou appliquées extérieurement, des pierres dans les reins, les urines retenues dans la vessie, et par continuité dans les uretères, et jusques dans les reins eux-mêmes ; enfin tout ce qui est capable d'y attirer le sang en plus grande abondance, et d'y augmenter l'irritation.

XLVIII. Quand les reins sont enflammés, quelquefois

les urines se suppriment tout-à-coup ; d'autres fois elles diminuent par dégrés , et ce n'est que vers le troisième ou quatrième jour que la suppression est totale. Dans ces circonstances les urines sont d'abord aqueuses et limpides ; elles deviennent ensuite rouges ; les malades ont de fréquentes envies d'uriner ; ils éprouvent une chaleur brûlante ; une douleur aiguë et pulsative dans la région des reins , douleur qui , quoique continue , est plus vive le soir que le matin , plus forte dans l'inspiration que dans l'expiration , qui augmente lorsque les malades font des efforts pour uriner ; qu'ils vont à la selle , qu'ils se couchent sur le côté opposé au siège du mal , qu'ils toussent , etc. ; mais qui ne s'accroît point , comme dans le *lumbago* , par la pression de la main sur les lombes , ni par la flexion du tronc , etc. Un dernier trait qui semble caractériser ce genre de douleur , c'est qu'elle se propage le long des uretères , vers la vessie , la verge et le gland ; qu'elle s'étend même jusqu'aux testicules , dont elle excite la rétraction ; qu'elle est souvent accompagnée de stupeur à l'aine et à la partie antérieure des cuisses. Lorsque ces accidens ont quelque intensité , le pouls est ordinairement dur , fréquent, élevé ; la fièvre est ardente , le ventre douloureux , surtout quand on le presse ; quelquefois il est mou , d'autrefois dur et comme balonné , avec des berborygmes ; les malades sont constipés ; ils ont des hocquets , des nausées , des vomissemens ; leur transpiration et leur sueur ont une odeur urineuse , etc.

XLIX. L'inflammation des reins peut se terminer, comme les inflammations en général, par résolution, suppuration , gangrène et induration. La première de [illegible] favorable [illegible] vers elle [illegible] devoient être dirigés. Les moyens [illegible] antiphlogistiques, [illegible] que les saignées [illegible] du malade; de la [illegible] de la [illegible] des [illegible]; les [illegible] à la marge de l'anus, [illegible], les fomenta[illegible] sur le ventre et la région lombaire; [illegible] sur cette dernière partie; les [illegible] et rafraîchantes, les émulsions, [illegible] décoctions de graine de lin, de guimauve, [illegible], dans lesquelles on dissoudra quelques [illegible], etc.

[illegible] Quand la résolution doit avoir lieu, rarement at[illegible] jour, à compter de l'invasion de la [illegible] par la diminution graduelle des [illegible] vers les reins devient moindre; la [illegible] devient plus souple, moins [illegible] et plus régulier; les urines qui avoient été [illegible] reprennent leur cours; au lieu d'être aqueuses [illegible], elles sont blanchâtres, troubles, et forment [illegible] au fond du vase. Si [illegible] que la fièvre; la dou[illegible] symptômes de l'inflammation dimi[illegible] ou la gangrène des [illegible]. On doit s'attendre à la suppura[illegible] l'époque ci-dessus, le malade éprouve [illegible] que la fièvre est avec redoublement, sur[illegible] du soir, qu'il [illegible] moins de chaleur dans les [illegible] moins aigu, qu'elle est pulsative ; lorsqu'après quelques jours de calme , elle redevient plus vive ; que le malade se plaint d'un sentiment de pesanteur , de tension et de tiraillement dans cette partie ; que l'engourdissement et la stupeur de l'aine et de la partie antérieure des cuisses augmentent ou se changent en une douleur pongitive.

LI. Le dépôt qui se forme dans les reins a plus ou moins d'étendue ; quelquefois il en détruit toute la substance et les consume en entier ; d'autres fois, il n'en occupe qu'une partie. Dans l'un et l'autre cas , le pus peut avoir différentes issues ; ou il se fait jour par les conduits des urines, et sort avec elles, ou il perce l'intestin colon, et s'évacue par les selles; ou s'étendant dans les lombes, il forme une tumeur au-dehors, et se pratique une ouverture, ou la reçoit de l'art; ou il se répand dans le tissu cellulaire environnant, le détruit, fuse dans le petit bassin, ou passe sous l'arcade crurale par l'anneau inguinal, et donne lieu à de nouveaux dépôts dans ces parties; ou enfin se dissipe par délitessence , et se répand dans le torrent de la circulation.

LII. La rupture et l'épanchement de ces dépôts dans les bassinets ou leurs conduits, doivent être considérés comme un événement heureux dans le danger extrême où se trouve le malade. Cet événement a même paru si avantageux , qu'on a conseillé de le provoquer par la toux, les vomissemens ; etc. Ces efforts ne sont pas sans inconvéniens; ils peuvent réveiller les douleurs, entretenir ou rappeler l'inflammation, et rompre l'abcès vers toute autre partie. Il est donc plus prudent d'abandonner ce travail à la nature, et d'en attendre le succès.

LIII. On est averti que la rupture est faite, par le rétablissement du cours des urines, par leur mélange avec une quantité plus ou moins abondante de pus, dans lequel se trouvent souvent des espèces de petits grumeaux, qui sont des portions de la substance du rein macérées et détachées par la suppuration. L'ouverture de ces dépôts laisse dans le rein une poche et un ulcère à déterger et à cicatriser. Dans cette vue, on a beaucoup vanté l'usage des sucs balsamiques, sur-tout de ceux qui ont la propriété de donner aux urines une odeur de violette, tels que les baumes de Copahu, celui du Pérou, de la Mecque, la thérébentine, à très-petite dose. On a aussi conseillé l'eau de chaux, les eaux minérales sulfureuses et ferrugineuses, etc. Ces eaux peuvent réussir dans quelques cas; mais il ne faut les donner qu'avec réserve, parce qu'il est à craindre qu'elles n'échauffent et ne fassent tomber les malades dans la phthisie rénale. On n'a pas ces dangers à craindre du lait de vache ou d'ânesse, sortant du pis, de l'hydromel, de l'eau d'orge, etc. Ces substances sont très-propres à prévenir et à corriger l'acrimonie des urines, et à soutenir et relever les forces du malade. Quand bien même un des reins auroit été détruit par la suppuration, on ne devroit pas perdre tout espoir de guérison. On a souvent trouvé dans les cadavres, à la place du rein, un tissu cellulaire couenneux, sous forme de membranes épaisses. Lorsqu'un des reins est demeuré sain, il remplit les fonctions des deux, et les urines se séparent en même quantité qu'auparavant.

LIV. Lorsque le dépôt perce dans l'intestin colon, ce que l'on reconnoît à l'écoulement du pus par les selles, et à la diminution subite des accidens, les boissons adoucissantes et les lavemens légèrement détersifs sont encore les seuls moyens qu'il falloit employer. Quoique le malade soit en grand danger, la nature peut triompher et assurer ses jours.

LV. Si aux symptômes de l'inflammation et de la suppuration des reins, il succédoit une tumeur dans la région lombaire, on ne pourroit élever que de foibles doutes sur sa nature. On a recommandé d'en faire promptement l'ouverture, dans la crainte que le pus ne s'altère par son séjour, et ne produise des fusées, ou ne perce dans le bas-ventre, afin de se manifester sous la peau. Mais n'a-t-on pas porté trop loin cette crainte ? Nous avons eu plus d'une occasion d'observer dans les dépôts des parois du bas-ventre, que toute les fois que la nature tendoit à porter la matière au-dehors, et manifestoit cette tendance par la formation d'une tumeur, quelque retard qu'on apportât à l'ouverture du dépôt, jamais le pus n'affectoit une autre route, et que tôt ou tard il se frayoit une issue à l'extérieur. Nous ne prétendons pas cependant donner comme précepte général, qu'il n'y a aucun danger à différer l'ouverture de ces abcès ; il faut une plus ample collection de faits, pour poser ce principe ; mais nous sommes persuadés qu'il ne faut rien précipiter, et attendre au moins quelques jours, durant lesquels on appliquera des cataplasmes émolliens sur la tumeur. Ces topiques aminciront la peau et désigneront d'une manière plus précise, l'endroit où doit être faite l'incision. Dans tous les cas, cette incision sera dirigée de haut en bas , c'est-à-dire, dans une direction parallèle à l'axe du corps, et prolongée autant qu'il sera possible. S'il couloit de cette plaie assez de sang pour affoiblir le malade, on tâcheroit de découvrir les vaisseaux divisés , et d'en faire la ligature. Comme les branches des artères lombaires qui rampent dans cette partie, ne sont pas pour l'ordinaire assez grosses pour fournir une hémorrhagie considérable , on arrête facilement le sang avec des bourdonnets de charpie , soupoudrés de colophone, recouverts de compresses graduées et soutenues par un bandage roulé.

LVI. Il seroit bon de se servir , dans les pansemens suivans, d'une mèche de linge effilé, enduite de baume d'Arcéus , de l'introduire jusques dans le fond du dépôt, de tenir les bords de la plaie écartés avec un bourdonnet de charpie enduit du même baume, et de continuer long-tems le cataplasme émollient. Il est essentiel que cette ouverture ne se rétrécisse pas trop promptement, et que la cicatrice se fasse du fond vers l'extérieur. S'il n'est pas toujours au pouvoir de l'art d'empêcher ces sortes de plaies de devenir fistuleuses , sur-tout lorsqu'elles ont livré passage aux urines ; une vérité consolante, c'est que ces fistules ne sont pas dangereuses ; une foule d'observations prouvent qu'on peut vivre avec cette incommodité , et arriver même au terme ordinaire de la vie. Il faut veiller à ce qu'elles soient toujours libres , et que le fluide qui les entretient ne soit pas retenu. On prévient cette espèce de rétention, en introduisant dans la fistule une canule de gomme élastique, qu'on assujettit au dehors par un fil , fixé lui-même sur la peau , au moyen d'un petit emplâtre de diachilon gommé. De tems en tems on doit sonder ces fistules, parce que souvent elles ne sont entretenues que par la présence d'une pierre , provenant des reins , ou formée dans le trajet de la fistule. L'extraction de ces calculs est ordinairement facile : nous en décrirons le mode en traitant de ces corps étrangers.

LVII. Quand le pus du dépôt des reins gagne le tissu cellulaire environnant , qu'il descend le long des urertères , jusques dans l'excavation du bassin , et qu'il abreuve toutes ces parties , la mort est inévitable. Il resteroit quelques ressources , si le pus , au lieu de s'infiltrer dans le bassin , fusoit sous le péritoine, le long des vaisseaux spermatiques , et venoit enfin former une tumeur à l'aine , ou à l'arcade crurale ; cependant les guérisons de ce genre sont si rares, qu'il est à peine permis de les espérer. L'art ne peut y concourir qu'en ouvrant ces nouveaux dépôts ; peut-être même gagneroit-on à les laisser ouvrir spontanément. En effet, de nombreuses expériences ont appris que les ouvertures faites aux dépôts internes , quelle qu'en soit l'espèce , sont ordinairement funestes, lorsqu'on ne peut pas atteindre le foyer de la suppuration : on voit alors le pus , de louable qu'il étoit , devenir séreux et fétide ; la fièvre survenir ou augmenter , et les malades succomber en peu de jours. Quelquefois aussi la nature manque d'énergie pour opérer la rupture , et une ouverture , faite à propos , vient utilement à son secours.

LVIII. La délitessence , ou le retour subit de la matière de ces dépôts dans les voies de la circulation , n'est pas toujours une terminaison fâcheuse , à moins que la métastase ne se fasse sur le cerveau, le poumon, le foie, etc. En général, elle est moins à redouter que le séjour du pus dans le lieu de sa formation. Ce fluide résorbé peut se dissiper insensiblement, soit par la transpiration, soit par les selles, et même par les urines, si elles avoient repris leur cours. On peut présumer que cette délitessence a lieu, lorsqu'après des signes d'inflammation et de suppuration des reins bien caractérisés, tous les symptômes qui en dépendoient disparoissent, sans qu'il se manifeste aucun signe de terminaisons dont on a parlé plus haut.

LIX. Si les forces du malade se soutiennent, il est prudent de ne rien changer dans le régime diététique et médicamenteux ; mais s'il s'affoiblit et s'il tend à la cachexie purulente, on doit relever ses forces par l'usage des cordiaux, des tisanes plus éminemment apéritives ou diaphorétiques, et enfin terminer la cure par des purgatifs modérés et répétés plusieurs fois, en raison des circonstances et des indications particulières.

LX. L'induration des reins n'est pas toujours une suite de leur inflammation : elle vient aussi par un engorgement chronique, qui peut être de différentes espèces. Ces viscères augmentent de grosseur, et acquièrent quelquefois un volume énorme ; on les a vus remplir presque toute la capacité du bas-ventre. Ils sont tantôt mous, et contiennent un assemblage de petites hydatides, des poches pleines d'urine, de pus, de matière stéatomateuse, etc. ; d'autrefois, ils sont durs et squirrheux. Dans ces derniers cas, la suppression d'urine n'arrive que par dégrés ; et même, quand il n'y a qu'un rein d'affecté, on n'apperçoit souvent aucune diminution dans la sécrétion ; et la maladie existe sans être annoncée par aucun signe : il n'y a ni fièvre, ni douleur, ni chaleur dans la région des reins ; quelquefois les malades éprouvent seulement de la gêne, et se plaignent d'un sentiment de pesanteur dans cette partie ; lorque l'engorgement est considérable, et la tumeur volumineuse, les filets antérieurs des nerfs des premières paires lombaires en sont comprimés ; l'engourdissement à l'aine et à la partie antérieure de la cuisse du même côté, augmente quelquefois, au point d'empêcher les malades de marcher.

LXI. On guérit rarement de cette induration des reins : elle est souvent suivie de l'hydropisie ascite. Quand elle est récente, que le malade est jeune et bien portant d'ailleurs, on en peut tenter la guérison par les apéritifs diurétiques ; les fondans ; mais rarement ont-ils quelque succès. S'il n'y a qu'un seul rein affecté, on peut vivre long-tems, sans en être beaucoup incommodé.

LXII. Lorsque l'inflammation des reins se termine par gangrène, la mort en est toujours la suite. Le malade se croit mieux ; les douleurs vives qu'il éprouvoit ont cessé tout-à-coup ; mais la suppression d'urine continue ; il a des sueurs froides et urineuses, le pouls petit, concentré, intermittent, le teint plombé ; il offre enfin tous les signes avant-coureurs d'une mort prochaine.

§. IV. *De la suppression d'urine par le spasme des reins.*

LXIII. La suppression d'urine peut encore être occasionnée

sionnée par le spasme et la paralysie des reins. Ces viscères, comme les autres organes sécréteurs, n'exécutent leurs fonctions qu'en vertu d'une espèce d'irritabilité particulière, appellée force vitale; c'est elle qui donne aux vaisseaux le ton et la réaction nécessaire à la circulation et à la sécrétion qui se fait dans ces parties. Si cette force est continuellement stimulée, il en résultera, pour ainsi dire, un excès d'action de la part des vaisseaux; ils entreront dans une sorte de contraction spasmodique et de resserrement, qui s'opposera au passage des fluides dans les petits conduits sécréteurs: si elle est trop foible ou si elle cesse d'agir, comme dans la paralysie, les vaisseaux ne réagissant plus, la circulation languit, et les fluides ne sont plus poussés jusques dans les petites filières où se fait la séparation des urines.

LXIV. Le spasme des reins peut être occasionné par une humeur âcre, telle qu'une humeur rhumatismale, psorique, dartreuse, fixée sur ces viscères. Il est aussi quelquefois l'effet de la tristesse, de la peur, de la colere, et il a souvent lieu dans le tétanos, dans les fièvres nerveuses, sur-tout dans les affections hystériques; mais alors ce spasme des reins n'est qu'une suite du spasme universel; et, comme on l'a déja observé, la suppression d'urine né dure qu'autant que la maladie principale, dont elle est un symptôme, se conserve dans toute sa force, et ordinairement cette suppression se termine en peu de jours. On a cependant vu, dans des affections hystériques, les urines supprimées pendant plus de quarante jours.

C

LXV. La suppression d'urine, produite par le spasme des reins, arrive presque toujours subitement. Les malades éprouvent ordinairement de la douleur dans la région lombaire ; le pouls est dur et serré : mais ce n'est que par les signes commémoratifs, propres à la cause particulière du spasme, qu'on peut bien distinguer cette espèce de suppression.

LXVI. Les diurétiques relâchans, les saignées, les bains chauds, les cataplasmes émolliens sur les lombes, suffisent quelquefois pour rétablir le cours des urines. Quand le spasme est dû à une humeur âcre, fixée sur les reins, souvent on ne réussit qu'en employant les remèdes propres à détruire cette humeur, ou en la déplaçant par un cautère, un séton, ou l'application du moxa à la région lombaire.

LXVII. La paralysie des reins peut être l'effet de la vieillesse, du libertinage, de l'abus des diurétiques, des rétentions fréquentes d'urine, par la distention que cause leur regorgement dans les petits conduits des reins, etc.

§. V. *De la suppression d'urine, par la paralysie des reins.*

LXVIII. Lorsque la suppression d'urine arrive par la paralysie des reins, elle ne se fait que par dégrés ; elle a été précédé d'urines limpides, aqueuses, presque sans odeur ; il n'y a point de fièvre, point de chaleur, ni de douleur dans la région lombaire ; le pouls est lent, petit, le malade foible, etc.

LXIX. Les remèdes toniques, les restaurans des forces vitales sont spécialement indiqués dans cette espèce de suppression. Les eaux martiales, les décoctions de quinquina, les diurétiques chauds peuvent être donnés avec succès. Quand il y a paralysie générale, celles des reins n'offre aucune indication particulière.

CHAPITRE III.

DE LA DÉPRAVATION DES URINES.

LXX. Nous n'entrerons point ici dans le détail de toutes les variétés que peuvent présenter les urines, sans qu'il en résulte un dérangement notable dans la santé; nous ne parcourrons pas non plus les changemens divers qui leur arrivent dans le cours des maladies internes; cet examen, quoique très-important, nous éloigneroit trop du but que nous nous sommes proposé de ne traiter que des maladies des voies urinaires. Fidèles à ce plan, nous ne parlerons ici que des altérations des urines qui ont un rapport direct avec les affections contre-nature de leurs organes sécrétoires et excrétoires; et même, parmi celles-ci, nous n'examinerons que les altérations principales, telles que les urines sanguinolentes, purulentes et glaireuses; nous réservant de traiter dans un article à part, de la tendance des urines à la formation de la pierre.

§. I. *Des urines sanguinolentes.*

LXXI. Le sang rendu avec les urines peut venir des reins, des uretères, de la vessie ou de l'urèthre.

LXXII. Celui qui vient des reins, ne s'échappe pas toujours par une ouverture accidentelle des vaisseaux de ces viscères; il passe quelquefois, par anastomose, des artères rénales dans les conduits urinifères. Dans ce cas, le pissement de sang peut être occasionné ou par l'extrême ténuité et la dissolution de ce fluide, comme dans le dernier dégré du scorbut, ou par la laxité et la dilatation des conduits urinaires. Alors, si une cause quelconque, telle qu'un effort violent, une longue marche à pied, à cheval, ou en voiture, l'usage des boissons échauffantes, etc. augmente la force de la circulation dans les reins, les globules du sang, au lieu d'être arrêtés à l'extrémité des artères, seront poussés jusque dans les conduits urinaires, et delà dans la vessie. Une remarque anatomique semble confirmer cette théorie. Il est assez commun en effet, de voir dans des injections, poussées avec force, la matière injectée par les artères rénales, passer immédiatement dans les uretères, et delà dans la vessie, sans que dans la dissection du rein, on observe aucune marque de rupture dans les vaisseaux, et d'extravasation consécutive. Il est aussi des faits indubitables, qui prouvent, que dans des cadavres de sujets affectés, pendant leur vie, de pissement de sang, nulle trace de déchirure n'a été trouvée dans les vaisseaux des reins. Quoiqu'on cite plusieurs exemples de cette disposition, elle est cependant assez rare ; ordinairement le pissement de sang, provenant des reins, dépend de l'ouverture accidentelle de quelque vaisseau sanguin. C'est ainsi que, lorsqu'il existe une ou plusieurs pierres dans les reins, là plus légère secousse imprimée à ces corps étrangers, peut déchirer quelque vaisseau sanguin. Une forte contusion sur les lombes, une chute sur le bassin, etc. peuvent par contre-coup, déterminer le même accident, qu'on sait être aussi presque inséparable des plaies qui pénètrent dans les reins.

LXXIII. Le pissement de sang a rarement sa source dans les uretères. L'état membraneux et le tissu serré de ces conduits les rendent peu propres à ces sortes d'hémorragies. Mais il n'en est pas de même de la vessie : le gonflement variqueux des veines qui rampent près du col de ce viscère ; des fongus situés dans sa cavité ; des pierres murales, ou autres flottantes, qui, dans certaines circonstances, froissent ses parois ; des plaies pénétrantes, etc. sont autant de causes qui peuvent produire le pissement de sang.

LXXIV. Les mêmes causes agissant sur l'urèthre, y détermineront le même accident. La rupture des vaisseaux de ce canal peut aussi être l'effet d'une fausse route, et d'une tension inflammatoire ; telle qu'on la voit arriver dans la chaude-pisse cordée. Les personnes qui habitent les pays chauds, sont particulièrement sujettes au pissement de sang, provenant des vaisseaux variqueux de l'urèthre et du col de la vessie. Nous avons traité et guéri de cette maladie, au moyen des sondes élastiques, plusieurs soldats revenant des grandes Indes.

LXXV. Les signes commémoratifs suffisent dans quelques cas, pour faire connoître le lieu d'où sort le sang, et la cause immédiate de son effusion : c'est ainsi que, lorsque les urines sont sanguinolentes, à la suite d'un coup d'épée, ou de tout autre instrument piquant ou tranchant, porté dans la région lombaire ou dans la région hypogastrique, on ne peut douter que la plaie ne pénètre dans les reins ou la vessie, et qu'il ne faille attribuer à cette plaie l'écoulement du sang. On sera de même fondé à croire que le sang vient par l'anastomose des artères rénales avec les conduits sécréteurs des urines, lorsque

le malade n'a éprouvé auparavant aucun accès de colique néphrétique, qu'il a fait des courses violentes et
soutenues, et qu'il ne ressent, quoique pissant le sang,
aucune chaleur, ni douleur dans la région des reins;
symptômes qui se font sentir avec plus ou moins d'intensité, lorsqu'il existe un engorgement dans ces organes, ou que la rupture de leurs vaisseaux est produite
par une pierre arrêtée dans les conduits urinaires.

LXXVI. On peut assurer que le sang a sa source dans les
vaisseaux de l'urèthre, quand il sort pur de ce canal, sans
aucun mélange d'urine, et qu'il coule, pendant un certain tems, sans interruption et sans être précédé d'envies ni d'efforts pour uriner. Mais cette disposition n'a
pas toujours lieu, et il arrive quelquefois que le sang
partant de l'urèthre, reflue dans la vessie, d'où il ne
sort qu'avec les urines. Un caillot formé dans le canal,
ou un obstacle de toute autre nature, peut occasionner
ce reflux. Au reste, on saura quelle est l'affection des
organes urinaires qui détermine le pissement de sang,
par les signes qui constatent l'existence de cette affection, signes qui seront suffisamment développés en traitant de la rétention d'urine causée par les diverses maladies de ces organes.

LXXVII. Le sang qui est rendu avec les urines se trouve
dans différens états. Quand il n'y a qu'un ou plusieurs petits
vaisseaux ouverts, et que la vessie contient une certaine
quantité d'urine, il se délaie dans ce fluide, qui prend
une couleur plus ou moins foncée, semblable à l'eau
dans laquelle on auroit fait une saignée de pied. Mais
quand les vaisseaux ouverts sont plus nombreux et plus
gros, et que la vessie est vide, si le sang conserve sa

fluidité, il sera expulsé, presque sans aucun mélange d'urine, aussi-tôt qu'il aura rempli suffisamment ce viscère pour solliciter sa contraction. Si au contraire, il vient à se coaguler, les efforts pour l'expulser deviennent souvent inutiles, et il cause alors une rétention d'urine dans la vessie. Alors aussi les urines sont sanguinolentes pendant plusieurs jours, quoique le sang ne s'échappe plus des bouches qui le fournissoient, parce qu'elles lavent et entraînent avec elles une portion des caillots restés dans la vessie.

LXXVIII. Le pissement du sang est un accident plus ou moins fâcheux selon le viscère d'où il coule, et selon la cause qui produit son effusion. Le danger est plus grand, quand le sang vient des reins, que quand il vient de la vessie, et la guérison est plus facile et plus sûre lorsqu'il est fourni par les vaisseaux de l'urèthre, que lorsqu'il sort de ceux de la vessie. Les suites sont également plus à craindre quand le pissement de sang est produit par une plaie des reins ou par des pierres fixées dans ces viscères, que lorsqu'il est occasionné par une longue course à cheval, par l'abus des boissons échauffantes, et qu'il n'existe aucune affection contre-nature dans les reins. De même, le pissement de sang, qui a pour cause une pierre dans la vessie, est moins dangereux que celui qui dépend d'un fongus de ce viscère. Au surplus, il est très-rare, dans ces différens cas, qu'il y ait une perte de sang assez considérable pour que le malade périsse d'hémorragie.

LXXIX. Le pissement de sang, n'étant que le symptôme d'une maladie des voies urinaires, doit être combattu par les mêmes moyens que la maladie elle-même.

Voyez aux articles *suppression* et *rétention d'urine*, ceux qui nous paroissent les plus propres à détruire la cause de ce symptôme. Nous ajouterons seulement ici, que si le sang s'est coagulé dans la vessie, il faut chercher à l'évacuer au moyen de la sonde, et, si les caillots ne pouvoient pas couler par cet instrument, tâcher de les diviser et de les délayer en poussant, dans la vessie, des injections d'eau tiède, ou d'une dissolution très-légèrement alkaline.

LXXX. La couleur rouge des urines, n'est pas toujours un indice d'effusion de sang dans les reins, l'uretère, la vessie ou l'urèthre ; plusieurs autres causes peuvent mentir celle-ci. Roux citoit à ce sujet l'exemple suivant : Un homme rendoit tous les matins des urines d'un rouge foncé, et exactement analogues à celles produites par des caillots de sang dans la vessie. Cependant aucun dépôt sanguin ne se formoit au fond du vase. Roux, consulté par cet homme, soupçonna, d'après cela, une cause autre que le sang extravasé ; il apprit en effet que chaque soir, ce malade soupoit avec des bette-raves rouges ; il lui conseilla l'usage des blanches, et dès-lors, de rouges qu'elles étoient, les urines devinrent d'un jaune-citron.

§. II. *Des urines purulentes.*

LXXXI. Les urines purulentes n'annoncent pas toujours une affection contre-nature des voies urinaires. Une foule d'observations prouvent que souvent la crise des maladies aiguës se fait par les urines qui prennent alors une apparence puriforme. On a aussi un grand nombre de faits qui attestent que le pus des dépôts formés dans la poitrine, dans le foie et dans toute autre partie du corps, s'est porté, par métastase, sur les reins, et a été évacué avec les urines. Paré raconte qu'un homme eut, à la suite d'un coup de pistolet au bras, plusieurs abcès qui tantôt rendoient beaucoup de pus, tantôt n'en laissoient presque point échapper ; et alors, ajoute-t-il, les urines et les selles en étoient manifestement chargées. Le même auteur, en citant un fait semblable, dit que plusieurs chirurgiens ne pouvant concevoir comment le sang pouvoit ainsi arriver au rein, à travers les voies de la circulation, soupçonnoient un abcès dans le mésentère, ou dans le tissu allulline, environnant le rein. Le malade mourut, et l'ouverture de son cadavre prouva que tout étoit intact dans ces régions-là. Au reste, nous nous bornons dans cet article à l'examen des urines devenues purulentes par la suppuration de leurs organes sécréteurs et excréteurs.

LXXXII. L'inflammation des reins et celle de la vessie peuvent, comme l'inflammation de l'urèthre dans la gonorrhée, donner lieu dans ces parties à une espèce de sécrétion puriforme, qui communiquera cette couleur aux urines. Les dépôts formés dans les reins, à l'occasion d'une pierre fixée dans ce viscère ou de toute autre cause, s'ouvrent aussi quelquefois dans les conduits urinaires. Quoique cette terminaison laisse quelque espoir de guérison, il est très-rare que les malades survivent à la suppuration des reins. Les urines des personnes attaquées de la pierre dans la vessie, sont fréquemment purulentes. Le contact continuel de ce corps étranger produit quelquefois dans l'intérieur de ce viscère, des ulcérations, la plupart très-étendues. Quelquefois aussi le pus vient d'un dépôt ouvert dans l'urèthre, et qui reflue dans la vessie, quand il rencontre quelque obstacle à sa sortie par ce canal.

LXXXIII. La couleur et la consistance des urines varient, dans ces différens cas, selon la quantité et la qualité du pus qui entre dans leur mêlange. Tantôt elles sont blanchâtres et semblables à du petit lait; tantôt elles sont épaisses, bourbeuses et déposent un sédiment floconneux très-abondant.

LXXXIV. Les boissons adoucissantes sont les seuls remèdes qu'on puisse employer, lorsque les reins sont en suppuration. On ajoute à ces moyens des injections légèrement détersives, quand le pus vient des ulcérations de la vessie. Dans tous les dépôts de l'urèthre, les sondes de gomme élastique sont la seule ressource sur laquelle on puisse compter.

§. III. *Des urines glaireuses.*

LXXXV. Les urines glaireuses sont un symptôme propre aux affections de la vessie. En effet, on ne connoît point de maladies des reins ni de l'urèthre, dans laquelle les organes filtrent une assez grande quantité de mucus pour altérer sensiblement la qualité des urines ; tandis qu'on sait que la vessie irritée, soit par la présence d'un corps étranger, soit par une humeur âcre, déposée sur ses parois, telle que l'humeur rhumatismale, dartreuse, psorique, arthritique, fournit une sécrétion abondante du mucus, qui, dans l'état naturel, enduit sa tunique interne. Aussi voit-on les urines des personnes affectées de ces maladies, former un sédiment glaireux, quelquefois si épais et si tenace, qu'il file comme du blanc d'œuf. Souvent même ces glaires ne peuvent passer par l'urèthre, et causent aussi une rétention d'urine.

LXXXVI. L'extraction de la pierre, les diurétiques incisifs, les vésicatoires, les purgatifs répétés, les injections adoucissantes et détersives, sont les moyens que l'art peut employer pour remédier à cette espèce de dépravation des urines.

CHAPITRE IV.

DES PIERRES URINAIRES.

§. I. *Des pierres urinaires en général.*

LXXXVII. L'URINE est de toutes les humeurs du corps humain, la plus disposée à former les congestions pierreuses. Les organes sécrétoires et excrétoires des urines, les reins, les urètères, la vessie et l'urèthre, ne sont pas exclusivement le siége de ces corps étrangers; on en trouve quelquefois hors les voies urinaires; au périnée, dans le scrotum, entre le prépuce et le gland, et dans toutes les parties où pénètre et séjourne l'urine.

LXXXVIII. Il n'est point d'époque de la vie, où l'homme soit exempt du calcul. Les enfans y sont cependant plus sujets que les adultes, et ceux-ci en offrent moins d'exemples que les vieillards. C'est particulièrement entre l'âge de cinq à neuf ans, que cette disposition au calcul se développe. On a cependant vu plusieurs fois des enfans au berceau être déja tourmentés par cette maladie. Les femmes sont aussi sujettes aux pierres rénales que les hommes; mais elles le sont moins aux pierres vésicales. Le col de ce viscère, moins résistant, et le canal de l'urèthre plus court et plus extensible dans le sexe que chez l'homme, laissent échapper avec les urines, les sables, les graviers et tous les petits corps étrangers qui pourroient former ou devenir le noyau des pierres ; quelquefois même ce dernier livre passage à des calculs très-volumineux.

LXXXIX. On remarque que les personnes d'un tempérament phlegmatique, celles qui se livrent prématurément et avec excès aux plaisirs vénériens et à ceux de la table, celles qui vivent d'alimens glutineux, qu'elles digèrent mal, sont le plus fréquemment attaquées de la pierre. Cette maladie est aussi plus commune dans les climats tempérés, que dans les pays méridionaux, et plus rapprochés du Nord. La France, l'Angleterre, la Hollande, offrent beaucoup plus de calculeux que l'Allemagne, la Suède, la Russie, que que l'Inde et le Japon, etc. L'air humide, épais, stagnant, et les lieux marécageux, paroissent encore contribuer à la formation de la pierre ; et l'on observe que ceux qui, dans une grande ville, habitent une rue étroite et boueuse, ou située sur le bord d'un marais, d'une rivière dont le cours est lent, sont plus sujets au calcul, que ceux qui sont placés dans des circonstances contraires. Le repos, le sommeil trop prolongé, peuvent influer sur la formation et l'accroissement des pierres, en retardant l'éjaculation des urines ; on peut au contraire regarder comme obstacle à cette formation, tout ce qui favorise l'écoulement de ce fluide, comme l'exercice, la veille, etc. Telles seront encore toutes les causes qui augmenteront le véhicule aqueux des urines. Sydenham, qui étoit sujet à la colique néphrétique, buvoit tous les soirs une certaine quantité de petite bierre.

XC. L'usage des eaux séléniteuses et de l'eau de puits avoit été regardé comme favorable à la formation du calcul ; on avoit cru que ces eaux abondant en parties terreuses , en laissoient précipiter des particules dans les vaisseaux excréteurs des reins , de même qu'on les voit former des dépôts le long des canaux qui les charient ; mais l'observation a fait tomber ce préjugé ; et , dans Paris , on ne rencontre pas plus de calculeux parmi ceux qui boivent de l'eau d'Arcueil , qui est très-chargée de sélénite , que parmi ceux qui font usage de l'eau de la Seine, qui contient beaucoup moins de cette substance saline calcaire. D'ailleurs, si la pierre dépendoit de l'usage des eaux séléniteuses , les femmes et les hommes y seroient également exposés. Les enfans, sur-tout ceux en bas-âge , en seroient exempts ; l'observation démontre le contraire. L'enfance est de tous les âges , celui le plus sujet au calcul ; les femmes boivent beaucoup plus d'eau que les hommes, cependant elles ne sont pas plus souvent attaquées du calcul rénal ; enfin l'analyse chimique prouve qu'il n'existe aucun rapport entre les élémens terreux des eaux séléniteuses , et ceux des calculs urinaires.

xci. Les vices arthritique et rhumatismal paroissent avoir quelque influence sur la formation de la pierre. Au moins observe-t-on chez les vieillards calculeux , qu'un grand nombre ont été tourmentés de la goutte ou du rhumatisme. Il semble aussi exister quelque analogie entre les vices de l'ossification et la production du calcul. La plupart des enfans attaqués de la pierre, sont petits , peu développés , et beaucoup sont rachitiques.

xcii. Quoiqu'on ne puisse pas dire que la pierre soit héréditaire , on voit cependant des familles entières attaquées de cette maladie; ce qu'on ne peut attribuer qu'à la nature des urines , et qu'à une disposition particulière des organes sécréteurs et excréteurs de ce fluide.

XCIII. Le nombre des pierres n'est pas le même dans tous les sujets. Tantôt on n'en trouve qu'une ou deux , et quelquefois il s'en rencontre un très-grand nombre. Souvent il en existe , en même-tems , dans les reins et dans la vessie. Leur grandeur varie à l'infini. Il y en a de petites , de médiocres et de très-grosses. Leur forme n'est pas moins variée : elle est quelquefois relative à la cavité qu'elles occupent , comme nous le verrons plus particulièrement en traitant des pierres dans les reins et dans l'urèthre. Il en est peu de rondes ou de sphériques. La plupart sont ovoïdes , ou applaties en forme d'amendes , d'autres sont cylindriques , triangulaires , rhomboïdales ; quelques unes offrent , sur leur surface, une petite rigole; on en a même vu qui étoient percées dans le milieu , pour l'écoulement des urines. Tantôt elles sont polies à leur surface, tantôt elles sont inégales , grenues , hérissées de pointes , plus ou moins allongées , relevées par des tubercules et par des espèces de mamelons, comme la superficie d'une mure , ce qui leur a fait donner le nom de pierres murales. Lorsqu'il existe dans la même cavité plusieurs pierres, et qu'elles sont en contact , elles présentent ordinairement des facettes polies, plus ou moins larges , proportionnellement à l'étendue de leur juxtaposition. Ces facettes doivent être recherchées avec soin sur les pierres que l'on extrait de la vessie, parce que , lorsqu'elles s'y rencontrent , elles annoncent que ce viscère renferme encore d'autres calculs.

XCIV.

xciv. Les pierres urinaires n'ont pas toutes, la même couleur. Il en est de blanchâtres, avec une apparence plâtreuse et crétacée ; d'autres sont grises, jaunâtres, fauves, rougeâtres, jaspées, tachetées de blanc et de rouge. Il y en a de verdâtres, de brunes, de noirâtres, etc...

xcv. La pesanteur des pierres est relative à leur volume et à leur densité. Leur poids peut varier depuis un grain jusqu'à quinze onces. Les pierres noires sont en général plus pesantes et plus denses que les rougeâtres et les grises. Elles résistent plus au marteau et à la scie que les blanchâtres, et celles-ci sont ordinairement légères, poreuses, tendres et très-fragiles ; elles s'écrasent souvent sous les tenettes.

xcvi. Toutes les pierres ne sont pas libres et mobiles dans les organes qui les renferment ; il en est qui remplissent exactement les cavités de ces organes ; d'autres sont enkistées ou renfermées dans des cellules ou poches membraneuses particulières. Quelquefois on voit des fongosités vasculaires s'insinuer entre les inégalités de la surface de ces pierres ; mais on n'en a jamais vu d'adhérentes aux parois des cavités qui les contenoient, c'est-à-dire qu'on n'a jamais apperçu de vaisseaux ou de prolongemens celluleux se rendre dans la substance de ces pierres.

xcvii. On ne peut bien connoître la substance des pierres urinaires, qu'après les avoir sciées ou cassées. On remarque alors dans le plus grand nombre de ces corps étrangers, trois substances distinctes ; le noyau, les couches concentriques et l'écorce. Le noyau vient de l'intérieur ou de l'extérieur du corps, et a pour base le plus communément , un gravier plus ou moins gros , provenant des reins , rarement de la vessie ; quelquefois un grumeau de sang, de pus , de mucus épaissi , une épingle, un épi de bled , une balle , un fragment de sonde , de bougie , de bois , etc.

XCVIII. Le noyau est enveloppé d'un nombre plus ou moins considérable de couches concentriques , régulières ou irrégulières , d'une épaisseur très-variée , grises, jaunes , de différentes nuances. Les couches internes sont moins épaisses et ont plus de densité que les couches externes ; elles se séparent souvent les unes des autres, et se détachent par fragmens plus ou moins étendus.

XCIX. La dernière , ou la couche la plus extérieure , est ce qu'on nomme l'écorce. Elle est souvent couverte d'un enduit visqueux , et pour l'ordinaire plus mince , plus poreuse et plus friable que les couches suivantes ; sa surface est tantôt lisse , tantôt grenue , inégale , et paroît corrodée comme l'est un os par la carie. Elle est quelquefois hérissée de pointes très-longues , et d'autres fois surmontée de petits boutons en forme de mamelons , comme dans les pierres murales. Ces trois substances ne sont pas distinctes dans toutes les pierres urinaires. On a trouvé des calculs qui , au lieu d'un noyau dans le centre , présentoient une cavité petite , oblongue , remplie d'une matière pulvérulente , brunâtre. D'autres étoient solides dans toute leur épaisseur , et paroissoient formés d'une seule masse. Quelques uns n'offroient qu'un assemblage de petits grains , ou de cristaux brillans , adhérens les uns aux autres.

c. Les pierres urinaires récemment tirées du corps , ou macérées dans l'eau , exhalent une odeur d'urine très-marquée. Exposées au feu, à la lumière d'une bougie, elles ne s'enflamment point, et jamais elles ne font feu avec le briquet. Elles sont peu dissolubles dans l'eau. Les acides minéraux, les alkalis caustiques, la potasse, la sonde, dans leur état de pureté, les dissolvent complettement. Macérées pendant quelque tems dans l'eau de chaux, elles y forment un précipité blanc, très-abondant.

ci. L'analyse chimique y développe un grand nombre de principes, tels qu'une matière gélatineuse animale, une grande quantité de gas élastique, un peu d'ammoniaque, une substance calcaire, un sel concret, auquel on a donné, dans ces derniers tems, le nom d'acide lithique.

cii. On ne parle plus aujourd'hui de tous les systêmes des anciens et des modernes sur la formation des pierres urinaires. On ne croit pas plus à l'aimant animal, à la fermentation des glaires blanches et glutineuses, à leur concrétion par l'alkali volatil, etc.; mais on sait que l'urine de l'homme le plus sain contient les rudimens du calcul; et que lorsqu'on la laisse quelque tems en repos, elle dépose une quantité plus ou moins grande de cristaux, de sels concrets et de sable. Tant que ces matières sont tenues en dissolution dans l'urine, et qu'elles ne se séparent pas dans les canaux de ce fluide, il ne se forme point de pierre; mais la formation est présque inévitable, si cette séparation a lieu dans les reins ou dans les autres voies urinaires, sur-tout s'il se rencontre dans ses conduits quelque corps étranger qui puisse servir de noyau ou de principe à l'incrustation de ses matières.

CIII. Lorsqu'il n'existe dans les voies urinaires que des graviers, des sables, ou des pierres peu volumineuses, elles peuvent être entraînées par les urines. Si elles sont retenues long-tems dans quelqu'un de ces conduits, elles prennent de l'accroissement par l'addition successive de nouvelles couches, et leur expulsion devient de plus en plus difficile ou impossible. On a cependant souvent vu la nature seule se débarrasser par différentes voies, de calculs d'un volume considérable.

CIV. La présence des pierres dans les organes urinaires, donnant presque toujours lieu à des accidens fâcheux, et entraînant tôt ou tard la perte de ceux qui en sont attaqués, on a cherché depuis long-tems un reméde capable de briser et de dissoudre les concrétions calculeuses. Souvent on a cru l'avoir trouvé, et on a vanté ses succès apparens. Malheureusement, l'expérience n'a pas confirmé la vertu de ces prétendus lithontriptiques ou saxifrages.

CV. Il seroit superflu de donner ici la liste d'une multitude de remèdes qui ont été prônés comme dissolvans de la pierre, tels que le sang de bouc, le pétrole, les cloportes, les yeux d'écrevisse, le suc de limon, les oignons, etc. Le raisin d'ours, (*uva ursi*) est de toutes les plantes réputées lithontriptiques, celle qui a eu le plus de vogue. Elle n'a cependant pas plus que les autres végétaux, la propriété de dissoudre la pierre, ni d'en procurer la sortie. Il est bien vrai que ce moyen, continué un certain tems, a quelquefois calmé les douleurs, produites par la présence de la pierre ; mais la plupart des auteurs de matières médicales, pensent qu'il n'agit, dans ce cas, que comme diurétique et antipasmodique, en appaisant et même détruisant en partie la sensibilité des voies urinaires.

CVI. Certaines eaux minérales, celles de Luxeuil, de Bussang, et dans ces derniers tems, celles de Contre-ville, ont aussi été regardées comme d'excellens lithontriptiques ; mais elle ne doivent cette réputation qu'à leur vertu diurétique : en excitant une sécrétion plus abondante d'urine, elles peuvent bien favoriser la sortie des graviers contenus dans les organes urinaires ; mais aucune observation ne constate qu'elles en aient jamais opéré la dissolution.

CVII. De tous les prétendus lithontriptiques, il n'en est point qui ait fait plus de bruit que celui de mademoiselle Stéphens. D'abord, elle ne donna que de la chaux de coquilles d'œuf, réduite en poudre ; elle y joignit ensuite du savon, tant pour éviter la constipation que procuroit ordinairement la chaux, que pour augmenter la vertu de son remède. Au commencement, elle fit un secret de sa composition, et pour qu'on ne pût la découvrir, elle ajouta aux coquilles d'œuf des coquilles de limaçon, en même tems qu'elle fit entrer dans la dissolution de savon, de la corne de cerf, réduite en charbon, de la camomille, du fenouil, de la bardane, et d'autres plantes, qu'elle varioit et modifioit à son gré. Le parlement d'Angleterre acheta de mademoiselle Stéphens la composition de son remède, et la rendit publique. On la dépouilla alors de toutes les substances que l'inventrice y avoit ajoutées, que pour en masquer la préparation. On donna simplement trois fois par jour, un demi-gros deux scrupules, un gros même de chaux de coquilles d'œuf, en faisant boire

par dessus chaque prise le tiers d'une dissolution de deux
à trois onces de savon d'Alicante, dans huit onces d'eau,
édulcorée avec du sucre et du miel. La dose étoit proportionnée à l'âge et à la force des malades. Ce remède
ne produit pas les mêmes effets sur tous ceux qui en font
usage. Il en est beaucoup à qui il cause des nausées,
de l'irritation, de la chaleur, de la fièvre, et quelquefois des ardeurs d'urine. D'autres n'en sont nullement
incommodés, quoiqu'ils le prennent à très-haute dose,
et le continuent pendant long-tems. Il change d'une manière très-marquée la qualité des urines ; elles deviennent blanchâtres, troubles, volatiles, très-odorantes,
alkalines, et déposent promptement une matière muqueuse, mêlée de petits grains et de lames d'une nature calcaire ; on y voit même quelquefois des graviers
et des espèces de fragmens de calculs. Ce phénomène
étoit bien capable d'en imposer, et de faire croire à la
vertu lithontriptique de ce remède. L'erreur étoit d'autant plus facile, que plusieurs de ceux qui ont eu recours
à ce moyen, en ont tellement été soulagés, qu'ils se sont
crus entièrement débarrassés du calcul ; mais ce soulagement n'a été que momentané, et les douleurs et les autres accidens se sont renouvelés souvent avec plus d'intensité qu'auparavant. Les pierres contenues dans la
vessie, n'ont jamais été détruites, on n'a même jamais
apperçu qu'elles aient souffert une altération sensible.

CVIII. L'eau de chaux ordinaire a aussi été employée
intérieurement comme dissolvant de la pierre. Ses succès ne sont pas mieux constatés que ceux du remède de
mademoiselle Stéphens, et l'on est aujourd'hui pleinement convaincu de son insuffisance.

CIX. La lessive des savonniers, l'eau imprégnée d'air fixe, les pillules savoneuses, n'ont pas eu plus de succès que les autres prétendus lithontriptiques.

CX. On ne connoît donc point encore aujourd'hui de vrai dissolvant de la pierre, tant qu'elle est contenue dans les organes urinaires. Existe-t-il un remède qui ait cette vertu, et doit-on espérer de le découvrir un jour ? Si l'on ne peut pas nier absolument son existence, au moins ne paroît-elle pas vraisemblable. Comment croire, en effet, que des substances, dont la plupart sont inertes, et dont l'énergie est encore affoiblie par les sucs des organes de la digestion, et par toutes les humeurs du corps, avec lesquelles elles se trouvent mélangées, avant d'arriver dans les voies urinaires, puissent dissoudre une concrétion que les agens chymiques les plus actifs, ne dissolvent que lentement, quoiqu'ils soient appliqués purs et sans mélange d'aucune des substances qui, dans l'homme, peuvent émousser ou détruire entièrement leur action.

CXI. Cette dernière considération n'a pas échappé aux sectateurs des lithontriptiques. Ils ont bien senti que leurs remèdes devoient perdre beaucoup de leur propriété en parcourant les routes de la circulation générale. Pour obvier à cet inconvénient, quelques uns ont proposé, dans le cas de pierres vésicales, de porter directement ces remèdes dans la vessie. On a plusieurs fois injecté dans ce viscère de l'eau de chaux, des dissolutions acides, alkalines, etc.

CXII. Quoiqu'on ait eu soin d'affoiblir l'activité des substances qui faisoient la base de ces injections, en les étendant dans un véhicule abondant, souvent la sensi-

bilité de la vessie n'a pas permis d'en supporter la présence ; et parmi les malades qui en ont fait un long
usage, aucun n'a eu à se féliciter de sa persévérance.

CXIII. Le manque de remèdes lithontriptiques, réduit
à deux seulement les indications qu'on peut espérer de
remplir auprès des calculeux : prévenir et calmer les accidens qu'entraîne ordinairement la présence des calculs ;
en faciliter l'expulsion , ou les extraire , lorsqu'ils sont
placés dans des endroits accessibles aux instrumens du
chirurgien. Ces deux indications vont être l'objet de nos
réflexions , lorsque nous aurons rapporté les signes qui
annoncent la présence de la pierre, et le lieu qu'elle
occupe.

§. II. *Des pierres rénales.*

CXIV. Les pierres dans les reins, sont si communes,
qu'il n'est point de traité sur les affections de ces viscères , où l'on ne trouve plusieurs observations relatives
à cette maladie. Nous ne nous arrêterons donc point ici à
constater son existence par de nouveaux faits.

CXV. Outre les pierres qui ont leur siège dans les
reins , la plupart de celles de la vessie prennent naissance
dans ces organes ; c'est là que se forme ordinairement le
noyau que l'on remarque dans le plus grand nombre de
ces calculs ; c'est encore des reins que viennent le plus
souvent les sables, les graviers , les pierres que charient quelquefois en quantité prodigieuse les urines de
certains sujets; ce qui a fait dire à quelques auteurs que
les reins étoient une carrière inépuisable de calculs urinaires.

CXVI. Les pierres ne sont pas plus fréquentes dans le

rein gauche que dans celui du côté droit. Nous ne connoissons point d'exemple de grains calculeux formés
dans la substance corticale ou extérieure de ces viscères;
on en a trouvé dans leur substance tubuleuse et mame-
lonée ; mais leur situation la plus ordinaire est dans les
calices et dans le bassinet des reins. Quelquefois ces
concrétions sont contenues dans un kiste particulier.
Il n'est même pas rare de trouver, en place d'un rein
détruit par la suppuration, une poche membraneuse,
remplie de pierres et de graviers.

cxvii. Tantôt il n'existe qu'un seul calcul dans les
reins; tantôt on en trouve deux, trois, quatre : Boer-
haave dit en avoir compté jusqu'à trois cents dans le
même rein. Les uns sont de la grosseur d'un grain de
millet, de chenevis, et se nomment sables ou graviers ;
d'autres égalent le volume d'un pois, d'une aveline,
d'un œuf de pigeon, d'un œuf de poule. Il en est de
très-volumineux, et qui surpassent la grosseur du
poing. La plupart sont arrondis, ovalaires, oblongs,
applatis ; quelques-uns offrent un rétrécissement en
forme de col. Plusieurs sont anguleux, corniculaires,
coralliformes, avec des boutons irréguliers, prolongés
dans les divisions du bassinet et dans l'uretère. On en
voit qui ont des espèces de branches ou de ramifications
qui se continuent jusque dans les calices et le paren-
chyme du rein ; d'autres ont la forme d'un triangle ,
d'un quadrilatère régulier ou irrégulier, etc.

cxviii. La surface des pierres rénales, lorsqu'elles sont
isolées, est ordinairement âpre, chagrinée, raboteuse,
avec des aspérités plus ou moins saillantes : quand il se
rencontre plusieurs calculs dans la même cavité, ils sont,

pour la plupart, lisses ou polis, avec des facettes concaves ou convexes, qui dépendent de leur juxtaposition. On a trouvé de ces pierres qui étoient percées dans leur milieu, et permettoient par cette ouverture l'abord des urines dans la vessie.

CXIX. On observe les mêmes variétés dans la couleur des pierres rénales, que dans celle des pierres de la vessie : les auteurs qui ont avancé, que les premières étoient ordinairement rougeâtres, et qu'on pouvoit, par cette couleur, les distinguer des calculs formés dans d'autres parties, ont été induits en erreur; car on trouve dans les reins, comme ailleurs, des pierres grises, blanches, jaunes, noirâtres, brunes, etc.

CXX. La structure des pierres rénales n'offre de même aucune différence qui puisse les faire distinguer des pierres vésicales. Lorsque leur formation est récente, elles paroissent composées de grains irréguliers, brillans, cristallins, agglutinés les uns aux autres, quelquefois réunis en forme d'étoile ou en grouppe. Quand elles sont anciennes, et qu'elles ont acquis un certain volume, elles présentent ordinairement plusieurs couches concentriques, disposées par lames plus ou moins épaisses, et souvent elles ont pour base, comme les pierres de la vessie, un noyau plus ou moins dur, et d'une couleur plus foncée que les couches extérieures.

CXXI. Les pierres rénales sont ou mobiles, ou fixées dans le rein. Celles qui sont d'un petit volume, arrondies ou oblongues, sans aspérités, peuvent descendre du bassinet dans l'uretère et dans la vessie ; mais les pierres volumineuses, tuberculeuses, avec plusieurs branches, qui se prolongent dans les divisions du bassinet et dans les calices du rein , sont immobiles , enclavées, et ne peuvent être extraites sans déchirer la substance de ce viscère.

CXXII. Les dérangemens que produisent les pierres dans les reins , sont relatifs à la forme et au volume de ces corps étrangers. Les pierres inégales , raboteuses, pointues , donnent souvent lieu au déchirement des vaisseaux des reins, à l'inflammation , à la suppuration et à l'ulcération de ces viscères. Celles qui prennent un accroissement considérable , dilatent les cavités qui les renferment , altèrent l'organisation des reins , compriment ou détruisent leur tissu parenchymateux , et les convertissent en une sorte de sac à plusieurs cellules, ou de poche à une seule cavité , remplie d'un mélange de pus , d'urine et de calculs.

CXXIII. Outre les causes générales de la pierre, les reins en ont de particulières, dépendantes de leur organisation. Les urines ne suintant qu'en gouttes très-tenues , des mamelons dans leurs calices et dans le bassinet du rein , ne peuvent entraîner les petites particules salines et salino-terreuses qui sont les rudimens des pierres , comme il arrive dans les autres conduits urinaires, où ce fluide coule en plus grande masse , et où son cours est plus rapide. C'est ainsi qu'on voit les sondes placées à demeure dans l'urèthre s'incruster plus promptement lorsqu'on les tient ouvertes, et que les urines n'y passent que goutte à goutte , que lorsqu'après avoir bouché ces sondes , on laisse de tems en tems sortir ce fluide à plein canal et par jet. On assigne encore , comme cause prédisposante, des pierres rénales , la grande quantité de graisses dont sont enveloppés les reins. On a aussi regardé comme une disposition au calcul , la situation horisontale sur le dos, dans laquelle restent couchées, pendant plusieurs mois, les personnes attaquées de paralysie , de fractures aux extrêmités inférieures, ou de toute autre maladie pour la guérison de laquelle cette situation horisontale est nécessaire.

CXXIV. On ne peut avoir que des signes rationnels sur l'existence des calculs dans les reins , et ces signes se tirent de la lésion des fonctions de ces viscéres. Mais souvent ces signes manquent, et les reins sont remplis de pierres , sans que les calculeux aient ressenti la plus légère douleur , ni manifesté le moindre symptôme de néphrétie. Ce n'est qu'après leur mort qu'on reconnoît cette affection des reins , qu'on n'avoit pas même soup- çonnée pendant la vie. Nous pourrions appuyer cette assertion d'une foule d'observations faites sur un grand nombre de cadavres, dans lesquels nous avons trouvé une infinité des caculs rénaux, quoiqu'on n'eût remarqué avant la mort , aucun dérangement , ni dans la sécrétion , ni dans l'excrétion des urines , ni aucun des accidens , qui sembleroient devoir accompagner le séjour de ces corps dans les organes urinaires. Quoique ces cas soient assez fréquens , on ne doit cependant les regarder que comme des exceptions à la marche ordinaire de la nature , dont les fonctions sont plus ou moins troublées par la présence de ces corps étrangers.

CXXV. Les désordres que causent les pierres rénales sont presque toujours proportionnés à leur grosseur, à leur forme , à leur mobilité ou immobilité, et au genre de vie habituel des calculeux. Quand la pierre est grosse , lisse , immobile , elle ne produit ordinairement qu'un sentiment de pesanteur et une douleur obtuse dans la région des reins, sans causer aucun changement dans l'état du pouls, ni altérer en aucune manière la sécrétion, ni l'excrétion des urines. Si au contraire le calcul est peu volumineux, hérissé de pointes, isolé et mobile, les douleurs sont aigues, lancinantes, presque continuelles; elles augmentent lorsque les malades marchent ou qu'ils font quelque mouvement dans leur lit; elles diminuent lorsqu'ils se tiennent courbés en devant, ou couchés sur le côté; elles se propagent souvent le long de l'uretère jusqu'à la vessie, à l'anus, au pubis, aux parties génitales; elles causent la rétraction du testicule du même côté, quelquefois son atrophie et sa destruction spontanée; elles sont accompagnées d'engourdissement, de stupeur, de tremblemens et d'une sensation de froid à la cuisse et aux extrêmités inférieures. Ces malades sont dans une agitation extrême, ils ont des insomnies, de la fièvre, souvent des nausées et des vomissemens. Assez communément le ventre devient douloureux et tendu, quelquefois les urines se suppriment ou coulent difficilement et en petite quantité. Elles sont tantôt claires et limpides, tantôt ardentes, rouges et sanguinolentes; et souvent même les malades pissent le sang pur. Ce dernier accident est assez fréquent, quand ils se livrent à quelque exercice violent, qu'ils vont en voiture, montent à cheval, etc. Le pisssement de sang n'est pas ordinairement de longue durée. Rarement persiste-t-il plusieurs heures. On l'a cependant vu durer des jours entiers, et se renouveller au plus léger mouvement.

CXXVI. Les autres accidens de la néphrétie calculeuse

ne se manifestent aussi ; dans la plupart des cas, que par des accès plus ou moins longs. Quand ils ne se dissipent pas en peu de tems, l'irritation des reins attire bientôt l'inflammation de ces viscères ; la suppuration en est souvent la suite ; les parties en contact avec la pierre, s'ulcèrent, ou il se forme dans le rein des foyers purulens plus ou moins étendus.

CXXVII. Cet état est annoncé par la persévérance et l'augmentation des symptômes primitifs. La fièvre est avec des redoublemens plus marqués, vers le soir, que dans les autres heures du jour. Ceux-ci sont souvent précédés de frissons, auxquels succède une chaleur vive, suivie d'une sueur abondante. Les urines deviennent troubles ; plus ou moins ardentes, chargée de pus et de mucosités purulentes ; elles entraînent quelquefois avec elle des grumeaux de sang et de petits floccons, semblables à des portions de chairs pourries.

CXXVIII. Tant que les abcès des reins, provenant d'un calcul rénal, sont contenus dans la substance de ces viscères, dans les calices ou dans le bassinet, leur situation profonde dans l'abdomen, et sur-tout l'épaisseur des parois de cette cavité dans la légion lombaire, empêche de les sentir à l'extérieur, et ces dépôts ne se manifestent au dehors que lorsqu'il s'est fait dans les cavités du rein une crevasse par laquelle l'urine et le pus se sont épanchés dans le tissu cellulaire, et y ont formé un nouveau foyer qui a usé ou détruit en partie les muscles abdominaux. Alors il n'est pas rare de voir paroître dans les lombes, entre les fausses côtes et le rebord de l'os des isles, une tumeur circonscrite plus ou moins volumineuse. La peau de cette partie conserve quelquefois son état naturel , et souvent devient douloureuse , tendue , tantôt avec rougeur érésipélateuse , tantôt avec œdéma- tie ou empâtement. Enfin , la fluctuation qui se fait sen- tir dans cette tumeur , jointe aux symptômes de néphré- tie qui ont précédé son apparition , laisse peu de doute sur la nature de cette maladie.

CXXIX. Parmi tous les signes que nous venons de parcourir , pour fonder le diagnostic des pierres rénales , il n'en est aucun qui soit pathognomonique. La réunion même de ces signes laisse encore beaucoup d'incertitude sur l'existence de ces corps étrangers. Des accès d'hys- térisme , des squirres au mésentère , au pancréas , à la rate, des affections des reins , produites par toute autre cause que des concrétions calculeuses , peuvent donner lieu aux mêmes symptômes, et en ont souvent imposé aux pratriciens les plus éclairés. On ne peut donc avoir que des présomptions sur la présence des pierres dans les reins. Mais l'existence de cette maladie devient de plus en plus probable , quand elle est appuyée par des signes commémoratifs : par exemple , quand le malade est né de parens calculeux , qu'il a rendu autrefois des graviers avec l'urine , qu'il est déja sorti plusieurs petits calculs par l'urèthre , etc. les présomptions acquièrent alors presque le caractère de la certitude.

CXXX. Les pierres dans les reins sont toujours ac- compagnées d'un extrême danger , lors même qu'elles ne causent aucun dérangement dans les fonctions des organes urinaires. Ce sont des semences de mort tou- jours prêtes à se développer , et d'autant plus funestes , que l'art ne peut les détruire , ni même en arrêter le dé- veloppement. Les petites pierres causent quelquefois autant de désordres que celles qui sont volumineuses; elles peuvent, quand elles sont mobiles, se porter sur l'embouchure de l'uretère, et donner lieu à la suppression et à la rétention d'urine dans le rein, où elles ont leur siège; produire l'inflammation de ce viscère; y attirer la suppuration et tous les accidens qui en sont ordinairement les suites. Mais quand les calculs sont peu volumineux, ils peuvent être entraînés par les urines, et il reste encore aux malades quelque espoir d'une guérison radicale. D'ailleurs, le danger des pierres rénales est toujours proportionné à l'âge, au tempérament des calculeux, et à la sensibilité particulière des reins.

cxxxi. Les pierres rénales sont presqu'entièrement hors du domaine de la chirurgie : il n'y a qu'un cas où cet art puisse seconder la nature pour opérer la cure radicale de cette maladie ; c'est lorsqu'il s'est formé dans la région lombaire un dépôt, dont le foyer comprend la portion du rein où est placé le calcul. L'ouverture de ce dépôt peut donner issue aux pierres situées dans ces viscères, ou en permettre, dans quelques circonstances, l'extraction ; mais, hormis ce cas, tous les secours de l'art ne sont que palliatifs. Car il n'est aujourd'hui personne qui, connoissant la situation respective des reins, le grand nombre et l'épaisseur des parties qu'il faudroit diviser pour parvenir jusqu'à ces viscères, la multitude et la grosseur des vaisseaux qui seroient compris dans cette section, l'incertitude des signes diagnostics des pierres rénales, et du lieu précis qu'elles occupent dans les reins, et qui, sachant que ces corps étrangers peuvent avoir plusieurs branches enclavées dans les calices et dans le bassinet, ce qui en rendroit l'extraction impossible,

possible, dangereuse ou mortelle ; il n'est , disons-nous , personne qui , bien pénétré de ces vérités , ne regarde la néphrotomie ou la section du rein , comme une opération que rejette la raison éclairée par l'expérience générale.

CXXXII. On ne connoît d'ailleurs , comme nous l'avons prouvé en parlant des lithontriptiques , aucun remède capable d'opérer la fonte ou la dissolution de la pierre dans les reins ; d'où il suit , que les seules indications à remplir dans la cure de cette maladie , se bornent : 1°. à combattre les accidens produits par les pierres rénales; 2°. à empêcher leur accroissement ; 3°. à ouvrir les dépôts auxquels ils donnent naissance, et à faire , par l'ouverture de ces dépôts , soit qu'elle soit l'ouvrage de la nature ou de l'art , l'extraction de ces corps étrangers , lorsqu'elle est possible, et qu'elle n'expose le malade à aucun danger grave.

CXXXIII. Si la présence des pierres dans les reins se manifeste par des symptômes d'irritation , de spasme, d'inflammation de ces viscères, on aura recours aux calmans, aux relâchans et aux antiphlogistiques. La saignée est un des premiers moyens qu'il convient d'employer. L'âge , l'état du pouls et la violence des douleurs doivent régler la quantité de sang qu'il convient de tirer. Les malades sujets aux hémorrohoïdes , éprouvent souvent plus de soulagement des sangsues appliquées à la marge de l'anus, que des saignées du bras. Les bains tièdes , les lavemens émolliens , les cataplasmes ou fomentations de même nature , appliqués sur la région des reins et de l'abdomen , ne doivent pas être négligés. On ne peut trop insister sur l'usage des boissons tempérantes et rafraîchissantes, telles que les émulsions, le petit-lait, l'eau de veau, l'eau de poulet, de graine de lin, de fleurs de mauve, de groseille, la limonade cuite, l'orangeade ; ajoutant dans ces boissons 12 à 15 grains de nître par pinte, quelquefois aussi un peu de sirop de diacode, de coquelicot, de nénuphar, etc.

cxxxiv. Lorsque les symptômes de l'inflammation du rein persévèrent avec la même intensité pendant plusieurs jours, la suppuration de ce viscère est à craindre. On la reconnoît par l'écoulement du pus avec les urines. Les remèdes adoucissans et légérement détersifs sont alors particulièrement indiqués. Le malade doit garder le plus grand repos, et ne vivre que d'alimens doux, comme le lait d'ânesse, celui de vache, que l'on peut couper avec l'eau de chaux. Ces moyens ne sont pas toujours suivis de succès ; le plus grand nombre de ceux dont les reins sont en suppuration, périssent de fièvre lente et de marasme.

cxxxv. Quand, à la suite de la néphrétie calculeuse, il se forme des abcès dans le région lombaire ou iliaque, et que la fluctuation y est sensible, il ne faut pas en retarder trop long-tems l'ouverture. La nature seule pourroit l'opérer ; mais souvent elle seroit insuffisante, et l'on auroit à craindre que le pus, par un trop long séjour, ne causât beaucoup de désordres dans la partie où il seroit retenu, et ne favorisât la destruction complette du rein.

cxxxvi. Le bistouri nous paroît préférable aux autres instrumens, pour ouvrir ces dépôts. Les incisions ne doivent point être ménagées : plus l'ouverture sera grande, plus la recherche et l'extraction des pierres sera facile. S'il se trouve dans l'incision, quelques vaisseaux qui fournissent du sang, on tâche d'en faire la ligature. Les matières contenues dans ces dépôts, sont ordinairement un mélange de pus et d'urine. Après leur évacuation, on porte le doigt dans le foyer de l'abcès. Quand on y trouve des pierres, et qu'elles sont mobiles, ou peu difficiles à dégager, on en fait l'extraction; mais si elles sont enclavées dans le rein, il vaut mieux abandonner leur expulsion à la nature, que de courir le risque de déchirer les parties qui les fixent et les retiennent.

CXXXVII. Quelquefois les abcès dépendans de pierres rénales, ont deux foyers, l'un profond, situé près des reins ou dans leur substance, et l'autre extérieur, placé entre les muscles abdominaux ou sous les tégumens. Celui-ci n'est que consécutif : c'est le pus du premier, qui a fusé dans les interstices des muscles pour se porter sous la peau. Dans cette circonstance, on ne trouve point ordinairement de pierres dans le dépôt extérieur ; mais il faut tâcher de découvrir le trajet fistuleux qui établit la communication avec le foyer des reins. Si on le rencontre, on y porte une sonde pour s'assurer si le pus n'est point retenu dans cet endroit, et s'il n'y existe point de pierres. Dans l'un et l'autre cas, on agrandit avec le bistouri cette voie de communication entre les deux dépôts, et on se conduit d'ailleurs comme s'il n'y avoit qu'un seul abcès. On a soin, dans les pansemens, de lier les bourdonnets de charpie que l'on porte dans le fond de ces dépôts : d'ailleurs on tient écartés les parois de l'incision par d'autres bourdonnets, pour s'opposer à une réunion trop prompte, éviter par ce moyen la formation de nouveaux dépôts, et faciliter la sortie des pierres qui pourroient encore se dégager des reins. Quand il n'existe plus de ces corps étrangers, et que les urines prennent leur cours par l'urèthre, la guérison suit la marche ordinaire des autres dépôts; mais s'il reste, profondément des calculs qu'on ne puisse ni extraire ni découvrir; si les urines, ne coulant pas librement par la voie naturelle, sortent par l'ouverture de l'abcès, cette ouverture deviendra fistuleuse. Ces sortes de fistules durent quelquefois plusieurs années. Souvent elles se ferment pendant un certain tems; mais leur guérison n'est qu'apparente. Il se forme consécutivement de nouveaux dépôts qui rétablissent la fistule.

CXXXVIII. Le traitement de ces fistules consiste à entretenir la liberté de leur trajet, pour permettre la sortie des pierres qui peuvent être arrêtées dans les reins, donner une issue facile au pus ou aux urines, et s'opposer à la rétention de ces fluides. On a proposé dans cette vue, des tentes de charpie, d'éponge préparée, des bougies. Mais il n'est aucun de ces moyens qui remplisse aussi parfaitement la fin qu'on se propose, que les canules de gomme élastique. On les introduit jusqu'au fond de la fistule, et on les fixe au dehors : elles ne fatiguent point autant les malades que les canules inflexibles. D'ailleurs, on sonde de tems en tems ces fistules pour s'assurer s'il ne se présente point de pierres. Si l'on en sent quelqu'une, on tâche d'en faire l'extraction. On se sert dans ce cas avec avantage de pinces à gaine. Si la pierre résiste aux efforts que l'on fait pour l'extraire, et qu'on la soupçonne encore enclavée dans le rein, il faut en différer l'extraction, et laisser agir la nature ; mais si l'on a de fortes présomptions pour croire la pierre détachée, libre dans le rein, et si son extraction n'est difficile que parce que la fistule est trop étroite, on peut aggrandir le trajet fistuleux au moyen du bistouri. Cependant lorsque cette pierre n'occasionne aucun accident, il vaut toujours mieux en attendre l'expulsion des forces de la nature. D'ailleurs les fistules se guérissent d'elles-mêmes, quand elles ne sont entretenues par le passage d'aucun fluide, ni par la présence d'aucun corps étranger, à moins qu'il n'y ait quelque clapier qui en retarde la cicatrisation.

cxxxix. Pour s'opposer à l'accroissement des calculs, et prévenir la récidive de cette maladie, on ne peut employer que les boissons aqueuses légérement diuréti-ques et très-abondantes. On conçoit que les urines chargées d'une plus grande quantité d'eau, contiendront proportionnellement moins de matière calculeuse, et empêcheront ses molécules de se rapprocher et de s'unir. Mais ce moyen n'est pas, à beaucoup près, infaillible, et l'on voit des personnes dont les urines ont une telle disposition au calcul, qu'elles ne peuvent s'en garantir, quelque soit leur régime de vie.

cxl. On a aussi conseillé les boissons abondantes, pour faire descendre les calculs rénaux dans les uretères et dans la vessie. Ce moyen peut réussir quand les pierres sont peu volumineuses ; d'ailleurs, il est sans inconvéniens. On a encore proposé dans la même intention, les vomitifs, les purgatifs, l'exercice à pied, à cheval, ou en voiture. Mais l'emploi de ces derniers moyens peut faire naître des accès de néphrétie ; on ne doit par conséquent, y avoir recours qu'avec la plus grande circonspection.

§. II. *Des pierres dans les uretères.*

CXLI. C'est ordinairement des reins que viennent les pierres que l'on trouve dans les uretères : rarement prennent-elles naissance dans ces conduits ; mais elles peuvent s'y accroître, et y acquérir un volume considérable.

CXLII. Quand les pierres rénales sont petites et lisses, souvent elles parcourent les uretères, sans être arrêtées dans leur cours, ni sans donner aucun signe, ni laisser aucune trace de leur passage. Lorsqu'elles excèdent en grosseur la capacité naturelle de ces canaux, il est encore possible qu'elles les traversent, à cause de la grande dilatation dont ils sont susceptibles. Aussi voit-on fréquemment des calculs du volume d'une noisette, descendre dans la vessie, sans que leur trajet, le long des uretères, donne lieu à la plus légère incommodité.

CXLIII. La situation des pierres dans les uretères, n'est pas constante. On a trouvé des calculs dans presque tous les points de l'étendue de ces conduits. Cependant, les endroits où ils s'arrêtent le plus fréquemment, sont le commencement des uretères, leur milieu, dans la courbure qu'ils forment en se plongeant dans le bassin, et principalement la portion comprise entre les tuniques de la vessie à leur insertion dans ce viscère.

CXLIV. Le nombre, la grosseur et la forme de ces calculs, présentent bien des variétés. On a quelquefois vu les uretères dilatés dans toute leur longueur, remplis d'un nombre considérable de graviers et de petites pierres, entassées les unes sur les autres. Souvent il se trouve dans ces conduits des espèces de poches ou dilattations partielles, dans lesquelles sont renfermées plusieurs pierres.

CXLV. Quand il n'existe qu'un seul calcul dans les urétères, s'il y séjourne long-tems, il prend quelquefois un accroissement considérable. Cet accroissement se faisant du côté des reins où sont arrêtées les urines, donne ordinairement à la pierre une forme oblongue, cylindrique ou olivaire.

CXLVI. Monro dit avoir trouvé dans le corps d'un homme sujet pendant sa vie à de fréquentes attaques de gravelles, le rein gauche ne formant qu'une poche membraneuse et mince, l'urétère petit, dur, plein de graviers de couleur brune, si pressés les uns contre les autres, qu'il y avoit lieu de croire que depuis long-tems il ne passoit point d'urine par le conduit. Cependant, l'urine se creuse assez fréquemment une rigole sur un des côtés, ce qui prévient la rétention de ce fluide, ou ne la rend qu'imparfaite.

CXLVII. Les calculs des urétères sont tantôt lisses, tantôt raboteux, avec des prolongemens et des aspérités plus ou moins saillantes. D'ailleurs, ces calculs ne diffèrent en rien des pierres rénales, ni par leur couleur, ni par leur structure.

CXLVIII. Quand l'urétère ne contient qu'une seule pierre, elle est presque toujours étroitement serrée; mais s'il s'y trouve en même tems plusieurs calculs, et si ceux qui se sont détachés des reins les derniers, sont plus petits que les premiers, ceux-là peuvent être libres dans l'urétère dilaté.

CXLIX. La dilatation des uretères s'étend ordinairement depuis l'endroit où sont arrêtées les pierres, jusqu'aux reins. Elle est produite, non-seulement par la distension que ces conduits ont soufferte lors du passage des pierres, mais encore par celle que produisent les urines, quand elles y sont retenues. La portion de l'uretère située entre la pierre et la vessie, quand elle a précédemment livré passage à d'autres pierres, descendues dans la vessie, présente une dilatation sensible. Ces dilatations des uretères n'ont point de bornes. On les a vus de la grosseur d'un intestin, et décrivant plusieurs *zig-zag*; on cite même des cas où leur capacité surpassoit celle de la vessie.

CL. La dilatation des uretères et la rétention d'urine dans ces conduits, ne sont pas les seuls désordres que causent les pierres qui y sont retenues. Souvent l'irritation que produisent ces corps étrangers, est suivie du spasme, de l'inflammation, de l'ulcération et de la crevasse des uretères, et consécutivement de dépôts urineux dans les régions lombaires ou iliaques, accidens qui entraînent presque toujours la perte des malades.

CLI. Le diagnostic des pierres situées dans les uretères, n'offre pas plus de certitude que celui des calculs logés dans les reins. La douleur le long des uretères, est le principal signe de la présence de ces corps étrangers; mais combien de fois n'a-t-on pas trouvé dans les uretères, après la mort, des pierres qui, pendant la vie, n'avoient été annoncées par aucun sentiment de douleur. Ce symptôme est d'ailleurs bien illusoire; car il peut dépendre d'une foule d'affections de toute autre nature, tant des uretères que des parties qui les avoisinent.

CLII. Galien avoue s'être mépris à cet égard. Ressentant une douleur aiguë dans le trajet d'un des uretères, il pensa qu'une pierre étoit engagée dans ce conduit. Il prit des lavemens adoucissans, rendit par l'anus beaucoup de matières glaireuses, et dès-lors fut délivré de sa douleur. Il jugea d'après cela qu'elle ne tenoit point à la cause qu'il avoit soupçonnée. Boërhaave racontoit s'être trouvé dans une circonstance analogue : occupé un jour à des observations botaniques, il ressentit tout-à-coup une douleur aiguë qui, du rein gauche, s'étendoit vers le pubis, en suivant la direction de l'uretère. Il crut qu'une pierre descendoit du rein ; des nausées, des envies de vomir qu'il éprouva en même tems, le confirmèrent dans son jugement ; de même que des ténesmes qu'il ressentoit en urinant. Il but abondamment, pendant quelques jours des boissons émollientes ; la douleur se dissipa, revint ensuite, disparut de nouveau, et prit enfin le caractère des douleurs rhumatismales profondément situées. Boërhaave finit par les attribuer à cette cause.

CLIII. On peut présumer que les douleurs sont produites par un calcul situé dans les uretères, lorsqu'elles ont été précédées par des accès de néphrétie, que le malade a rendu autrefois de petites pierres avec les urines, qu'il a ressenti les mêmes douleurs dans les uretères, qu'elles ont cessé tout-à-coup dans cette région, et ont été remplacées par les symptômes de la pierre dans la vessie. Lorsque les pierres se déplacent et s'avancent des uretères vers la vessie, les douleurs changent aussi de place avec ces corps étrangers, et semblent se rapprocher de ce viscère. D'ailleurs , elles sont plus ou moins vives , selon que les pierres sont lisses ou raboteuses. Elles augmentent quand les malades font de l'exercice ; du reste, elles ont beaucoup d'analogie avec celles que produisent les pierres rénales ; elles sont tantôt fugitives , tantôt gravatives , s'étendent jusqu'à l'urèthre , au pubis , aux aînes, aux parties génitales , aux cuisses , et sont aussi quelquefois accompagnées de fièvre , de spasme , de mouvemens convulsifs , etc.

CLIV. On a encore donné comme un signe des pierres dans les uretères, la rétention d'urine dans ces conduits , dans l'entonnoir et les bassinets des reins ; mais c'est prouver l'existence d'une maladie par un symptôme plus obscur et plus difficile à connoître que la maladie même ; car, à moins que la rétention n'ait lieu dans les deux uretères , on ne s'appercevra d'aucune diminution dans la quantité d'urine que rend le malade , la sécrétion de ce fluide augmentant proportionnellement dans le rein du côté sain ; et en supposant les deux uretères obstrués , ou n'a encore aucun moyen de distinguer cette rétention , même complette , de la suppression d'urine dans les reins , avec laquelle elle se confond. De plus , la rétention d'urine dans l'uretère , n'est pas toujours une suite du séjour des pierres dans ce canal. Si ces corps étrangers sont anguleux , couverts d'aspérités ; s'ils présentent une goutière sur un de leurs côtés , ils n'apportent ordinairement aucun obstacle à l'écoulement de l'urine. On a même trouvé dans plusieurs cadavres les uretères pleins de graviers , à travers lesquels se filtroit ce fluide , sans que son excrétion en fût aucunement empêchée.

CLV. Tous les signes rationels de l'existence des pierres dans les uretères, n'offrent donc que des incertitudes. Il n'y a qu'un cas où l'on puisse avoir quelques signes positifs sur la présence de ces corps étrangers ; c'est lorsqu'ils se trouvent arrêtés dans le trajet des uretères entre les tuniques de la vessie. S'ils sont volumineux, le doigt porté dans le rectum chez l'homme, dans le vagin chez la femme, peut sentir, à travers les parois de ces conduits, la tumeur qu'ils forment. Cependant il restera douteux, si cette tumeur n'est point le produit d'une autre cause, telle qu'un fongus, etc. Si la pierre arrêtée à l'embouchure de l'uretère dans la vessie, présente à nud dans ce viscère une de ces extrêmités, on peut la toucher avec la sonde introduite par l'uretère. Mais comment distinguer si le corps étranger, que l'on rencontre, est placé réellement dans l'uretère, ou si ce n'est point une pierre vésicale enkistée dans une poche de la vessie ? On ne peut parvenir à cette connoissance, qu'après avoir ouvert la vessie par l'opération de la taille, et s'être assuré avec le doigt du lieu précis qu'occupe la pierre.

CLVI. Le danger des pierres des uretères n'est pas toujours en raison de leur volume. On en a vu de très-petites s'arrêter dans le trajet de ces conduits, y retenir les urines, et causer la mort ; tandis que d'autres, de la grosseur d'une noisette, descendoient librement dans la vessie ou séjournoient long-tems dans l'uretère, sans occasionner aucun accident fâcheux.

CLVII. Les secours de l'art ne sont pas beaucoup plus étendus pour les pierres des uretères que pour celles des reins. Si on excepte celles qui sont fixées à l'insertion de ces conduits dans la vessie , dont on peut faire l'extraction ; les autres sont entièrement hors du domaine de la chirurgie instrumentale. Alors les indications curatives se réduisent à combattre les accidens qu'occasionnent ces corps étrangers , à faciliter et hâter leur descente dans la vessie.

CLVIII. La saignée , les bains , les boissons relâchantes et adoucissantes , sont les principaux moyens que l'on puisse employer pour combattre la douleur, l'irritation , le spasme et l'inflammation des uretères, effets de la présence d'une ou de plusieurs pierres. L'art est absolument impuissant contre la rétention d'urine produite par ces corps étrangers. Les boissons diurétiques augmentant la sécrétion de ce fluide , rendroient cette maladie de plus en plus dangereuse. Le malade ne peut espérer de guérison que des ressources de la nature. Nous avons indiqué , en traitant des pierres rénales , la conduite qu'il faudroit tenir , s'il se manifestoit , à la suite de ces rétentions d'urine , des abcès ou dépôts urineux dans la région iliaque ou lombaire.

CLIX. On a conseillé ; pour faire avancer les pierres arrêtées dans les uretères, et en accélérer la chute dans la vessie , les vomitifs , l'exercice à pied ou à cheval ; en un mot, tout ce qui peut exciter des secousses. Ces moyens doivent être employés avec beaucoup de prudence , et ne peuvent être mis en usage, lorsque le malade est foible, et qu'il éprouve de la douleur. Il n'en est pas de même des bains , des boissons mucilagineuses, prises en abondance ; ces moyens sont très-propres à faciliter la descente des pierres dans les uretères, et leur usage n'expose à aucun danger, à moins qu'il n'y ait une rétention totale d'urine.

CLX. L'extraction des pierres arrêtées à l'embouchure des uretères dans la vessie, a paru jusqu'à ce jour très-difficile, même aux praticiens les plus expérimentés; ils ont suivi divers procédés pour dégager ces corps étrangers de l'enveloppe qui les retient. Tous n'ont reconnu que la pierre étoit enkistée, qu'après l'incision faite à la vessie, comme pour la taille ordinaire. Sans cette incision préliminaire, il est en effet impossible de s'assurer du lieu précis qu'occupe ce corps étranger. Les uns ont ensuite proposé, ou d'amincir par des allées et venues de la sonde, et en frottant légèrement la portion de la vessie et de l'uretère qui recouvre la pierre, ou de déchirer cette enveloppe, en embrassant la tumeur avec des tenettes, et la serrant doucement et à plusieurs reprises. Ces moyens sont longs, extrêmement douloureux; ils contondent et meurtrissent la vessie, donnent lieu à l'inflammation et à la suppuration de ce viscère, et mettent la vie des malades dans le plus grand danger. Les autres ont eu recours aux injections émollientes pour dégager les pierres ainsi enkistées. Ledran, qui a employé ces injections, n'est parvenu à tirer la pierre qu'au bout de deux mois de leur usage. Outre la lenteur et l'incertitude de ce procédé, il laisse dans une inquiétude affligeante, les malades, qui la plupart désespèrent de leur guérison jusqu'à l'instant où la pierre est extraite. D'autres se sont servi du bistouri pour inciser sur la pierre, la portion du sac qui la retient. Mais cette section, avec la pointe d'un bistouri sur une surface qui souvent est inégale et raboteuse, présente quelquefois

de grandes difficultés ; d'ailleurs l'instrument peut glisser sur la pierre qui est ordinairement ronde , et percer
la vessie.

CLXI. Les inconvéniens attachés à l'un et à l'autre ,
de ces procédés, suggérèrent à Desault, l'idée d'employer , pour cette opération , l'instrument auquel il a
donné le nom de coupe-bride. Par ce moyen , on fait
avec sûreté et facilité la section de la portion de l'uretère
et de la vessie , qui retient la pierre.

CLXII. La manière de se servir de cet instrument est
très-simple. Après avoir reconnu avec le doigt porté
dans la vessie , la partie de la pierre qui se trouve à nu
dans ce viscère , on engage, dans l'échancrure du coupe-
bride , l'espèce de bourelet que forme le repli membraneux qui recouvre le calcul , et on coupe ce repli en enfonçant dans la gaîne , la lame de l'instrument. Si ce
bourelet n'étoit pas assez saillant , ou si on ne pouvoit
l'engager dans l'échancrure du coupe-bride , il n'y auroit aucun inconvénient à placer cette échancrure sur
la tumeur que forme la pierre , et à couper dans cet endroit l'enveloppe qui l'y fixe. On aggrandit à volonté l'incision , en plaçant plus avant l'échancrure de la gaîne ,
et réitérant le jeu de la lame. Il n'est pas toujours nécessaire de donner à cette incision une étendue proportionnée au volume du calcul ; il suffit souvent de débrider
de quelques lignes le repli membraneux qui embrasse la
partie de la pierre correspondante à la vessie , pour dégager sans peine ce corps étranger , quelle que soit sa
longueur. D'ailleurs on se sert du doigt , du bouton ou
des tenettes , pour faire sortir de son châton , la pierre

dont on fait ensuite l'extraction suivant les règles prescrites pour les calculs de la vessie.

§. IV. *Pierres dans la vessie.*

CLXIII. Nous avons dit , en parlant des pierres dans les
reins et dans les uretères , que souvent ces corps étrangers , entraînés par l'urine et par leur propre poids ,
descendoient jusque dans la vessie ; parvenus dans cette
cavité, plusieurs s'engagent dans l'urèthre, et sont poussés
au dehors. Cette expulsion spontanée des pierres , contenues dans la vessie, a plus fréquemment lieu chez la
femme , dont l'urèthre , plus court, plus large et plus
extensible que celui de l'homme , donne quelquefois issue à des calculs de la grosseur d'un œuf de poule : cependant on a vu aussi plusieurs fois sortir par ce canal ,
chez l'homme , des pierres du volume d'une noisette. .
Mais ces exemples sont si rares , qu'on doit peu compter sur une pareille ressource. Des observations sans
nombre attestent que des pierres extrêmement petites ,
qui avoient franchi librement et presque sans douleur
les uretères , n'ont jamais pu s'engager dans l'urèthre ,
et sont restées dans la vessie , où elles ont servi de noyau
à des calculs plus volumineux ; car la plupart des pierres
vésicales ont pour base un gravier descendu des reins ,
autour duquel les urines forment de nouvelles couches.

CLXIV. Cependant quelques unes de ces pierres prennent
immédiatement naissance dans la vessie , où se déposent
et se rassemblent plusieurs grains de matière calculeuse ;
celles-ci n'ont point de noyau distinct. D'autres doi-

vent leurs premiers rudimens à quelque corps étranger qui, s'étant rencontré dans ce viscère, est devenu le centre des incrustations. C'est ainsi qu'on a plusieurs fois vu des pierres vésicales ayant pour noyau, un caillot de sang, des grumeaux de pus, de mucus épaissi, une épingle, un épi de bled, une balle de plomb, une tente, une bougie, un fragment de soude; même, dans cet hôpital, chez une femme, une pomme d'api, etc.

CLXV. Le nombre des pierres vésicales ne varie pas moins que celui des calculs rénaux. Le plus ordinairement on ne rencontre qu'une pierre dans la vessie : par exemple, les pierres murales sont presque toujours seules; il n'en est pas de même des crétacées. Souvent on en trouve deux, trois, etc. quelquefois même on les compte par centaines. Desault a extrait plus de deux cents pierres, dans une opération de taille, faite à un curé de Pontoise. La grosseur de ces corps étrangers est relative à leur ancienneté, à leur nombre et à leur nature. Plus la pierre séjourne de tems dans la vessie, plus elle peut acquérir de volume par l'addition de nouvelles couches. Celles qui s'y trouvent en grand nombre ne sont pas susceptibles d'un accroissement considérable. Les pierres murales, quoique anciennes, ne deviennent jamais très-grosses, mais les crétacées grossissent quelquefois très-rapidement, et prennent un volume énorme ; on a vu de ces pierres qui surpassoient le volume des deux points, et remplissoient toute l'étendue de la vessie, n'offrant qu'une goutière sur un de leur côté, par où les urines s'écouloient.

CLXVI. Les différences que présentent la figure, la couleur, la densité, la structure des pierres vésicales ont

suffisamment

suffisamment été exposées , lorsque nous avons jetté un coup-d'œil général sur les variétés qu'offroient les concrétions urinaires.

CLXVII. Les pierres de la vessie ne sont pas toujours libres et flottantes dans ce viscère ; il en est qui , comme il a été dit plus haut , sont exactement embrassées et comme serrées par les parois de la vessie qu'elles remplissent et distendent ; d'autres sont encore engagées en partie dans les uretères ; il n'est pas rare d'en trouver de fixées dans le col de la vessie. Souvent elles sont logées dans des poches particulières , accidentellement formées dans ce viscère. Ces espèces de kistes sont plus ou moins grands. Les uns sont si petits et si multipliés , qu'on a appellé les vessies où ils se rencontrent, *vessies à cellules*. Les autres, un peu plus profonds, et dont l'entrée est plus étroite que le fond, paroissent uniquement formés par la tunique interne de la vessie, prolongée entre les mailles de la tunique charnue , à travers laquelle elle fait une sorte de hernie. D'autres poches beaucoup plus spacieuses sont formées par toutes les tuniques de la vessie. Ces derniers sont quelquefois si, considérables , que ce viscère semble divisé en deux ou en plusieurs cavités à-peu-près d'égale grandeur. Les pierres contenues dans ces cavités , présentent quelquefois des dépressions , dans lesquelles sont reçues des fongosités de la vessie. Souvent aussi on a vu de ces prolongemens vasculeux, s'insinuer entre les inégalités et les mamelons de la surface de ces pierres. Lorsque cette disposition existe , on arrache souvent une portion de ces fongosités, en faisant l'extraction de la pierre ; circonstance qui, trompant quelques praticiens, leur a fait croire qu'il existoit des pierres adhérentes aux parois de la vessie ; mais cette adhérence n'est qu'apparente ; ce n'est, pour ainsi dire, qu'une espèce d'engrenure , et il n'existe aucune continuité entre les parties molles et les calculs.

CLXVIII. Nous avons vu que le diagnostic des pierres dans les reins et dans les uretères, n'offre, pour ainsi dire, à l'homme de l'art qu'une connoissance stérile, puisque dans la plupart des cas , il ne peut rien pour la guérison des malades : aussi nous sommes-nous peu arrêtés à l'exposition des signes diagnostics de ces corps étrangers. Il n'en est pas de même de la pierre dans la vessie : le chirurgien instruit de la présence de ce corps étranger , peut en délivrer celui qui en est atteint , et le soustraire ainsi à une mort souvent inévitable ; mais l'opération qu'il est obligé de pratiquer , est environnée de tant de dangers , qu'on ne doit s'y déterminer qu'après s'être pleinement convaincu de l'existence du calcul.

CLXIX. Les signes du calcul dans la vessie , sont distingués en signes rationels et en signes sensibles. Parmi les premiers , les signes commémoratifs peuvent déja faire naître des présomptions sur l'existence de la pierre dans la vessie. Ainsi , l'on s'informera si la personne qui éprouve des symptômes dépendans de l'affection des voies urinaires , a auparavant essuyé les accidens de la néphrétie calculeuse ; si , aussi-tôt que les douleurs ont cessé dans les reins et les uretères , elles se sont fait sentir dans la vessie ; si les urines ont souvent entraîné avec elles des graviers ou de petites pierres , ou si le malade a déja été taillé , après avoir souffert des accidens analogues à ceux qu'il éprouve ; s'il est né de parens calculeux, etc.

CLXX. Le signe positif le plus ordinaire de la pierre dans la vessie, est la douleur dans la région qu'occupent ce viscère et ses parties adjacentes. Quelquefois ce signe manque : des calculeux ont porté pendant plusieurs années des pierres volumineuses, sans en être aucunement incommodés ; mais ces observations sont rares. La douleur que produit la pierre dans la vessie, ne se fait pas toujours sentir avec la même intensité. Elle est plus ou moins vive, selon la sensibilité particulière des calculeux, et la forme de la pierre. Celle qui est hérissée de pointes, occasionne des douleurs beaucoup plus fortes que celle dont la surface est polie. Ces douleurs se calment ordinairement par le repos, se renouvellent par le mouvement, augmentent sur-tout par l'exercice à pied, à cheval ou en voiture. Elles sont accompagnées d'un sentiment de pesanteur au périnée, de stupeur et d'engourdissement aux cuisses, de la rétraction et quelquefois de l'atrophie des testicules, etc. Les souffrances qu'éprouvent certains calculeux, sont si violentes, qu'ils sont dans une agitation continuelle, se croisent souvent les cuisses, marchent les jambes écartées, s'introduisent quelquefois le doigt dans le rectum, où ils croient sentir un corps dur qui leur cause des ténesmes très-fréquens, à la suite desquels les adultes et les vieillards sont souvent incommodés d'hémorrhoïdes, et les enfans de chute où de renversement du rectum. Presque tous sont tourmentés par des érections involontaires ; plusieurs les déterminent en se tirant et se frottant la verge, où ils éprouvent un chatouillement et une démangeaison insupportables, sur-tout vers l'extrêmité du gland. On apperçoit chez quelques uns, à l'orifice de l'urèthre, une légère phlogose semblable à celle qui a lieu dans la gonorrhée ; ils ont sans cesse des envies d'uriner, et ne peuvent satisfaire à ce besoin, sans éprouver celui d'aller à la selle ; et réciproquement, en allant à la selle, ils rappellent l'envie d'uriner. Lorsque la pierre est grosse et inégale, la douleur est plus vive après l'évacuation des urines, qu'elle ne l'étoit auparavant, parce qu'alors les parois de la vessie se trouvent appliqués à nud sur le corps étranger qui les irrite et excite leur contraction ; lorsqu'au contraire la pierre est petite et légère, souvent elle vient se placer près du col de la vessie ; et dans ce cas, les efforts que l'on fait pour uriner, sont extrêmement douloureux et fréquemment infructueux. Il arrive aussi quelquefois, par le même méchanisme, que le jet des urines est tout-à-coup interrompu, et qu'il se renouvelle dès que les calculeux se mettent pour uriner dans une autre position que celle où ils étoient : quelques uns même ne peuvent pisser que couchés sur le dos ou sur le côté. La pierre engagée dans le col de la vessie, ne cause pas toujours la rétention d'urine : si elle est anguleuse ou si elle présente une gouttière sur un de ses côtés, elle ne ferme pas assez exactement l'embouchure de l'urèthre, pour que ce fluide ne puisse encore y passer goutte à goutte. L'incontinence d'urine est aussi quelquefois une des suites de la présence de la pierre dans la vessie ; c'est lorsque ce corps étranger est tellement volumineux qu'il remplit exactement la capacité de ce viscère. L'urine alors, ne pouvant s'y amasser, s'écoule ordinairement à mesure qu'elle se filtre, en passant dans une rigole, qu'elle se creuse sur un des côtés du calcul; d'ailleurs, l'urine des calculeux est chez les uns glaireuse, chez les autres purulente, quelquefois sanguinolente, etc. La plupart pissent le sang, dès qu'ils se livrent au plus léger exercice.

CLXXI. Parmi cette multitude de signes rationels de la pierre dans la vessie, il n'en est aucun qui constate d'une manière certaine la présence de ce corps étranger. La réunion même de ces signes, laisse encore beaucoup d'incertitude sur l'existence de cette maladie, puisque plusieurs autres affections contre-nature, tant de la vessie que de l'urèthre, s'annoncent, à quelques nuances près, par les mêmes symptômes.

CLXXII. Les signes sensibles de la pierre dans la vessie, s'acquièrent par l'introduction de la sonde dans cette cavité, et par celle du doigt dans le rectum chez l'homme, et dans le vagin chez la femme.

CLXXIII. Le doigt porté dans le rectum chez l'homme, et dans le vagin chez la femme, sent facilement, à travers les parois de ces conduits et le bas-fond de la vessie, la tumeur que forme la pierre renfermée dans ce viscère, lorsque celle-ci est d'une grosseur médiocre; mais lorsqu'elle est peu volumineuse, souvent elle échappe aux recherches les plus exactes, sur-tout chez les calculeux dont la vessie est très-épaisse et comme racornie. Ces recherches sont aussi quelquefois impraticables, comme dans le cas d'hémorrhoïdes, de squirre et de carcinome du rectum. Ce moyen est d'ailleurs très-illusoire; car la tumeur que l'on prend pour une pierre, peut être produite par un gonflement de la glande prostate, par un fongus de la vessie ou un engorgement de toute autre nature , qui aura son siège dans les tuniques de ce viscère ou dans les parties qui l'avoisinent.

CLXXIV. On a proposé des sondes de différentes espèces pour reconnoître la pierre dans la vessie. Les sondes flexibles , sur-tout celles de gomme élastique , sont généralement rejettées pour cette opération. Parmi les sondes solides , quelques auteurs préfèrent aux algalies , celles qui sont de fer ou d'acier , et ils recommandent qu'elles soient pleines ; afin qu'étant plus pesantes , leur choc sur la pierre soit et plus fort et plus distinct ; mais les vrais praticiens et ceux qui ont une grande habitude de sonder , n'emploient que des algalies ordinaires , et jamais ils ne se méprennent sur le contact de la pierre. Ces algalies ont d'ailleurs , sur les sondes pleines , l'avantage de procurer à volonté la sortie des urines que contient la vessie , et de servir à pousser des injections dans ce viscère , si on les juge nécessaires à la découverte du calcul.

CLXXV. Nous ne parlerons pas encore ici de la manière d'introduire la sonde. On fait ordinairement , pour cette introduction, coucher sur un lit, celui qui doit être sondé, sur-tout quand c'est un enfant. Mais souvent on évite cet embarras pour les personnes qui se prêtent volontiers à cette opération , et on les sonde debout.

CLXXVI. Souvent la sonde , dès son entrée dans la vessie, rencontre la pierre. Une main exercée reconnoît sans peine et avec certitude , le contact de ces corps entr'eux; quelquefois même en frappant légèrement sur la pierre avec la sonde , on entend d'une manière très-distincte , le bruit résultant de leur choc. Alors le praticien le moins expérimenté ne peut avoir aucun doute sur l'existence du calcul. Mais ce corps étranger ne se présente pas toujours aussi facilement ; souvent on le cherche long-tems avant de le rencontrer ; quelquefois même il échappe aux recherches les plus exactes et les mieux dirigées.

CLXXVII. Il est bien difficile de prescrire les règles d'après lesquelles on doit conduire la sonde dans la vessie, pour s'assurer de l'existence de la pierre. Ici les préceptes sont insuffisans ; l'exercice et l'habitude de sonder peuvent seuls rendre un chirurgien habile dans cette opération. Nous nous permettrons cependant de rapporter sur cet objet quelques remarques pratiques, qui sont le fruit de l'expérience et de l'observation. Quand la pierre ne s'offre pas d'elle-même à la sonde, il faut promener avec douceur cet instrument sur tous les points de la vessie, l'enfoncer aussi avant qu'il peut entrer, le retirer ensuite jusqu'au col de ce viscère, puis l'enfoncer de nouveau ; en tenir le bec tantôt abaissé vers le fond de cette cavité, tantôt élevé dans le sens contraire, le porter à droite, à gauche, enfin, dans toutes les directions possibles ; et donner de tems en tems à la sonde de légères secousses, afin de rendre plus sensible le choc de cet instrument contre la pierre. Si malgré ces précautions, on ne trouve pas le corps étranger, on fait changer la position du malade ; on le sonde tantôt couché sur le dos, tantôt sur le côté, puis debout, incliné en devant, ou penché en arrière. Souvent, par ces changemens de situation, on déplace la pierre, et l'on en rend la découverte plus facile.

CLXXVIII. Il est plus avantageux de sonder lorsque la vessie est pleine d'urine, que lorsqu'elle est vide. Dans le premier cas, les mouvemens de la sonde sont et plus libres et moins douloureux. D'ailleurs, la vessie développée par le fluide qu'elle contient, ne forme point de replis, sous lesquels puisse se cacher la pierre. C'est ainsi que l'on a souvent réussi, en remplissant ce viscère d'injection, à trouver une pierre que l'on avoit vainement cherché auparavant. Quelquefois aussi on ne parvient à sentir le calcul que lorsque la vessie est vide, ce qui arrive sur-tout quand cette poche est spacieuse, et que le corps étranger est petit et assez léger pour flotter dans l'urine, et fuir, pour ainsi dire, devant la sonde. C'est ici que l'on reconnoît l'utilité des sondes creuses, soit pour remplir, soit pour évacuer à volonté la vessie.

CLXXIX. Quoique les recherches, ainsi dirigées, n'aient pas fait rencontrer de pierre, on ne peut cependant pas prononcer affirmativement sur sa non-existence, lorsque les symptômes relatifs à la présence de ce corps étranger persistent. On doit sonder le malade à plusieurs reprises; souvent la pierre échappe dans une première et une seconde recherche, et elle se présente dans une troisième. Il arrive même fréquemment, qu'un chirurgien très-exercé au cathétérisme, ne trouve pas un calcul, qu'une autre personne de l'art, beaucoup moins habile, découvre avec la plus grande facilité.

CLXXX. Plusieurs causes peuvent rendre difficile la découverte de la pierre dans la vessie. 1°. Si ce corps étranger est peu volumineux, non seulement on a plus de peine à le rencontrer avec la sonde, mais lorsqu'on l'a touché, il fuit devant cet instrument, et rend ainsi leur contact insensible. 2°. S'il se trouve enduit et comme enveloppé de glaires, la sonde peut glisser dessus, sans produire sur la main qui la conduit, la sensation qui résulte ordinairement du choc de ces deux corps. 3°. La pierre peut être cachée derrière des brides ou sous des replis de la vessie, ou être enkistée, de manière qu'il n'y ait aucun point, ou qu'une très-petite étendue de sa surface qui soit à nud dans ce viscère. 4°. Elle peut être contenue dans une poche particulière, telle qu'un prolongement herniaire de la vessie où la sonde ne peut pénétrer. 5°. Le bec de cet instrument peut s'engager dans l'uretère dilaté, et ses mouvemens paroître presque aussi libres que s'il étoit dans la vessie. Dans ce cas, le chirurgien ne s'apperçoit pas de cette erreur de lieu ; il retire la sonde avec la persuasion qu'il n'existe point de pierre.

CLXXXI. Souvent aussi il arrive qu'on croit toucher une pierre, quoiqu'il n'en existe pas. C'est ainsi que la vessie racornie, des brides dans ce viscère, des duretés dans le canal, en ont fréquemment imposé. Les brides qui ont leur siège dans la vessie sont sur-tout bien trompeuses ; l'espèce de soubre-sault qu'éprouve la sonde à l'instant où elle surmonte ces obstacles, contre lesquels elle avoit été d'abord arrêtée, produit presque la même sensation que si elle heurtoit contre une pierre. Un fongus de la vessie, une tumeur située derrière le pubis, un polype, un pessaire ou tout autre corps étranger dans le vagin, la matrice squirreuse, des matières fécales endurcies, un carcinôme du rectum, etc. peuvent encore, en formant une saillie dans l'intérieur de la vessie, induire en erreur un praticien peu exercé, ou au moins lui laisser des doutes sur la nature de la tumeur que touche la sonde. L'examen du rectum chez l'homme, celui du vagin chez la femme, et, dans l'un et l'autre sexe, celui de toutes les parties qui avoisinent la vessie, suffira pour le détromper et dissiper ses doutes. L'espèce de *glouglou* qui a lieu dans la sonde, quand on n'a pas l'attention de la tenir bouchée pendant qu'on l'introduit dans la vessie, a encore quelquefois été pris pour le son que rend le choc de cet instrument contre une pierre.

CLXXXII. La sonde ne sert pas seulement à constater l'existence du calcul dans la vessie, elle peut encore, dans quelques circonstances, indiquer le nombre, la grosseur, la figure, la dureté de ces corps étrangers. Ainsi l'on reconnoît que la vessie contient plusieurs pierres, quand elles sont petites, et qu'en agitant la sonde, on sent et l'on entend l'espèce de cliquetis que produit leur déplacement ; mais lorsque ces corps étrangers ont des facettes, et que celles-ci sont comme articulées entr'elles par une espèce d'harmonie, la sonde passe alors de l'un sur l'autre, sans qu'on s'apperçoive de ce passage.

CLXXXIII. On estime que la pierre est petite, lorsqu'elle disparoît aussi-tôt qu'on fait quelque mouvement avec la sonde ; on juge, au contraire, qu'elle est très-grosse, lorsqu'on ne cesse pas de la sentir, quoique les mouvemens de la sonde dans la vessie, soient très-étendus. Mais il se présente ici trois causes d'erreur : 1°. une pierre très-petite, située près du col de la vessie, peut paroître très-grosse, parce que, touchée par toute la longueur de la sonde, elle semble offrir à cet instrument une surface très-large. 2°. Si l'on porte la sonde de côté et d'autre dans la vessie , le corps étranger , toujours placé au col de ce viscère , par conséquent au centre des révolutions de la sonde , est réputé très-volumineux , à raison de l'étendue que parcourt le bec de cet instrument , que l'on croit toujours répondre à la pierre. 3°. Un calcul très-petit se trouvant sur un des côtés de la sonde , peut être poussé par cet instrument , et le suivre dans les mouvemens qu'on lui fait exécuter. Alors ces deux corps restant toujours en contact , produisent presque la même sensation , que si la sonde glissoit sur une pierre très-grosse.

CLXXXIV. On distingue avec assez de certitude si la pierre est lisse ou raboteuse. Dans le premier cas , la sonde glisse sans que rien ne l'arrête ; ce qui n'a pas lieu quand le calcul est hérissé de pointes et d'aspérités.

CLXXXV. On peut encore prononcer avec quelque assurance sur la dureté ou la molesse de la pierre , par le choc plus ou moins distinct de la sonde contre ces différens corps étrangers.

CLXXXVI. Les effets produits par le séjour de la pierre dans la vessie , offrent presque autant de variétés qu'il y a de calculeux. Nous avons déja dit que , dans les uns , l'accroissement des pierres étoit très - rapide , tandis que dans les autres il étoit si lent , que le même calcul présentoit à peine quelqué différence dans sa grosseur , au bout de plusieurs années. Nous avons aussi exposé les dérangemens que causent , dans l'excrétion des urines , ces corps étrangers , à raison de leur volume , de leur figure et de leur situation particulière dans la vessie. Excepté un très-petit nombre de calculeux qui ne sont presque nullement incommodés par la présence de la pierre, la plupart fatigués, jour et nuit, par de vives douleurs, sont exposés à de fréquentes inflammation de la vessie, à une espèce de racornissement, à la suppuration, à l'ulcération de ses parois. Le marasme et la mort sont tôt ou tard la suite de ces accidens.

CLXXXVII. Nous ne reviendrons pas sur ce que nous avons dit des lithontriptiques. Leur inefficacité et les dangers qu'entraîne leur usage sont suffisamment connus. Lorsque la pierre est trop grosse pour sortir par l'urèthre, il n'y a que l'extraction de ce corps étranger, par l'opération de la taille, qui puisse procurer une guérison radicale. L'histoire de cette opération nous écarte du but que nous nous proposons; nous renvoyons le lecteur aux cours d'opérations publiées dans ces derniers tems., et en particulier au traité *ex professo* du citoyen Deschamps.

TRAITÉ

DES
MALADIES DES VOIES URINAIRES.

SECONDE PARTIE.

MALADIES RELATIVES A L'EXCRÉTION DES URINES.

CHAPITRE PREMIER.

DE L'INCONTINENCE D'URINE.

CLXXXVIII. L'INCONTINENCE d'urine est, comme la rétention, un dérangement dans l'excrétion des urines.
Dans l'une de ces maladies, la vessie ne peut expulser
le fluide qui la distend ; dans l'autre, ce fluide s'écoule
involontairement, sans qu'il soit possible de le retenir.

CLXXXIX. L'incontinence d'urine est sur-tout la maladie
des enfans : les adultes y sont moins sujets, et il est rare
qu'elle survienne dans un âge avancé. Cette assertion
paroîtroit une erreur à ceux qui entendent les vieillards
se plaindre fréquemment de ne pouvoir retenir leurs
urines, si l'on ne savoit que ces malades prennent souvent pour une incontinence, le regorgement des urines,
qui n'est qu'un symptôme de la rétention. Il est même
des chirurgiens qui ne sont pas exempts de cette erreur
populaire, et qui ne s'apperçoivent pas que l'écoulement
involontaire peut exister avec la rétention et en être

l'effet ; comme on le voit ordinairement dans les rétentions dépendantes de la foiblesse , ou de la paralysie de la vessie. Dans ce cas , les fibres de ce viscère distendues réagissent sur les urines qui s'écoulent alors par l'urèthre , jusqu'à ce que la résistance du sphincter et du canal , soit en équilibre avec la force expulsive. Quelquefois même les urines sortent continuellement, ce qui arrive toutes les fois que la vessie a complettetement perdu son action ; car , dans cette supposition , ce viscère , restant toujours plein , ne peut recevoir l'urine qui aborde par les uretères , sans qu'il en sorte une égale quantité par l'urèthre. Au reste, nous ne nous occuperons point ici de cette espèce de fausse incontinence , dont nous avons indiqué déja les signes distinctifs et la cure , en parlant des rétentions occasionnées par la foiblesse de la vessie; nous ne parlerons que de l'incontinence proprement dite.

cxc. Les causes de l'incontinence d'urine, sont diamétralement opposées à celles de la rétention. Nous dirons en parlant de cette dernière , qu'elle arrive toute les fois que la vessie devient plus foible , ou que la résistance est plus considérable dans l'urèthre. L'incontinence, au contraire , vient ou de ce que la force expulsive de la vessie est augmentée , sans que cette augmentation ait proportionnellement été la même dans l'urèthre , ou de ce que la résistance a été affoiblie, la puissance restant la même. D'après ce principe , il est facile d'expliquer pourquoi cette maladie est si fréquente chez les enfans. On sait qu'à cet âge , l'irritabilité est beaucoup plus forte qu'à tout autre terme de la vie. On sait également que l'expulsion des urines est entièrement due à l'action musculaire, tandis qu'il n'y a du côté de la résistance, que le sphincter du col de la vessie, les muscles releveurs de l'anus, et peut-être les muscles bulbo-caverneux qui soient des puissances actives; car les différentes courbures de l'urèthre, et le rapprochement de ses parois, n'opposent qu'une résistance passive et foible à l'issue des urines. Aussi l'incontinence n'a-t-elle lieu chez les enfans, que parce que la contraction de la vessie, est si prompte et si forte, que l'urine sort presqu'avant qu'ils aient été prévenus du besoin de la rendre, et sans qu'ils puissent en arrêter le cours. Il est aussi beaucoup d'enfans qui, par paresse ou par distraction, n'obéissent pas au premier aiguillon qui les invite à rendre les urines, et qui, pressés ensuite du besoin d'uriner, les laissent couler dans leurs vêtemens. Chez d'autres, la sensation qui met en jeu la contractilité de la vessie, et accompagne l'éjection des urines, est si foible, que cette fonction se fait sans un acte formel de la volonté, sans exciter même une impression assez vive pour interrompre le sommeil. C'est ce qui arrive aux enfans qui n'ont d'incontinence d'urine que pendant la nuit. L'âge en diminuant l'irritabilité de la vessie, et en rendant l'homme plus attentif à ses besoins, guérit ordinairement de cette indisposition : aussi la voit-on rarement se continuer jusque dans l'âge adulte. On n'en est cependant pas exempt dans les autres tems de la vie ; mais alors elle dépend presque toujours d'un défaut dans la résistance à la sortie des urines, et elle peut être occasionnée par la foiblesse ou la paralysie du sphincter de la vessie ou des muscles releveurs de l'anus; quelquefois par la dilatation forcée et la perte de l'élasticité du canal de l'urèthre, et souvent par toutes ces causes réunies.

cxci. Une pierre, un fongus, ou tout autre corps étranger, d'une forme irrégulière, peuvent être engagés dans le col de la vessie, et n'en remplissant pas exactement la cavité, permettent aux urines de s'écouler sur leurs côtés, où même elles se creusent des espèces de gouttières.

cxcii. Souvent aussi une contusion violente ou une forte distension du sphincter, ont été suivies d'incontinence : cet accident étoit assez commun après l'opération de la taille au grand appareil, et plus encore chez les femmes, après l'extraction de la pierre par la dilatation. Le col de la vessie et le canal de l'urèthre, forcés par le passage de la pierre, perdent leur ressort, restent dilatés, et n'opposent plus assez de résistance aux urines.

cxciii. Les femmes qui ont eu des accouchemens laborieux, et chez lesquelles la tête de l'enfant, en comprimant le col de la vessie, a produit une contusion assez violente pour affoiblir cette partie, sont encore sujettes à une espèce d'incontinence, qu'elles n'éprouvent ordinairément que lorsqu'elles rient ou qu'elles font des efforts considérables.

cxciv. La plupart des auteurs qui ont écrit sur l'incontinence, ont pensé que les personnes attaquées de paralysie ou d'apoplexie, étoient très-sujettes à cette indisposition ; mais, comme nous l'avons dit plus haut, ils ont pris pour une incontinence, la rétention d'urine avec regorgement. Dans ce cas, ils ont attribué l'écoulement involontaire des urines à la paralysie du sphinc-

ter

de la vessie, mais ils n'ont pas fait attention que la vessie participe à la même affection ; car le sphincter, n'est pas un muscle particulier, mais un faisceau de fibres musculaires formé par la réunion de celles qui composent le plan interne de la tunique musculeuse. Il ne peut y avoir dans cette circonstance qu'une foiblesse commune et proportionnelle à celle de ce viscère. Or nous avons prouvé, et tous les physiologistes conviennent, que l'action de la vessie est d'une absolue nécessité pour l'expulsion des urines, et que l'atonie de ce viscère, est toujours suivie de la rétention d'urine.

On peut encore élever les mêmes doutes sur les observations que l'on cite, de diabétès compliqué d'incontinence d'urine. Ces doutes sont ici d'autant plus fondés, que les remèdes qui ont réussi dans cette maladie, tels que les vésicatoires sur l'os sacrum, les purgatifs drastiques, etc. sont ceux-là même dont on a retiré le plus de fruit dans le traitement de la rétention d'urine produite par l'atonie de la vessie. D'ailleurs, il est difficile de concevoir que ce viscère, continuellement abreuvé par la quantité excessive d'urine qui se sépare dans le diabétès, conserve sa force contractile, tandis que cette même force seroit anéantie dans le sphincter.

L'incontinence d'urine n'expose pas à des accidens aussi graves que la rétention. Elle est cependant une incommodité bien fâcheuse pour l'homme obligé de vivre dans la société : ses vêtemens continuellement mouillés par l'urine répandent une odeur si forte, qu'il devient à charge à lui-même et à ceux qui vivent avec lui.

cxcvii. L'âge, comme nous l'avons avancé, guérit ordinairement les enfans de cette indisposition. Les menaces et mêmes les châtimens, quand les premières sont infructueuses, sont le remède le plus efficace, pour ceux qui ne pissent au lit que par paresse ou par indolence. La crainte les rend plus attentifs au besoin d'uriner, et fait qu'ils épient en quelque sorte le premier aiguillon qui annonce ce besoin. C'est à cette manière d'agir que l'on doit rapporter les guérisons qu'ont produit une foule de moyens plus effrayans les uns que les autres ; c'est ainsi qu'on a vu des enfans être pour toujours délivrés de cette incommodité, en leur faisant écraser des souris vivantes dans les mains, en les faisant assister au lit d'un mourant, etc.

cxcviii. Quand l'incontinence dépend d'un excès d'irritabilité qui provoque la contraction de la vessie dès qu'il existe dans sa cavité la moindre quantité d'urine, et lui fait surmonter, contre la volonté, la résistance de l'urèthre, il faut alors chercher à diminuer cette irritabilité, par l'usage des bains tièdes, des boissons mucilagineuses, etc. etc. Lorsque l'incontinence n'a lieu que pendant la nuit, on peut la prévenir en faisant souper les enfans de bonne heure, afin que l'urine qui se sépare après le repas, soit évacuée avant qu'ils se couchent ; en leur donnant très-peu à boire à leur souper, en les éveillant plusieurs fois pendant la nuit, etc.

cxcix. Ce n'est que lorsque l'incontinence dépend du défaut de réaction de la part des puissances qui forment la résistance dans l'urèthre, qu'on doit employer les toniques, tant extérieurement qu'intérieurement. Rarement ils réussissent, quand la maladie est ancienne : alors il faut avoir recours aux moyens palliatifs, c'est-à-dire à des machines avec lesquelles on comprime l'urèthre, de manière à intercepter le passage de l'urine.

cc. Cette compression est très-facile sur l'homme ; et, sans nous livrer à l'examen de tous les bandages proposés successivement pour cet effet, nous dirons que les anneaux de bandage à cremaillière, nous paroissent mériter la préférence, et remplir parfaitement l'objet qu'on se propose.

ccc. Il est beaucoup plus difficile chez la femme de comprimer constamment et convenablement le canal de l'urèthre. Outre la gêne que causent les pessaires et autres tampons introduits dans le vagin, il est très-rare qu'on puisse avec ces moyens, s'opposer efficacement à l'écoulement des urines. Aussi leur insuffisance a-t-elle fait inventer un grand nombre de machines plus compliquées les unes que les autres : mais celles de ces machines qui nous paroît réunir le plus d'avantage, est une espèce de bandage dont le cercle élastique fait le tour du bassin. Au milieu de ce cercle, qui répond au pubis, est une plaque sur laquelle s'ajuste une tige également élastique et recourbée de manière que l'extrémité opposée à la plaque, et à laquelle est attachée une petite pelotte, se trouve placée à l'entrée du vagin, et comprime le canal de l'urèthre : et, afin que la compression exercée par cette pelotte, puisse être graduée à volonté, on peut employer une double tige cannelée, comme dans le bandage de Ruffin, pour comprimer le canal salivaire de sténon ; bandage dont on peut voir la figure dans les mémoires de l'académie de chirurgie. A l'aide de ces machines, on peut, dans l'un et l'autre sexe, se rendre maître des urines, et ne laisser aux personnes qui ont une incontinence, que le désagrément d'être obligées d'avoir recours à ces moyens artificiels, pour se garantir d'une plus grande incommodité.

CHAPITRE VI.

DE LA RÉTENTION D'URINE.

La rétention d'urine est cette maladie dans laquelle les urines sont arrêtées dans quelqu'un des conduits destinés à les transmettre au-dehors. Cette définition nous conduit naturellement à diviser la rétention en autant d'espèces qu'il y a de conduits particuliers, où ce fluide peut être retenu. Nous en distinguerons de quatre espèces chez l'homme, dont la première aura son siège dans les uretères et l'entonnoir ; la seconde dans la vessie ; la troisième dans le canal de l'urèthre ; et la quatrième sous le prépuce. Nous ne considérons dans cette division que le lieu où se trouve l'obstacle au cours des urines, et non celui où ce fluide se répand : car sous ce rapport plusieurs espèces se confondent souvent en une seule, et la rétention existe dans plusieurs de ces cavités en même-tems. Par exemple, l'urine retenue dans l'urèthre, lorsque la rétention est ancienne, l'est bientôt dans la vessie, de-là dans les uretères, et progressivement jusques dans la substance même des reins. Nous aurons soin, en parcourant chaque espèce de rétention, de distinguer celle qui a lieu primitivement dans telle ou telle cavité, d'avec celle qui ne s'y forme que consécutivement.

RÉTENTION D'URINE DANS LES URETÈRES.

Nous comprenons sous la dénomination de rétention d'urine dans les uretères, non-seulement celle qui se fait dans ces conduits, mais aussi celle qui arrive dans les bassinets des reins et l'entonnoir. Cette maladie a été décrite dans la plupart des ouvrages tant anciens que modernes, sous le nom d'ischurie urétérique. Elle est très-fréquente; on en trouve des observations dans presque tous les auteurs qui en ont parlé. Nous l'avons aussi rencontrée un grand nombre de fois dans le cadavre. Elle survient à tout âge, et attaque l'un et l'autre sexe; les femmes, cependant, y sont plus sujettes que les hommes, et les enfans que les adultes. Tantôt elle est simple, c'est-à-dire qu'elle n'existe que d'un seul côté; tantôt elle est double, et a lieu dans les deux côtés en même tems. Dans l'un et l'autre cas, elle est complette ou incomplette : elle est complette, lorsqu'il ne sort pas une goutte d'urine de la cavité qui la renferme; et elle est incomplette, lorsqu'il s'en échappe encore quelque peu, par regorgement. La quantité d'urine retenue, est plus ou moins grande, selon que l'obstacle à son écoulement est situé plus ou moins près des reins, et que les canaux qui la renferment, sont plus ou moins extensibles. Il est étonnant avec quelle force l'urine, quoique filtrée goutte à goutte, agit contre les parois des cavités où elle est retenue. Elle les dilate d'abord, et lorsqu'elle ne peut plus vaincre leur résistance, elle regorge, pour ainsi dire, dans les vaisseaux qui l'ont filtrée, les distend à leur tour, et donne aux reins un volume double, même triple, de leur volume naturel. On a souvent vu l'entonnoir contenir plus d'une pinte de ce fluide, et ressembler, par sa grandeur, à une seconde vessie, et les uretères dilatés égaler la grosseur des intestins grêles, même celle de l'intestin colon, et décrire dans leur trajet des zig-zag ou circonvolutions; quelquefois ils présentent des espèces d'ampoules ou dilatations partielles, séparées l'une de l'autre intérieurement par des rétrécissemens en forme de valvules. Dans tous les cas, leurs tuniques deviennent plus épaisses et plus denses, et le tissu cellulaire qui les environne plus ferme, et, pour ainsi dire, couenneux. Cette disposition a été rencontrée dans le cadavre d'un enfant, dont l'ouverture fut faite dans l'amphitéâtre de l'Hôtel-Dieu. Les reins étoient en suppuration, et remplis de pierres, et les uretères de la grosseur du pouce. Il y avoit vers la partie moyenne de celui du côté droit, un rétrécissement d'une forme annulaire qui ressembloit à la valvule du pilore ; au dessus étoit une dilatation considérable.

cciv. Les causes de la rétention d'urine dans les uretères, sont très-nombreuses. On peut les distribuer en trois classes ; ranger dans la première les corps étrangers qui en bouchent la cavité, tels que des pierres, des hydatides, des grumeaux ou caillots de sang, des vers, du pus, du mucus épaissi : placer dans la seconde classe celles qui en affectent les parois, comme leur inflammation, leur engorgement chronique, leur spasme ; et mettre dans la troisième celles qui ont leur siège dans les parties adjacentes, et qui n'empêchent l'écoulement des urines que par la pression qu'elles exercent sur les uretères, ou par le changement de direction qu'elles leur font subir. Tels sont l'hydropisie, des flatuosités dans l'intestin colon, des tumeurs dans le mésentère, dans le mésocolon droit et gauche, des matières fécales amassées dans le rectum, des squirres de cet intestin, de la matrice, de l'ovaire, de la vessie, l'inflammation de ce dernier viscère, des fongus placés sur l'embouchure des uretères, etc. Nous ne nous arrêterons pas à détailler ce que chacune de ces causes peut offrir de particulier ; ces connoissances ne sauroient être d'une grande utilité dans le traitement de cette maladie ; il suffira de jeter un coup-d'œil général sur ce qu'elles présentent de plus remarquable et de plus frappant.

ccv. Quelle que soit la cause de la rétention, les uretères se dilatent depuis l'endroit où est situé l'obstacle au cours de l'urine, jusques dans les reins. Ces conduits sont vides, et même rétrécis dans tout le reste de leur étendue, et lorsque la rétention a eu lieu consécutivement dans les uretères, et qu'elle est une suite de celle de la vessie, la valvule qui ferme leur embouchure dans ce viscère, est souvent effacée, et l'ouverture de communication entre ces deux cavités, assez grande pour admettre le doigt : il est même arrivé plusieurs fois que la sonde introduite dans la vessie, s'y est engagée ; circonstance que nous aurons occasion de rappeler. C'est sur-tout vers le commencement des uretères, et vers leur terminaison dans le trajet oblique qu'ils parcourent à travers les tuniques de la vessie, que s'arrêtent les corps étrangers ; il n'est cependant pas rare d'en rencontrer vers leur partie moyenne, dans l'endroit où ils se recourbent pour s'enfoncer dans le bassin.

ccvi. Les pierres des reins sont une des causes les plus fréquentes de la rétention dans les uretères : les observations en sont même si multipliées, qu'il seroit fastidieux d'en citer de nouvelles. Il ne faut pas juger de la grosseur des pierres qui peuvent s'introduire dans les uretères,

la grandeur naturelle de ces conduits : souvent ils
ont livré passage à des calculs aussi gros que des noi-
settes, sans qu'il en soit résulté aucun accident; mais
... ont eu fréquemment de très-petits s'arrêter dans
... sujets, et retenir les urines. Lorsqu'ils y séjournent
... tems, ils s'accroissent par de nouvelles couches, ce
... donne la forme oblongue que l'on remarque à la plupart de ces corps étrangers. Quelquefois l'urine se creuse
une gouttière sur un de leurs côtés ; alors, quel que soit
le volume de ces pierres, elles n'occasionnent point
de rétention, ou elles n'en produisent qu'une imparfaite.

CXVII. On a quelques exemples, que des hydatides
ont donné lieu à la même maladie. Morgagny a trouvé
un uretère rempli de semblables vésicules. Desault a
aussi préparé pour l'académie de chirurgie, une pièce qui
avait été extraite du cadavre d'une femme, dont un des
reins paroissoit n'être qu'un assemblage de pareilles hydatides adhérentes par un pédicule très-délié. L'uretère
du même côté, en contenoit aussi plusieurs de la grosseur d'un grain de raisin, qui sembloient s'être détachées du rein, et arrêtées dans ce conduit où elles rete-
noient les urines.

CXVIII. On ne connoît point d'observations qui prouvent qu'il y ait jamais eu de rétention d'urine dans les
uretères, produite par du pus ou du mucus épaissi.
Nous n'avons mis ces corps étrangers au nombre des
... de cette maladie, que sur le témoignage de plu-
... auteurs ; mais nous avons peine à croire que du
pus ou du mucus puissent fermer assez solidement ces
conduits, pour ne pas céder à l'effort de l'urine, et m'être

pas entraînés avec elle. On peut élever les mêmes doutes sur le spasme des uretères; et regarder encore comme une question à résoudre, si ces conduits sont susceptibles d'une contraction ou resserrement spasmodique, suffisant pour y intercepter les urines; car on ne peut établir d'analogie entre des conduits de la grandeur des uretères et les vaiss ux cap laires des reins. On conçoit bien que si la force tonique ou vitale vient à augmenter dans ces derniers, ils se resserreront assez sur eux-mêmes pour effacer leur cavité; mais pour que le même effet eût lieu dans les uretères, il faudroit qu'ils fussent doués d'une irritabilité presque aussi étendue que celle dont jouissent les muscles; et nous sommes aussi éloignés de leur reconnoître cette propriété, que de croire, avec Hoffmann, à leur mouvement de sistole et de diastole. Il nous paroît aussi très-douteux que le colon distendu par les vents, puisse exercer sur l'uretère une compression assez forte pour y retenir l'urine. En général toutes les causes extérieures qui pourroient agir en comprimant les uretères, ont peu d'action dans le bas-ventre, parce que les parois lâches de cette cavité, cédent, et que par-là, la compression devient nulle sur les uretères. Mais la rétention est souvent l'effet des tumeurs volumineuses, placées dans l'excavation du bassin. Un cadavre qui servoit aux démonstrations anatomiques, nous en a fourni un exemple. Une squirrosité de la matrice, du volume du poing, étoit adhérente à la partie postérieure de la vessie. Les deux uretères dilatés avoient la grosseur du pouce; l'entonnoir du côté droit étoit deux fois plus grand, et les reins environ d'un tiers plus volumineux que dans l'état naturel. On conçoit facilement que dans le bassin, les parois osseuses de cette cavité, ne pouvant céder, ce doit être sur ce viscère qu'elle renferme, que la compression doit s'exercer, lorsque quelque tumeur vient à s'y manifester.

ccix. L'inflammation des uretères produit la rétention, 1°. en rétrécissant leur diamètre, par le gonflement de la membrane interne; 2°. en paralysant leur action; on sait en effet qu'une partie enflammée n'est plus susceptible de mouvement. De là l'immobilité du bras dans l'inflammation du deltoïde : or l'écoulement des urines dans les uretères dépend autant de l'action organique de ces conduits, que de sa pesanteur.

ccx. Ce n'est presque toujours qu'après la mort, que l'on connoît la rétention d'urine qui a son siège dans les uretères. On la rencontre fréquemment dans le cadavre des personnes qui, pendant leur vie, n'avoient éprouvé aucun symptôme d'affection dans les voies urinaires. Elle n'offre aucun signe sensible, et tous ses signes rationels sont vagues et incertains. On n'apperçoit point de tumeur à l'extérieur : quelque étendue que soit la dilatation de l'uretère et de l'entonnoir, on ne peut la sentir à travers les parois de l'abdomen. Quand la rétention n'a lieu que d'un côté, il ne paroît aucune diminution dans la quantité d'urine que rendent les malades, la sécrétion devenant, pour ainsi dire, double dans le rein du côté opposé. Lorsque la rétention a lieu des deux côtés en même tems, si elle est totale, elle se confond avec la suppression d'urine, qui en est bientôt la suite ; et elle en présente tous les symptômes. Ce n'est donc qu'à l'aide des signes commémoratifs, joints à ceux tirés du siège et de la nature de la douleur, quand il en existe, qu'on peut, dans quelque cas, parvenir à les distinguer. Par exemple, si un homme, après avoir essuyé tous les accidens que causent ordinairement les pierres dans les reins, éprouve ensuite une douleur pongitive, qui a paru descendre le long des uretères, avec un sentiment de pesanteur et de tension, depuis l'endroit où elle étoit fixée, jusques dans la région des reins, il est à présumer qu'il y a rétention d'urine dans l'uretère, produite par la présence d'une pierre dans le canal. Cette présomption devient plus vraisemblable, lorsque le malade a rendu autrefois de petites pierres avec les urines, qu'il a ressenti les mêmes douleurs, qu'elles ont cessé tout-à-coup dans cette ré-gion, et ont été aussi-tôt remplacées par les symptômes de la pierre dans la vessie. De même si, à la suite d'un carcinome du rectum, de la matrice, etc., les urines s'arrêtent, sans que le malade ait eu auparavant aucun symptôme d'affection dans les reins, on est fondé à croire que ce fluide est retenu dans les uretères par l'obstacle que ces tumeurs apportent à son évacuation.

ccxi. La rétention d'urine dans les uretères est plus ou moins dangereuse, selon la cause qui lui a donné naissance. Lorsqu'elle a lieu en même tems dans les deux conduits, et qu'elle y est complette, elle a la terminai-son de la suppression d'urine, qui en est toujours la suite. Quand elle n'existe que d'un côté, la nature se débarrassant par l'autre rein, de la quantité d'urine dont l'évacuation est nécessaire à la santé, il n'en résulte sous ce rapport aucun accident. Mais l'urine que con-tient l'uretère dilaté, n'étant pas renouvellée, se cor-rompt par son séjour, excite de l'irritation et de l'in-flammation dans le canal, produit le même effet dans le rein, fait tomber ce viscère en suppuration, devient enfin la source des maux les plus fâcheux. Quelquefois il se fait une crevasse dans l'uretère distendu outre mesure ; l'urine se répand dans les parties voisines, y cause des dépôts urineux, etc. ; ou elle s'épanche dans le bas-ventre, et donne lieu à une hydropisie d'une nature particulière.

ccxii. L'art doit se consoler de l'obscurité répandue sur les signes de la rétention d'urine dans l'uretère. Quand on auroit la certitude de l'existence de cette maladie, en seroit-on plus avancé par rapport à la guérison? La médecine n'a que de foibles moyens à lui opposer, et elle est presque toujours hors de la portée des secours de la chirurgie. Cependant il est quelques cas, rares à la vérité, où cette dernière pourroit agir avec succès. Si la rétention dépendoit de matières fécales endurcies, amassées dans le rectum, leur extraction rétabliroit aussi-tôt le cours des urines. De même, si ce fluide étoit retenu par une pierre, arrêtée à l'embouchure de l'uretère dans la vessie, et qu'on parvînt à s'en assurer, comme sur la malade qui fait le sujet d'une observation, du journal de chirurgie, il seroit facile d'extraire avec sûreté ce corps étranger, en suivant le procédé qui fut mis en usage alors.

ccxiii. La chirurgie offre encore des ressources, lorsqu'il survient à la suite de ces rétentions, des dépôts urineux dans la région lombaire : souvent, dans ces circonstances critiques, une ouverture faite à propos a sauvé des malades qui paroissoient dévoués à une mort certaine. Mais il leur reste fréquemment une fistule urinaire dans cet endroit, à moins que la même ouverture n'ait donné issue au corps étranger qui obstruoit l'uretère, et que ce canal n'ait entièrement recouvré sa liberté. D'ailleurs, dans les autres cas de rétention, les remèdes, soit internes, soit externes, doivent être variés selon la cause de la maladie, et appropriés à sa nature. On a quelquefois employé avec succès les vomitifs, l'exercice à pied ou à cheval, et tout ce qui peut exciter des secousses, pour faire avancer les pierres arrêtées dans l'uretère, et en hâter la chute dans la vessie. On ne peut recourir à ces moyens qu'autant que les forces du malade le permettent ; et qu'il souffre peu : les bains, les diurétiques mucilagineux, pris en abondance, lorsqu'il n'y a pas rétention totale, calment les douleurs, et facilitent de même la descente de ces pierres. On a encore recommandé une infinité de remèdes lithontriptiques, dont nous avons parlé à l'article des calculs en général.

DE LA RÉTENTION D'URINE DANS LA VESSIE.

CCXIV. La rétention d'urine dans la vessie est cette maladie dans laquelle les urines ne peuvent être expulsées de la vessie. Elle a été décrite par les anciens, sous le nom générique d'ischurie. Quelques auteurs l'on distinguée de la dysurie et de la strangurie, et ont fait de ces dernières des maladies particulières ; et d'autres ne les ont considérées que comme des rétentions de différentes espèces. Ils ont appellé dysurie, celle où les urines ne sortent que difficilement et avec douleur ; strangurie, celle où elles ne sortent que

goutte à goutte, et ont réservé le nom d'ischurie à celle
où il n'en sort point du tout. Ces différens symptômes
n'étant que des dégrés de la même maladie, nous substi-
tuerons à cette division, celle de rétention complette et
incomplette.

ccxv. Les urines retenues dans la vessie en distendent
les parois, et, lorsque le ressort de ses fibres charnues
a été forcé, elle n'oppose plus qu'une foible résistance à
sa dilatation, et prend quelquefois un volume considérable. On l'a vue dans un enfant de 18 mois, contenir
une pinte d'urine, et chez des adultes, jusqu'à 6 ou 7
pintes; remplir non-seulement l'excavation du bassin,
mais monter dans le bas-ventre, au dessus de l'ombilic;
se prolonger même quelquefois à travers les anneaux,
et former des hernies scrotales, ou passer sous l'arcade
crurale, et s'étendre jusques dans les aines. Ces prolongemens sont rares, à la vérité; cependant les mémoires
de l'académie de chirurgie, en fournissent plusieurs
exemples. Dans les cas les plus ordinaires de rétention d'urine, la vessie conserve à-peu-près sa figure naturelle; cependant ses dimensions n'augmentent
pas toutes dans la même proportion; elle s'étend davantage de bas en haut, qu'en tout autre sens. Son bas-
fond devient plus large et plus profond, déprime en devant le périnée, presse en arrière le vagin chez la
femme, le rectum chez l'homme, et forme dans ces
conduits, des tumeurs qui bouchent entièrement ou
partiellement leurs cavités, et s'opposent au passage des
matières fécales par le rectum. La paroi postérieure de
ce viscère, recouverte par le péritoine, refoule en arrière et en haut les intestins grêles, et se prolonge dans

la cavité abdominale. Son sommet, en se portant au dessus du pubis, glisse, pour ainsi dire, entre le péritoine qu'il soulève, et les muscles abdominaux. La partie antérieure et supérieure, formant une tumeur dans la région hypogastrique, touche à nud les muscles droits et transverses, auxquels elle est unie par un tissu cellulaire lâche; disposition importante à connoître; et au moyen de laquelle l'on peut ouvrir la vessie sans crainte de percer le péritoine, et de donner lieu à un épanchement d'urine. Il n'est pas rare de trouver dans les vessies qui ont souffert ces distentions, des brides ou colonnes, formées des faisceaux de fibres charnues et séparées par des enfoncemens appellés cellules ou poches, dans lesquelles les calculs sont souvent logés.

ccxvi. Quand les urines ont distendu la vessie autant qu'elle peut l'être, sans pouvoir forcer la résistance de l'urèthre, elles s'arrêtent dans les uretères, qu'elles dilatent à leur tour. La valvule, qui recouvre leur embouchure dans la vessie, disparoît, et l'ouverture de communication entre les deux cavités, acquiert quelquefois près d'un pouce de diamètre. Cette remarque n'a pas échappé au célèbre J. L. Petit; mais il en a tiré une conséquence qui ne nous paroît pas être dans la nature. Il dit, dans ses œuvres posthumes, que « qui observeroit » bien toutes les variations dans les douleurs que souf-» frent les malades, reconnoîtroit l'instant dans lequel » l'extrémité de l'uretère ne fait plus valvule, à ce que » la douleur de la vessie est plus supportable, les urines » ayant plus d'espace pour s'étendre. » Cette diminution dans les douleurs ne pourroit avoir lieu qu'autant que les uretères seroient vides et dilatés dans cet instant; et

ils

ils sont alors déja remplis par l'urine qui n'a cessé d'être filtrée par les reins, et proportionnellement aussi distendus que la vessie. Enfin, l'urine, après avoir dilaté les uretères, est, de proche en proche, retenue dans les reins, dont elle suspend la sécrétion.

ccxvii. Le diagnostic de cette maladie est facile à saisir. On peut distinguer les signes qui la caractérisent, en rationnels et sensibles. Les signes rationnels sont très-nombreux, mais la plupart équivoques, tels que le défaut d'évacuation d'urine, pendant un ou plusieurs jours ; sa sortie goutte à goutte, ou en très-petite quantité à-la-fois ; les envies continuelles d'uriner ; les efforts qui précèdent l'exercice de cette fonction ; le besoin d'uriner que le malade sent encore, après avoir rendu presqu'autant d'urine que dans l'état naturel ; la diminution de force ou de grosseur dans le jet des urines ; un sentiment de pesanteur au périnée ; les tenesmes, la constipation, les hémorrhoïdes. On doit encore joindre à ces signes, de vives douleurs dans la région hypogastrique, se propageant le long de l'urèthre jusqu'à l'extrémité du gland, et consécutivement vers la région des reins, de l'un et de l'autre côté, accompagnées quelquefois de stupeur et d'engourdissement aux cuisses; douleurs qui augmentent, lorsque les malades marchent, qu'ils toussent, ou qu'ils se redressent ; qui diminuent lorsque se courbant, ils relâchent les muscles du bas-ventre. Enfin, on peut ajouter à ces signes, la fièvre, les nausées, la respiration laborieuse, les sueurs urineuses, et les autres symptômes que nous avons détaillés, en traitant de la suppression d'urine, qui est

H

toujours la suite de la rétention complette, lorsqu'elle dure quelques jours.

ccxviii. Nous ne reviendrons pas sur chaqun des signes rationels, pour faire sentir combien ils sont vagues et incertains. Leur réunion peut seule donner des probabilités plus ou moins fortes sur l'existence de la rétention : on n'en acquiert véritablement la certitude, qu'en joignant aux indices ci-dessus les signes sensibles, fournis par les tumeurs que forme la vessie, tant au-dessus du pubis, que dans l'intestin rectum, chez l'homme, ou dans le vagin, chez la femme. La première de ces tumeurs varie beaucoup dans ses dimensions : elle s'étend quelquefois jusqu'au dessus de l'ombilic : elle est circonscrite, sans changement de couleur à la peau, sans dureté à sa circonférence, plus large inférieurement que supérieurement, rénitente, peu sensible au toucher, à moins qu'on ne la presse avec force, et alors on réveille ou l'on augmente les envies d'uriner, et quelquefois même l'on fait sortir par l'urèthre, quelques gouttes d'urine.

ccxix. La tumeur dans le rectum, ou le vagin, se connoît facilement par l'introduction du doigt dans ces cavités : elle n'occupe que la partie antérieure de leurs parois ; elle est, comme la tumeur hypogastrique, rénitente, égale et sans duretés particulières, dans toute son étendue. Enfin, un signe pathognomonique, qui mérite toute l'attention du patricien, c'est la fluctuation, ou plutôt l'espèce d'ondulation, qui se fait sentir d'une tumeur à l'autre, lorsqu'on les presse alternativement entre les doigts appliqués sur chacune d'elles ; mais ces

tumeurs n'existent pas constamment, et l'on a vu plusieurs fois des rétentions, même complettes, où la
vessie peu extensible contenoit à peine quelques cuillerées d'urine.

ccxx. La rétention d'urine dans la vessie, est toujours une maladie grave. Elle exige les secours les plus
prompts, lorsqu'elle est complette : si on les diffère trop,
elle a les suites les plus fâcheuses. La vessie, long-tems
distendue, perd son ressort, et le recouvre difficilement. Sans cesse irritée par la présence des urines, que
leur séjour rend de plus en plus âcres et corrosives, elle
s'enflamme et tombe en une sorte de suppuration putride
et gangreneuse.

ccxxi. Quelquefois il se fait à la vessie une crevasse,
par laquelle les urines s'épanchent et s'infiltrent dans le
tissu cellulaire du bassin; fusent sous le péritoine, jusques
dans la région des reins; forment des tumeurs au périnée;
se portent au scrotum, aux tégumens communs de la
verge, à la partie supérieure des cuisses. On a vu même
quelquefois les urines s'insinuer dans l'épaisseur des
parois de l'abdomen, jusques sur les côtés de la poitrine,
et produire des dépôts, presque toujours suivis de la
gangrène des parties où ils se forment, et de fistules. A
ces accidens se joignent encore assez ordinairement
ceux de la résorption des urines, et de leur suppression.

ccxxii. Le traitement de la rétention d'urine, se réduit à deux indications principales; 1°. donner promptement issue à ce fluide, afin de prévenir les désordres
que nous venons d'exposer ; 2°. combattre les causes qui
empêchent son expulsion de la vessie. Nous ne pouvons
ici examiner que la première indication ; nous traiterons

de la seconde, à mesure que nous parcourions les causes de la rétention d'urine.

CCXXIII. On donne issue aux urines par l'opération du cathétérisme ; opération qui peut se considérer sous deux points de vue : 1°. lorsque le canal de l'urèthre libre, admet la sonde sans résistance ; 2°. lorsque quelqu'obstacle se présente à son introduction. Comme l'histoire de ces obstacles est la même que celles des causes de la rétention d'urine, nous renvoyons encore à l'exposé de chacune, la manière de se conduire en ce cas. Le cathétérisme, lorsque le canal est libre, va seul nous occuper. Il faut considérer dans cette opération, 1°. l'instrument ; 2°. la manière de le conduire ; 3°. celle de se comporter après son introduction.

CCXXIV. On désigne sous le nom d'algalie ou de sonde, l'instrument du cathétérisme ; les sondes sont de deux sortes, solides ou flexibles.

CCXXV. Les sondes solides se construisoient autrefois en cuivre ; Celse n'en connoissoit pas d'autres ; mais l'inconvénient de s'incruster de verd de gris, les fit bientôt rejetter, pour recourir à celles d'argent, que nous voyons être déja employées par les arabes, et que depuis on a conservé dans la pratique ; celles en or mériteroient peut-être la préférence, sur-tout dans les cas où elles doivent franchir des obstacles considérables ; alors ce métal plus résistant permettroit de leur donner un plus petit diamètre, sans être obligé d'augmenter, comme dans celles d'argent, l'épaisseur de leurs parois, et par conséquent de retrécir leur calibre, pour leur conserver de la solidité.

CCXXVI. La longueur des sondes varie ; six pouces

pour les femmes adultes ; quatre à cinq pour les jeunes
filles ; dix pouces et demi pour les hommes adultes ;
de sept à cinq pouces pour les divers âges de l'enfance ; ce sont les longueurs ordinaires. La grosseur n'est
pas moins variable ; deux lignes pour la femme ; une
ligne et demie pour les jeunes filles ; deux lignes et un
tiers pour l'homme ; une ligne et demie, une ligne pour
les âges inférieurs. En général toutes les fois que le canal
est libre , préférez les grosses sondes , elles entrent plus
facilement , effacent , en entrant, les plis du canal , empêchent de faire de fausses routes , et donnent à l'urine
une issue plus facile. Au contraire , quand il y a des
embarras avec dureté dans le canal, les petites sondes sont
préférables. Desault employoit alors souvent pour l'adulte,
des sondes d'enfant , et comme malgré leur petitesse ,
on ne peut communément les faire pénétrer qu'en les
poussant avec force , il faisoit donner plus d'épaisseur
à leurs parois , afin qu'elles ne pliassent pas.

CCXXVII. La direction des sondes a varié ; celles de
Desault n'ont qu'une légère courbure , dans le tiers de
leur longueur ; courbure qui naît insensiblement de leur
partie droite , et s'étend jusqu'à leur bec inclusivement.
Elle est égale par-tout, et représente celle d'un cercle de
six pouces de diamètre ; elle est la même dans toutes les
sondes, quelle que soit leur grandeur. Celles des femmes
n'ont qu'une très-petite courbure , vers leur bec ; disposition calculée sur la direction du canal de l'urèthre.

CCXXVIII. Desault a substitué aux yeux en forme de
fente , que l'on pratiquoit autrefois sur les côtés du bec
de ces algalies , deux ouvertures elliptiques , dont les
bords sont arrondis. Tous les praticiens avoient reconnu

l'inconvénient de ces fentes, dans lesquelles la membrane interne de l'urèthre étoit souvent engagée, pincée et déchirée, ce qui donnoît lieu à de vives douleurs et quelquefois à un écoulement de sang abondant. J. L. Petit crut ne pouvoir éviter cet accident qu'en supprimant ces fentes ; en conséquence il fit pratiquer à l'extrêmité des algalies une seule ouverture circulaire, fermée par un stilet à bouton. Il vit bientôt le défaut de ces nouvelles sondes. Le stilet qui restoit dans leur cavité, les privoit de l'avantage de pouvoir servir à faire des injections dans la vessie ; il arrêtoit d'ailleurs les glaires où les caillots de sang qu'entraînent quelquefois les urines, et s'opposoit à leur sortie.

ccxxix. Petit inventa une autre sonde, dont le bout étoit terminé en forme d'olive, percée à son extrêmité. Il croyoit qu'au moyen de cette forme olivaire, on pouvoit introduire cette sonde ouverte, sans que le tissu spongieux de l'urèthre s'engageât dans son ouverture et y fût déchiré ; mais ce moyen, tout ingénieux qu'il est, n'a pas eu le suffrage de l'expérience.

ccxxx. Garengeot conseille de fermer l'ouverture de ces sondes au moyen d'un stilet, portant à un des bouts un œil semblable à celui des aiguilles. On passe quatre à cinq brins de fil dans cette ouverture ; on les y arrête par des nœuds, et on les coupe à la longueur de deux ou trois lignes. On enfonce le stilet dans la sonde, jusqu'à ce que les fils soient sortis, puis on le retire un peu pour ramener les mêmes fils au niveau de l'ouverture de la sonde. On trempe ensuite le tout dans du suif fondu. Quand on veut donner issue aux urines, on retire entièrement le stilet qui entraîne avec lui les fils et le suif.

CCXXXI. On ne peut disconvenir que ce procédé ne soit ingénieux ; mais il ne remplit pas toujours l'objet pour lequel il a été inventé. Quand on rencontre des obstacles dans le canal, le suif et les fils s'enfoncent dans la cavité de la sonde; les bords de l'ouverture deviennent saillans et les inconvéniens qu'on vouloit éviter reviennent.

CCXXXII. Il est donc beaucoup plus simple et plus avantageux de donner une forme elliptique aux yeux des algalies. Desault empêchoit d'ailleurs que la membrane interne de l'urèthre ne s'engageât dans ces ouvertures, en les remplissant de suif, après avoir introduit une bougie de gomme élastique dans la cavité de ces sondes. La bougie n'a ici d'autre destination que d'empêcher le suif de pénétrer dans la cavité de la sonde pendant qu'on le porte dans les ouvertures elliptiques, et d'entraîner le suif qui bouchoit ces ouvertures, lorsqu'on la retire, après avoir pénétré dans la vessie.

CCXXXIII. L'invention des sondes de gomme élastique, par Bernard, est une des découvertes les plus heureuses dont on ait enrichi la chirurgie dans ce siècle.

CCXXXIV. Les praticiens avoient senti la nécessité des sondes flexibles, pour le traitement des maladies des voies urinaires, et toutes celles qui ont été faites avant cet habile mécanicien, n'offrent que des imperfections. Les sondes de corne, proposées par Vanhelmont, ont l'inconvénient d'être trop roides et de s'incruster promptement. Celles de cuir, recommandées par Fabrice d'Aquapendente, amolies par les urines et le mucus de l'urèthre, s'affaissent sur elles-mêmes et ne conservent plus leur cavité. Les peaux qui recouvrent celles qui sont faites de fils ou de lame d'argent, contournées en spirales, s'altèrent et se pourrissent promptement, et leur bec, ne tenant plus alors au corps de la sonde, que par le fil d'argent qui s'y termine, arrêté au col de la vessie, ou dans quelqu'autre endroit du canal, peut se détacher et rester dans ces cavités.

ccxxxv. On ne peut reprocher aucun de ces défauts aux sondes de Bernard ; elles sont formées d'une espèce de tresse de fil de soie ou de poil de chèvre, recouverte de gomme élastique. Elles ont la flexibilité nécessaire pour se mouler aux différentes courbures de l'urèthre, ne s'amollissent point par les urines, et conservent toujours la liberté de leur canal ; leur surface lisse et polie les préservent aussi long-tems que les algalies des incrustations terreuses. Comme ces sondes sont spécialement employées dans le traitement des maladies de l'urèthre où leur introduction devient souvent difficile, on les garnit d'un stilet ou mandrin de fer, courbé comme les algalies. Cés stilets sont préférables à ceux de cuivre, parce qu'ils plient moins et conservent leur courbure plus exactement.

ccxxxvi. Il y a deux manières d'introduire la sonde : savoir, par-dessus le ventre, ou par-dessous le ventre, ce qu'on appelle sonder par le *tour de maître*. Dans l'une et l'autre méthode, le malade peut être debout ou couché : cette dernière situation est plus favorable que la première. Ainsi, après l'avoir fait mettre sur le bord de son lit, les cuisses écartées et les jambes un peu fléchies, le chirurgien, lorsqu'il veut sonder par-dessus le ventre, soutient la verge, entre le doigt annulaire et le doigt du milieu, de la main qui répond aux pieds du malade, tandis qu'avec le doigt indicateur et le pouce

appliqués sur le gland , il met à découvert l'ouverture
de l'urèthre. Il tient de l'autre main , entre le doigt indicateur , le doigt du milieu et le pouce , la sonde, dont
il a eu soin de remplir les yeux avec un peu de suif ; et
la dirigeant de manière que sa partie droite réponde
devant le bas - ventre , et soit parallèle à l'axe du
corps , il en introduit le bout dans le commencement de
l'urèthre , et en même-tems qu'il étend et allonge la
verge , il enfonce doucement la sonde , jusqu'à ce que son
bec soit parvenu au niveau de l'arcade du pubis ; alors
pour lui faire suivre la courbure du canal , il baisse du
côté des cuisses , la main qui tient le pavillon de la sonde ,
et la conduit ainsi jusques dans la vessie.

CCXXXVII. S'il veut sonder par dessous le ventre ou
par le tour de maître , il doit tenir de la main qui répond aux pieds du malade , la sonde , de manière que sa
convexité soit tournée en haut , et que sa partie droite
soit au-dessous du ventre , devant l'intervalle des cuisses ;
il en introduit le bout dans l'ouverture du gland , et l'enfonce dans l'urèthre , tandis qu'avec l'autre main il étend
la verge. Quand le bout de la sonde est parvenu à l'endroit où le canal se recourbe sous le pubis , il fait décrire
à celle-ci et à la verge un demi-cercle , en les portant
sur l'aîne du côté opposé , et de là sur le ventre , observant dans ce mouvement que le bec de la sonde en soit
comme le centre , et qu'il ne fasse que tourner sur lui-
même. Il baisse ensuite la main qui tient la sonde , et le
reste de l'opération s'exécute comme quand on sonde par
dessus le ventre.

CCXXXVIII. Ces deux méthodes n'ont donc entr'elles de
différence qu'en ce qu'on fait dans l'une en deux tems ,

ce que l'on exécute en un seul tems dans l'autre, ce qui allonge l'opération, la rend plus difficile et plus douloureuse. Aussi la plupart des praticiens ne suivent-ils ce dernier procédé que lorsque les malades ont le ventre trop gros, ou qu'ils sont, comme pour l'opération de la taille, placés de manière à rendre incommode l'introduction de la sonde jusqu'au dessous du pubis.

CCXXXIX. Lorsqu'il n'y a aucun embarras dans l'urèthre, les chirurgiens qui ont l'habitude de sonder, pénètrent ordinairement sans peine et sans effort, jusques dans la vessie; mais cette opération, si simple pour eux, devient souvent difficile pour de jeunes praticiens inexpérimentés, qui, au lieu de diriger la sonde suivant le trajet de l'urèthre, se créent des obstacles, soit en appuyant le bec contre les parois de ce canal, soit en y formant des replis. Alors, il faut retirer la sonde de quelques lignes, puis l'enfoncer de nouveau, en en changeant un peu la direction. Si cette seconde tentative n'est pas plus heureuse que la première, et que la sonde soit arrêtée au périnée, on porte au dessous des bourses la main qui soutenoit la verge, pour reconnoître de quel côté est dévié le bec de la sonde, et le diriger convenablement pendant qu'on l'enfonce.

CCXL. Si l'instrument ne peut franchir la portion du canal qui répond au rectum, on introduit dans cet intestin le doigt indicateur, avec lequel on soutient la sonde, pendant que l'on tend le canal en tirant le rectum en bas et en devant; enfin, si, malgré ces précautions, on n'en vient pas encore à bout, il faut changer de sonde, en prendre une plus grosse ou plus petite, ou d'une courbure différente, essayer même avec une sonde de

gomme élastique conduite sans stilet ; mais dans tous
ces cas, on ne doit jamais pousser la sonde avec force,
dans la crainte de déchirer l'urèthre, et d'y faire une
fausse route.

CCXLI. On est assuré que la sonde est dans la vessie,
par la profondeur à laquelle elle a été enfoncée, par la
cessation de la résistance que l'on éprouvoit sur son bec,
en la faisant tourner sur son axe, et par le jet des
urines.

CCXLII. Faut-il évacuer sur-le-champ toute l'urine
que renferme la vessie, ou doit-on ne lui donner issue
que graduellement et en petite quantité chaque fois ?
Cette dernière opinion a eu quelques partisans ; ils
craignoient qu'en vidant entièrement la vessie, elle ne
tombât dans l'affaissement ; mais en suivant leur conseil, ses fibres ne cessant d'être allongées, ne peuvent
revenir sur elles-mêmes. D'ailleurs, en ne faisant sortir
qu'une partie des urines, celle que l'on conserve forme,
au fond de la vessie, un dépôt épais qui devient putride
par son séjour, et produit souvent des impressions fâcheuses sur les parois de ce viscère.

CCXLIII. D'autres praticiens ont donné dans un excès
opposé : ils veulent que, par le moyen de la sonde laissée
dans la vessie, et toujours ouverte, l'urine s'écoule à
mesure qu'elle arrive dans cette poche. Cet autre mode
a aussi ses inconvéniens : les fibres de la vessie étant
toujours relâchées, ne peuvent recouvrer leur ressort.

CCXLIV. Ajoutons à cet inconvénient que la vessie,
toujours vide, s'applique contre le bout de la sonde,
l'irrite, cause de la douleur et souvent des ulcérations

dans les lieux de contact. D'ailleurs , la sonde se remplit de glaires et s'incruste plutôt que lorsqu'elle est fermée ; et les malades sont obligés de garder le lit , où ils ont le désagrément d'être toujours mouillés par leurs urines , ou de porter sans cesse un vase pour les recevoir. Nous croyons donc qu'il vaut toujours mieux donner issue à la totalité des urines , pousser même des injections dans la vessie, pour la nétoyer des matières muqueuses et puriformes qui pourroient y être déposées ; fermer ensuite la sonde ou la retirer , et n'évacuer de nouveau l'urine que lorsqu'il s'en sera amassé une quantité suffisante pour étendre modérément les fibres de la vessie. Ces alternatives d'extension médiocre et de relâchement , font sur ce viscère ce que fait l'exercice modéré sur les autres parties du corps.

ccxlv. Quand on s'est servi d'une sonde de gomme élastique , et que les malades doivent la porter plusieurs jours , on a soin de ne l'enfoncer qu'autant qu'il est nécessaire pour que les yeux débordent le col de la vessie : si elle est trop longue , on en coupe la longueur excédente.

ccxlvi. On la fixe ensuite par plusieurs fils de coton rassemblés en cordons , avec la partie moyenne desquels on fait sur l'extrémité de la sonde, plusieurs nœuds circulaires à la distance de deux lignes du gland , plaçant le dernier nœud supérieurement ; on conduit les deux chefs au dessus de la couronne du gland , où ils sont fixés par un nœud simple. On les ramène ensuite sur les côtés du gland , jusqu'au rein , et là un autre nœud simple les assujétit. Ils sont enfin reportés à la sonde , où l'on fait un troisième nœud et plusieurs circulaires avec l'excédent des fils.

CCXLVII. On peut aussi fixer la sonde de la même manière, sur la peau de la verge, en y ramenant les deux cordonnets, les y renouant, et les reportant ensuite sur la sonde, où on les assujétit également. Choisissez tantôt l'un, tantôt l'autre de ces deux endroits; la pression long-tems continuée des fils sur le même, finiroit par l'excorier, et y produire de l'ulcération.

CCXLVIII. Si on a employé une algalie d'argent, on la fixe avec deux rubans attachés aux anneaux de son pavillon; on les fait passer sous les fesses pour les assujétir l'un à droite, l'autre à gauche, aux parties latérales d'une ceinture ou bandage de corps; il est inutile d'employer d'autres cordonnets pour fixer la sonde en devant; car ce n'est qu'en remontant dans cette direction, qu'elle peut sortir de la vessie; mais il faut avoir soin que les cordonnets inférieurs ne soient pas trop courts, et ne maintiennent pas la sonde trop baissée et trop fixée contre le scrotum; autrement son bec relevé vers la paroi antérieure de la vessie, l'irriteroit et pourroit causer des accidens, tandis que la partie droite de cet instrument appuyant constamment sur la partie de l'urèthre qui répond au pli de la verge du côté des bourses, y occasionneroit l'inflammation et la gangrène.

CCXLIX. On donne issue aux urines toutes les deux ou trois heures, plutôt ou plus tard, selon qu'elles sont plus ou moins abondantes, et le besoin de les rendre plus grand. Il ne faut pas néanmoins attendre toujours cet avertissement. La vessie, peu sensible, se laisse quelquefois distendre outre-mesure avant de faire naître

l'envie d'uriner, et rien n'empêche autant qu'elle re-
prenne son élasticité naturelle, que ces distensions for-
cées. On retire la sonde tous les six à huit jours, pour la
nétoyer, et prévenir qu'elle ne s'incruste ; et attendu
qu'elle s'est moulée pendant son séjour, à la courbure
du canal, on la réintroduit souvent sans stilet avec la
plus grande facilité.

CCL. Après avoir ainsi examiné d'une manière générale, l'indication principale de la rétention d'urine,
celle de donner issue à ce fluide, il faut entrer dans le
détail de modifications particulières, que subit cette indication ; or, comme ces modifications sont essentielle-
ment liées aux causes de la maladie, il est nécessaire de
considérer isolément chacune de ces causes. On peut
les rapporter à trois chefs principaux : 1°. les unes
existent dans les parois de la vessie, qui ont perdu de
diverses manières leur force contractile, comme il arrive
dans la vieillesse, la débauche, l'abus des diurétiques,
les affections du cerveau, de la moële épinière ; la distension des fibres de la vessie, son inflammation, une humeur fixée sur elle, etc. 2°. d'autres ont leur siège dans
la vessie elle-même ; tels seroient un fongus, des caillots de sang, la pierre, la mucuosité augmentée de la
membrane interne, etc. 3°. enfin les dernières existent dans la vessie ; tels sont, par exemple, le déplacement des viscères voisins qui compriment l'urèthre,
les tumeurs développées dans le petit bassin, qui produisent le même effet, etc. Parcourons successivement
chacune de ces causes, etc.

§. Ier. *De la rétention d'urine, produite par la vieillesse.*

CCLI. Les vieillards sont si sujets à la rétention d'urine, qu'on a classé cette maladie parmi les incommodités attachées à leur âge. La vessie devenue, comme les autres parties du corps, moins irritable, n'est plus stimulée par la présence des urines ; et n'est avertie du besoin de les rendre, que par le sentiment douloureux qui naît de la distension de ses parois. Elle se contracte alors ; mais ses fibres allongées, ont à peine assez de force pour surmonter la réaction naturelle que leur oppose le canal de l'urèthre. Il y a presque équilibre entre la puissance et la résistance, et les urines ne sortent plus qu'à l'aide de l'action violente des muscles abdominaux. Alors leur expulsion n'est pas complette ; la vessie n'a plus ce dégré de contractilité suffisante pour revenir entièrement sur elle-même. Ne pouvant plus donner le coup de piston par lequel elle se vidoit des dernières gouttes d'urine, celles-ci restent et constituent déja une rétention commençante. Leur quantité augmentant chaque jour, et les fibres de la vessie s'habituant à leur présence, il arrive enfin qu'il n'y a d'évacuée que la moitié des urines contenues dans cette poche.

CCLII. Tous les vieillards ne sont pas également exposés à cette maladie ; elle attaque particulièrement ceux qui sont d'un tempérament phlegmatique ; les personnes replettes, sédentaires, les gens de cabinet ; ceux qui, par paresse, par négligence ou par vivacité, ne se donnent pas le tems de vider jusqu'à la dernière goutte de leur urine ; ceux qui urinent la nuit, étant couchés sur le côté, au lieu de se lever ou de se mettre à genoux sur le lit, etc. La physiologie des livres n'avouera pas peut-être cette dernière cause de rétention ; mais l'observation clinique l'atteste, et nous ne doutons point de sa réalité. Ainsi l'histoire de la vie des malades, leur âge, leur complexion forment autant de préjugés sur l'existence de cette espèce de rétention, dont on acquiert la certitude, lorsqu'aux signes communs de la rétention d'urine dans la vessie, se soignent les signes commémoratifs suivans.

CCLIII. Les malades assurent qu'ils n'ont jamais eu aucune affection dans l'urèthre, ni dans les parties voisines, capable de gêner l'issue des urines ; qu'elles sont toujours sorties librement et à plein canal ; mais que leur jet, quoique toujours de la même grosseur, n'a plus été poussé avec la même force, ni à la même distance qu'auparavant ; qu'enfin les urines, au lieu de former l'arcade en sortant, sont tombées perpendiculairement entre leurs jambes, de sorte qu'ils pissoient, comme on le dit, trivialement, sur leurs souliers ; qu'ils n'ont plus senti, en cessant d'uriner, ce dernier coup de piston qu'ils sentoient dans leur jeunesse ; que lorsqu'ils se présentoient pour rendre leurs urines, ils étoient obligés d'attendre long-tems avant qu'elles commençassent à couler ; que bientôt ils n'ont pu leur donner issue, qu'en faisant des efforts considérables ; que la quantité d'urine qu'ils rendoient chaque fois a diminué sensiblement, et qu'en même tems le besoin d'uriner est devenu plus fréquent ; qu'enfin les
urines

urines ne sont plus sorties que goutte à goutte , et que l'incontinence a succédé à la rétention.

cclⅳ. Dans cet état les malades souffrent peu ; la tumeur que forme la vessie au-dessus du pubis est presque indolente , et si on la comprime avec un peu de force , l'on fait sortir une certaine quantité d'urine par l'urèthre.

cclv. La rétention causée par la vieillesse , est rarement complette : les urines , après avoir rempli et distendu la vessie , regorgent par l'urèthre , où elles ne trouvent d'autres obstacles que la résistance naturelle de ce canal, et les malades rendent , dans un tems donné , autant d'urine , que dans l'état de santé. Aussi cette espèce de rétention n'est-elle pas ordinairement accompagnée d'accidens fâcheux ; elle n'entraîne point avec elle , comme les rétentions complettes , la suppression d'urine dans les reins ; la vessie se vidant à proportion qu'elle s'emplit , les crevasses de ce viscère , les épanchemens , les infiltrations urineuses , qui en sont les suites , sont moins à craindre. La tumeur de la vessie existe alors sans que le malade en soit incommodé autrement que par de la pesanteur au pubis et au périné. Sabatier a vu des malades qui en étoient attaqués depuis six mois , sans s'en douter. Le regorgement a souvent trompé au point de faire méconnoître la nature de la tumeur; le même chirurgien a été consulté pour une femme envoyée aux eaux , pour fondre une tumeur survenue à la suite d'un accouchement , et qui n'étoit autre chose que la vessie distendue par l'urine.

cclⅵ. On trouve une infinité de vieillards qui ont depuis long-tems de ces rétentions, qu'ils regardent comme une des infirmités naturelles à leur âge, et pour lesquelles ils ne demandent même pas de secours. Cependant les urines croupissant dans la vessie, s'y putréfient, y forment un dépôt abondant, et altèrent à la longue, les tuniques de ce viscère.

CCLVII. Procurer l'évacuation des urines, et redonner du ton à la vessie, sont les deux indications qu'offrent cette maladie : souvent on les remplit toutes les deux par les mêmes moyens. Lorsque la rétention est commençante, et que la vessie n'est encore que paresseuse, il suffit souvent, pour réveiller son action, d'appliquer un corps froid, soit sur la région hypogastrique, soit sur les cuisses, ou de passer, pour uriner, d'un lieu chaud dans un lieu frais. J. L. Petit dit avoir guéri un cabaretier, dans un cas semblable, en le faisant descendre pisser dans sa cave pendant le jour, et lever les pieds nuds, pendant la nuit, et approcher le pot de chambre de ses cuisses.

CCLVIII. Les malades doivent observer avec soin de ne pas résister à la première envie d'uriner ; en n'obéissant point à cet avertissement, la vessie se remplit ; ses fibres allongés perdent de plus en plus leur sensibilité ; l'envie d'uriner se passe, et la rétention qui, dans le principe, n'étoit que de quelques gouttes d'urine, devient bientôt complette ; alors on auroit en vain recours aux moyens qu'on vient d'indiquer. Il n'est plus de stimulus capable d'exciter une assez forte contraction dans les fibres de la vessie, pour chasser la masse d'urine qu'elle contient, et l'on n'a de ressource, pour donner issue aux urines, que dans l'introduction de la sonde ; mais leur évacuation ainsi produite artificiellement ne procure qu'un soulagement instantané ; les fibres de la vessie relâchées ne recouvrant qu'à la longue leur ressort naturel, si l'on ne continue pas l'usage de la sonde, les malades ne tardent pas à retomber dans le même accident ; ce qui nécessite, ou de laisser cet instrument dans la vessie, ou de l'introduire toutes les fois que les malades ont besoin d'uriner. S'ils ont constamment auprès d'eux un chirurgien exercé à cette opération, ou s'ils peuvent eux-mêmes s'introduire la sonde, la présence continuelle de ce corps étranger étant toujours incommode, il vaut mieux ne la passer que lorsqu'il sera nécessaire d'évacuer les urines ; dans ce cas, on peut se servir avec avantage d'un algalie d'argent, ou d'une sonde de gomme élastique ; mais si elle doit rester à demeure dans la vessie, une sonde de gomme élastique, garnie d'un mandrin ou stilet de fer, recourbé comme les algalies, est préférable. Quelque soit celui de ces instrumens qu'on emploie, l'expérience apprend que chez les vieillards, où le canal est dans une sorte de flacidité, une grosse sonde entre plus facilement, et cause moins de douleur, qu'une d'un moindre diamètre.

CCLIX. Comme le traitement de cette maladie est long, et qu'il est même rare que la vessie recouvre entièrement son ressort dans la vieillesse, on apprend au malade à se sonder lui-même, et il introduit l'instrument chaque fois qu'il veut uriner. Enfin il essaie, au bout de quelque tems, d'uriner sans cet instrument. S'il peut y réussir, il s'assure avec la sonde, si la vessie s'est vidée des dernières gouttes d'urine ; s'il en reste, il faut qu'il continue encore l'usage de l'instrument. Sans cette précaution, la rétention seroit bientôt parvenue au même degré où elle étoit, lorsqu'on avoit eu recours pour la première fois à ce moyen.

CCLX. On a proposé de faire, dans la vessie, des injections, soit avec l'eau de Balaruc, soit avec une légère dissolution de vitriol martial, une décoction de quinquina, ou quelques autres substances toniques ou astringentes ; nous avons employé ces injections, et jamais nous n'en avons retiré de grands avantages.

CCLXI. On a aussi conseillé les diurétiques chauds, les balsamiques, les bains froids, les frictions avec la teinture de mouches cantarides, etc. mais à cet âge, ces remèdes nuisent fréquemment, et rarement sont utiles ; quant à nous, nous ne recommandons que l'usage de la sonde dans ces sortes de rétentions d'urine ; ce secours, lorsqu'il est bien dirigé, suffit souvent pour rendre à la vessie son ressort ; et quand il a été insuffisant, nous n'avons pas obtenu plus de succès des autres moyens. Nous terminerons cet article par une observation qui jettera quelque jour sur la manière de se conduire, lorsque dans l'opération de la taille, le malade est en même tems affecté de rétention d'urine avec paralysie de vessie, produite par la vieillesse.

OBSERVATION.

N... Estien, âgé de 87 ans, étoit attaqué depuis deux ans, d'une rétention d'urine par foiblesse de vessie, unique infirmité de sa longue vieillesse, lorsque dans le mois de mai 1794, il commença à éprouver une démangeaison incommode au bout du gland, un sentiment de pesanteur et de cuisson au périné, des envies fré-

quentes, mais souvent infructueuses d'uriner et d'aller
à la selle, des pissemens de sang, d'abord rares et
peu considérables, plus rapprochés ensuite et plus
abondans. (*)

Bientôt des douleurs aiguës dans la région de la
vessie, furent la suite du moindre mouvement auquel il se livroit. L'usage des alimens trop âcres, des
boissons trop spiritueuses, les passions qui agitoient trop
vivement son âme, produisoient le même effet.

Tous ces signes annonçoient la présence d'une
pierre urinaire. Desault, appellé alors auprès de

(*) Ce dernier symptôme présente un phénomène qui sans
doute n'a pas échappé à l'attention du lecteur. Le malade dans
l'état ordinaire, n'urinoit qu'à l'aide d'une sonde introduite
chaque fois, dans la vessie. Lorsqu'au contraire, le contact de
la pierre (car c'étoit de cette cause que dépendoient tous les
accidens) occasionnoit dans les parois de ce viscère la plus légère hémorragie, les seules forces de la nature suffisoient pour
en expulser et les urines qui s'y trouvoient retenues, et le sang
qui étoit épanché. D'où naît cette différence dans l'action de
la vessie ? Elle paroît évidemment tenir dans le dernier
cas, à la présence du sang, stimulant plus actif alors que
l'urine elle-même.

L'irritation excitée sur nos organes par les différens
corps, est relative souvent, non pas à la nature de ces
corps, mais à la manière d'être de nos organes. Telle partie
est puissamment irritée par un fluide, qui n'éprouve aucun
changement par l'action d'un autre que nous croyons plus
irritant.

Ne pourroit-on pas tirer de cette observation, quelques
vues intéressantes pour le traitement par les injections de
la rétention d'urine dépendantes de la foiblesse de la vessie ?
(Note de l'éditeur.)

N..Estien * * *, introduisit dans la vessie une algalie d'argent pour reconnoître avec plus de certitude, l'existence de ce corps étranger qu'il rencontra à l'orifice interne du canal de l'urèthre.

L'opération étoit d'autant plus pressante, que les douleurs devenant tous les jours plus aiguës, commençoient à jetter le malade dans un état d'affoiblissement et de marasme inquiétant pour ses jours. Son grand âge sembloit, d'un autre côté, en présager le peu de succès. Desault, malgré cette considération, se décida à l'opération, qui n'offrit de particulier, qu'une épaisseur considérable dans le tissu graisseux, et la lésion de l'artère transverse, inconvéniens ordinairement légers, auxquels on essaya de remédier, après l'extraction de la pierre, en comprimant pendant quelques heures, le tronc de la honteuse interne, et en tenant écartés les bords de la plaie, qui, trop épais, auroient pu gêner le passage des urines.

Leur écoulement fut assez abondant le reste de la journée et pendant la nuit ; mais le jour suivant, il diminua sensiblement. La petite quantité qui s'échappoit, présentoit toujours une couleur rougeâtre, signe d'un épanchement sanguin dans la vessie. Le malade, outre les douleurs, suite ordinaire de l'opération, commença à ressentir, dans cette partie, une pesanteur et une anxiété insupportable. Bientôt la fièvre survint. Le hoquet et les vomissemens s'y joignirent dans la nuit ; une tumeur obronde, circonscrite, fluctuante, se forma rapidement au-dessus du pubis.

Ce dernier symptôme indiquoit évidemment la source des accidens. Desault, pour les faire cesser, passa dans la vessie une sonde élastique, par où s'écoula près d'une pinte d'urine sanguinolente et déja-fétide. Quelques caillots de sang restoient encore, et coloroient les injections qu'on poussoit dans le vessie; mais ces injections plusieurs fois répétées, parvinrent enfin à les enlever entièrement, et le malade délivré des accidens que lui occasionnoit sa rétention d'urine, vit rapidement s'avancer sa guérison, qui fut complette au bout du vingtième jour. Pendant tout ce tems la sonde fut constamment laissée dans la vessie. Les urines s'échappant par cette voie, formoient à peine un suintement léger. à travers les bords de la plaie, très-élargis en dehors, et dont l'étendue étoit considérable, à cause du volume de la pierre. Dans la suite, le malade toujours affecté de sa rétention d'urine, reprit l'habitude qu'il avoit avant l'opération, de n'introduire la sonde qu'aux momens où le besoin d'uriner se faisoit sentir.

§. II. *Rétention d'urine, par la débauche.*

CCLXII. Cette espèce de rétention a beaucoup d'analogie avec celle qui dépend de la vieillesse : toutes deux ne supposent aucun vice préexistant dans la vessie, et ne doivent leur origine qu'à un état de langueur et d'épuisement général. Elles se déclarent de la même manière, suivent la même marche, présentent les mêmes symptômes, et n'offrent de différence, que dans leur cause prédisposante, qu'en ce que dans l'une le défaut d'irritabilité est le fruit des années, tandis que

I 4

dans l'autre il est celui de l'incontinence. Dans le premier cas, la maladie dépend d'une vieillesse tardive et naturelle; dans le second, elle est l'effet d'une vieillesse prématurée et contre nature.

CCLXIII. De tous les excès auxquels l'homme peut se livrer, il n'en est point de plus préjudiciables que ceux des plaisirs de l'amour. En effet, d'un côté, rien n'épuise aussi promptement les forces, que les pertes fréquentes de la liqueur séminale; tandis que de l'autre, le spasme, qui accompagne son émission, énerve les solides et jette le corps, à la fleur de l'âge, dans toutes les infirmités de l'âge caduc.

CCLXIV. Tissot a tracé dans l'Onanisme, le tableau des maux affreux qu'entraîne l'abus de cette passion. La vessie, comme tous les autres viscères et les autres organes, devient moins irritable, elle n'a plus assez d'action pour expulser la totalité des urines; de-là, la rétention. Nous ne répéterons point ici les signes diagnostics de la rétention, qui dépend de cette foiblesse de la vessie. Les signes commémoratifs, sont les seuls qui puissent la faire distinguer de celle qui est occasionnée par la vieillesse. Le prognostic en est moins fâcheux que celui de la précédente; lorsque le malade est d'une forte constitution, et qu'il n'est pas tombé dans le dernier dégré de marasme, on peut guérir radicalement cette rétention.

CCLXV. La sonde de gomme élastique, laissée à demeure dans la vessie, est encore un des plus puissans moyens de guérison qu'on ait à employer : non-seulement elle a l'avantage de donner une issue prompte aux urines, d'exciter l'irritabilité de la vessie et de faciliter l'action de ses fibres musculaires ; mais de plus , sa présence continuelle dans l'urèthre , empêche les malades d'obéir au penchant dépravé qui cause leur malheur. Ce dernier bienfait de la sonde , est d'autant plus digne de considération , qu'on sait par expérience que la plupart des malades , lorsqu'ils ne sont pas retenus par cet obstacle , ne peuvent résister à la force de l'habitude , quoiqu'ils en connoissent les dangers. En outre , l'irritation que cette sonde excite dans l'urèthre , se propageant jusques dans les conduits éjaculateurs , redonne du ton à ces canaux dont la foiblesse et le relâchement causent les pertes de la liqueur séminale , qui se répand au plus léger prurit , à la plus foible érection , et même au moindre effort pour aller à la garde-robe. Sous ce seul rapport, les sondes de gomme élastique sont si utiles pour prévenir et guérir l'épuisement qui est la suite de ces pertes, qu'il faudroit y avoir recours , quoiqu'il n'existât pas de rétention.

CCLXVI. On a employé dans les mêmes vues les bougies médicamenteuses , mais elles ont plusieurs inconvéniens ; 1°. l'onguent que l'on y ajoute , est au moins inutile. L'expérience a appris que l'effet qu'elles produisoient , étoit dû à leur présence dans l'urèthre, comme corps étranger , et non à la nature du médicament qui entroit dans leur composition , en exceptant néanmoins les bougies caustiques ou escarrotiques ; 2°. ces bougies moins grosses par le bout qui répond à la vessie , ne remplissant pas l'urèthre dans l'endroit correspondant à l'insertion des conduits éjaculateurs, ne s'opposent pas aussi efficacement à la sortie de la liqueur séminale ; 3°. on ne peut pas les porter constamment, il faut les retirer pour uriner , et l'on est obligé de les renouveller souvent, ce qui rend le traitement incommode et dispendieux ; 4°. ces bougies peuvent se rompre dans l'urèthre, ou n'étant plus solidement fixées sur la verge, se détacher et glisser dans la vessie.

CCLXVII. On n'a aucun de ces dangers à craindre, en se servant des sondes de gomme élastique. Pendant qu'au moyen de ces sondes l'on remédie à l'affection locale, il faut d'ailleurs employer le traitement convenable pour réparer les forces du malade, et remédier au relâchement général et à l'affoiblissement de toutes les parties. Les bains froids, les eaux martiales, le quinquina, doivent faire la base de ce traitement : l'effet de ces moyens doit être secondé par l'usage bien dirigé des six choses non-naturelles, telles qu'un air pur et frais, des alimens succulens et de facile digestion, un sommeil tranquille, des exercices du corps presque continuels, des évacuations modérées, des passions douces, et surtout l'éloignement de celle qui a été la cause de la maladie.

§. III. *Rétention d'urine, par l'excès des diurétiques.*

CCLXVIII. Les diurétiques, tant froids que chauds, pris immodérément, peuvent également donner naissance à cette maladie. Les premiers, en n'éveillant pas assez les fibres de la vessie, et les jettant dans le relâchement ; les seconds, en usant, pour ainsi dire, leur sensibilité. Dans ce cas, la vessie habituée à l'impression des diurétiques irritans, ne trouve plus dans les urines, quand on a cessé ces remèdes, de stimulus assez actif pour exciter sa contractilité, et n'obéit plus au besoin d'uriner. Nous avouons que cette théorie est plus fondée sur le raisonnement que sur l'expérience ; nous avouons encore que nous ne connoissons aucun exemple qui en constate la vérité ; mais l'analogie, tirée de l'effet des liqueurs fortes sur l'estomac, la rend vraisemblable.

CCLXIX. La rétention produite par l'abus des diurétiques, n'a d'autre signe qui puisse la faire distinguer de celle qui est occasionnée par la vieillesse ou la débauche, que la connoissance de la nature et de la quantité des boissons dont le malade a fait usage avant d'éprouver aucun dérangement dans l'excrétion des urines.

CCLXX. Le traitement local doit être le même que celui que nous avons indiqué pour les rétentions dont nous avons donné plus haut l'exposition. Si l'usage bien dirigé de la sonde, ne suffisoit pas pour rappeler la sensibilité de la vessie, et exciter sa contraction, on auroit recours aux bains froids, à l'eau à la glace jetée sur le bas-ventre, le périnée et la partie supérieure des cuisses ; à des compresses trempées dans du vinaigre, et appliquées sur ces mêmes endroits ; à des frictions sur la région hypogastrique, soit sèches, soit faites avec un mélange d'alcali volatil fluor et d'huile d'amandes douces, ou avec la teinture de mouches cantharides.

CCLXXI. Si ces moyens ne réussissoient pas encore à faire recouvrer à la vessie sa force contractile, on appliqueroit un large emplâtre de cantharides, vers la partie inférieure des lombes, et la supérieure de l'os sacrum. Comme on ne se proposeroit, dans l'emploi de ce vessicatoire, que de stimuler les fibres de la vessie, on

éviteroit de le faire suppurer, en n'enlevant pas l'épi-
derme sur l'endroit où il auroit été appliqué, et recouvrant cette partie de linges secs. On pourroit,
sous peu de jours, réitérer, sur le même lieu, l'application de cet emplâtre de cantharides. Nous n'avons
jamais eu l'occasion d'employer ce remède pour des rétentions d'urine de cette espèce ; mais nous sommes
persuadés qu'on ne le tenteroit pas sans succès.

§. IV. *De la rétention d'urine, par l'affec-*
tion des nerfs de la vessie.

CCLXXII. Les nerfs de la vessie peuvent être affectés
à leur origine ou dans leur trajet. Les lésions du cerveau sont rarement suivies de la rétention d'urine ; mais
elle accompagne souvent celles de la moëlle épinière.
La commotion de cette substance médullaire par l'effet
des coups ou des chutes sur la colonne vertebrale ; sa
distension violente dans les luxations et dans les fractures
des vertèbres, ou dans une courbure violente de l'épine ;
sa compression par du sang, du pus ou de l'eau épanchés dans le canal vertebral ; par le gonflement des os
qui forment ce conduit, ou par l'affaissement et le
changement de forme, déterminés par l'érosion de leur
corps, et suivis d'une espèce particulière de gibbosité, etc.
sont autant de cause de cette maladie. Cette espece de
rétention peut aussi être l'effet de tumeurs, soit squir-
reuses, soit stéatomateuses, ou de toute autre nature, situées sur le trajet des nerfs qui se distribuent à
la vessie. Il n'est pas nécessaire que tous les nerfs qui se
ramifient dans ce viscère soient affectés, pour que cet

effet ait lieu ; la compression de quelques uns de ces filets nerveux suffit pour affoiblir l'action de la vessie , et
la rendre impuissante contre la résistance naturelle que
les urines trouvent à leur passage.

CCLXXIII. Quand la rétention d'urine est produite
par l'affection de la moëlle épinière , l'insensibilité et la
foiblesse des extrèmités inferieures en sont presque toujours les symptômes concomitans. Les malades souffrent
peu ; la plupart même ignorent leur état , et ne se plaignent d'aucun dérangement dans les fonctions des voies
urinaires. Le chirurgien , instruit que cet accident est
fort ordinaire dans ces sortes de maladies , doit s'infor-
mer , si le cours des urines n'est pas interrompu , et
s'assurer , soit en touchant la région du pubis , soit en
introduisant une sonde dans la vessie , si elles n'y sont
pas accumulées et retenues.

CCLXXIV. Cette espèce de rétention ne supposant aucun vice préexistant dans la vessie , et n'étant que
symptomatique, est peu grave en elle-même ; mais
elle est extrêmement dangereuse , relativement à la
cause qui l'a produite. Les affections de la colonne
vertébrale , compliquées de la lésion de la moëlle épinière , sont souvent mortelles. Il est toujours facile de
suppléer , au moyen de la sonde , au défaut de la contraction de la vessie , et de remplir ainsi la seule indication que présente cette rétention , savoir l'evacuation
des urines , mais ce secours n'est que palliatif : la vessie
ne recouvrera la faculté de se contracter , que lorsqu'on
aura fait cesser la cause de sa foiblesse. C'est donc vers
celle-ci qu'il faut diriger le traitement principal , et il
doit varier selon la nature et l'étendue du désordre.

CCLXXV. Nous n'entrerons pas ici dans le détail des remèdes qu'exigent les diverses affections de la colonne vertébrale ; cette exposition nous écarteroit trop du but que nous nous proposons dans cet article ; cependant, comme la doctrine de Desault n'est pas connue sur ce point, nous dirons en passant, que dans les chûtes sur la colonne vertébrale, avec affection de la moëlle épinière, il employoit avec le plus grand succès, les ventouses scarifiées. Il regardoit ce moyen, peut-être trop préconisé par les anciens, mais aussi trop négligé par les modernes, comme un des plus puissans révulsifs que possède la chirurgie. Il faisoit appliquer à-la-fois trois ou quatre ventouses sur l'endroit où le coup a porté et sur les parties voisines, et multiplioit les scarifications selon les forces du malade. Il réitéroit quelquefois, dans le même jour l'application de ces ventouses, et en continuoit l'usage plusieurs jours de suite. Lorsque la foiblesse du malade ne permet plus de répéter les saignées locales, ou qu'il les jugeoit inutiles, il appliquoit les ventouses sèches.

CCLXXVI. Nous dirons encore, que dans la gibbosité avec carie et destruction du corps des vertèbres, ce chirurgien préféroit le moxa, célébré, comme on sait, avec une sorte d'enthousiasme par Pouteau, aux vésicatoires et aux cautères, recommandés par Percival-Poot. Confirmons la doctrine exposée dans cet article.

OBSERVATION.

Un homme voyageoit dans une chaise de poste. Sa voiture est renversée. Il tombe dans un fossé profond.

Il éprouve une secousse violente dans tout le corps. Il a différentes contusions aux extrêmités, au dos et aux fesses. On le saigne et on lui administre d'autres secours convenables. Les urines dont le cours avoit été interrompu pendant vingt-quatre heures, coulent en petite quantité à-la-fois, et après les efforts de respiration. Au bout de six jours, le blessé se trouve en état de continuer sa route. Arrivé à Paris, il consulte sur la tuméfaction de son ventre et sur la difficulté qu'il éprouve à uriner. On remarque au dessus du pubis une tumeur molle, indolente, et où l'on sentoit un liquide. La situation et la nature de cette tumeur, la fréquence et l'écoulement presque involontaire d'une petite quantité d'urine, ne laissent aucun doute sur l'accumulation et la rétention de cette humeur par la paralysie de la vessie. On conseille l'usage de la sonde. Cet homme qui urinoit, mais par regorgement, ne croyoit point être attaqué de cette maladie. Il se soumet enfin à se laisser sonder, et reconnoît par l'évacuation abondante de l'urine et la disparition de la tumeur du ventre, la justesse du jugement du chirurgien qui le soignoit: Comme il n'y avoit aucun vice préexistant dans la vessie, ni lésions dans les parties voisines, et que peut-être tous les nerfs de ce viscère n'avoient point été affectés par la commotion, sa contraction se rétablit par dégrés dans l'espace de six semaines, à l'aide de la sonde et d'injections légèrement stimulantes, avec la décoction d'orge et des eaux de Balaruc.

§. V. *Rétention d'urine, par la distension des fibres de la vessie.*

CCLXXVII. On pourroit appeler secondaire, cette espèce de rétention, puisqu'elle est toujours précédée et toujours produite par une rétention primitive : elle reconnoît conséquemment, pour causes éloignées, toutes celles qui peuvent produire les autres espèces de rétentions ; mais sa cause prochaine consiste uniquement dans la foiblesse et la perte de l'irritabilité de la vessie, occasionnées l'une et l'autre par l'alongement forcé de ses fibres. C'est ainsi que l'on voit souvent cette maladie arriver aux personnes qui, par honte, par paresse, par distraction ou par tout autre motif, négligent de satisfaire au premier besoin d'uriner, ou qui se trouvent, pendant quelque tems, par un embarras passager de l'urèthre, dans l'impuissance de remplir cette fonction. Quoique l'obstacle qui s'opposoit à la sortie des urines, n'existe plus, et que la vessie soit saine d'ailleurs, ce viscère affoibli par la dilatation excessive de ses parois, ne peut plus se contracter avec assez de force pour revenir entièrement sur lui-même, et chasser le fluide contenu dans sa cavité.

CCLXXVIII. L'indication que présente cette maladie est simple. On n'a point, comme dans les autres espèces de rétentions, de vice étranger à combattre. La sonde, laissée à demeure dans la vessie, suffit ordinairement pour faire reprendre à ce viscère son ressort et sa contractilité. On peut seconder ce moyen par les diurétiques chauds,

chauds, les injections toniques, et les remèdes déjà recommandés. Avant de cesser l'usage de la sonde, il
faut s'assurer si la vessie se vide, sans le secours de
cet instrument, de toute l'urine qu'elle contient ; car
on ne sauroit fixer le terme où ce viscère aura recouvré
la faculté de se contracter. Ce terme varie suivant l'ancienneté de la maladie, l'âge et le tempérament des
malades : chez les uns, la guérison s'opère en quelques
jours ; chez les autres, elle se fait attendre plusieurs
semaines et des mois entiers ; quelquefois même le ressort de la vessie est perdu sans ressource, et la sonde devient nécessaire le reste de la vie.

§. VI. *Rétention d'urine, par l'inflammation de la vessie.*

CCLXXIX. La plupart des auteurs qui ont écrit sur les
maladies des voies urinaires, attribuant des effets divers
à l'inflammation du col de la vessie, et à celle de son
corps, ont mis la première au nombre des causes de la
rétention, et placé la dernière parmi celles de l'incontinence. Ils ont cru que la vessie enflammée et plus
sensible, loin d'être affoiblie par cet état, acquéroit
plus d'énergie et se contractoit avec plus de force qu'auparavant ; mais, quand nous n'aurions pas été détrom-
pés par l'observation de plusieurs rétentions d'urine, où
l'on ne pouvoit accuser d'autre cause que l'inflammation
de la vessie, l'analogie nous eût garantis de cette erreur.
On ne voit jamais un muscle enflammé se contracter, et
si on le force d'agir, il ne peut exécuter que de foibles

K

mouvemens. Nous avons aussi remarqué constamment, avec ceux qui ont ouvert des cadavres, que dans les inflammations de bas-ventre, les intestins phlogosés étoient distendus, au lieu d'être retrécis et resserrés sur eux-mêmes.

CCLXXX. Les personnes pléthoriques, d'un tempérament sanguin et bilieux, sont plus particulièrement sujettes à cette espèce de rétention. Souvent aussi elle est occasionnée par un excès de vin ou d'autres liqueurs spiritueuses, par l'abus des diurétiques échauffans, par l'usage des cantharides prises intérieurement, ou appliqués à l'extérieur, etc. Cette espèce de retention se déclare subitement, et se reconnoît, 1°. aux envies fréquentes d'uriner ; 2°. à la douleur aiguë qu'éprouve le malade dans la région de la vessie, douleur qui s'augmente par les efforts qu'il fait pour uriner, et qui s'étend dans la région des reins et le long de l'urèthre, jusqu'à l'extrêmité du gland ; 3°. à la fréquence et à la dureté du pouls, et aux autres symptômes de la fièvre ; 4°. au redoublement de la douleur, quand on touche et qu'on presse la région hypogastrique ; 5°. à l'introduction facile de la sonde dans la vessie ; 6°. aux douleurs vives qu'excite le contact de cet instrument contre les parois de ce viscère ; 7°. à la couleur rouge et enflammée des urines ; 8°. enfin, à l'absence des signes propres aux autres espèces de rétention.

CCLXXXI. Cette maladie exige les plus prompts secours. Il est urgent d'évacuer les urines, dont la présence est une nouvelle cause d'irritation. L'introduction de la sonde doit se faire avec beaucoup de ménagement, et sur-tout avec l'attention de ne l'enfoncer qu'autant qu'il est nécessaire pour que les yeux débordent le col de la vessie, afin d'éviter que le bout de cet instrument ne touche ses parois, dont la sensibilité est alors extrême.

CCLXXXII. Après avoir donné issue aux urines, il faut pousser doucement dans la vessie, une injection mucilagineuse, telle qu'une décoction de graine de lin ou de racine de guimauve. On retient cette injection pendant quelques minutes; on n'en laisse sortir qu'une partie, et on conserve l'autre dans la vessie pour diminuer l'âcreté des urines. Ensuite on retire la sonde qui seroit encore une cause de douleur et d'irritation, et on la réintroduit toutes les trois ou quatre heures, faisant chaque fois une injection adoucissante. On combat d'ailleurs l'inflammation de la vessie par les remèdes anti-phlogistiques les plus puissans; tels que les saignées du bras répétées, les sangsues appliquées au périnée, les bains, les lavemens, les fomentations émollientes sur le bas-ventre, les boissons prises dans la classe des diurétiques froids, comme les émulsions, les tisanes de graine de lin, le petit lait avec le syrop de violettes, l'eau de veau, l'eau de poulet, etc. Lorsque, malgré ces moyens, l'inflammation s'accroît, gagne les autres viscères du bas-ventre, est accompagnée de hoquets, de vomissemens, et se continue au delà du sixième jour de son invasion, la vie du malade est dans le plus grand danger, et la mort presqu'inévitable.

§. VII. *De la rétention d'urine, par une humeur âcre fixée sur la vessie.*

CCLXXXIII. Il en a été de cette rétention, comme de l'inflammation de la vessie; on l'a placée aussi parmi les causes de l'incontinence. On a cru que la vessie, irritée par l'âcreté des humeurs déposées dans l'épaisseur de ces tuniques, devoit se contracter aussi-tôt qu'il y avoit quelques gouttes d'urine rassemblées dans sa cavité, et procurer leur sortie; mais on n'a considéré que l'irritation de ce viscère, sans faire attention à l'état de ses fibres, dont l'action est nécessairement gênée ou empêchée par l'engorgement inséparable de l'altération des humeurs qui les parcourent.

CCLXXXIV. Cette espèce de rétention d'urine est assez fréquente; nous l'avons souvent observée chez les personnes affectées de rhumatisme, et chez les goutteux; elle est encore l'effet assez ordinaire du vice dartreux, psorique, vénérien, etc. déposés sur la vessie.

CCLXXXV. Il est toujours facile de discerner, par les signes commémoratifs, celui de ces vices auquel la rétention doit sa naissance : elle est ordinairement précédée de la disparition du vice, de l'endroit où il s'étoit fixé auparavant. C'est ainsi qu'on voit cette rétention survenir immédiatement après la cessation des douleurs rhumatismales, à la suite de dartres répercutées, de gonorrhées supprimées, etc. Elle s'annonce ordinairement par des douleurs vives dans la région de la vessie, des envies fréquentes d'uriner, et la plupart des symptômes propres à la rétention d'urine occasionnée par l'inflammation de la vessie.

CCLXXXVI. Il est constamment au pouvoir de l'art, par le moyen de la sonde, toujours facile à introduire en cette circonstance, de prévenir les accidens dépendans de l'accumulation des urines ; mais la sonde ne procure qu'un secours passager : l'affection de la vessie doit être l'objet principal du traitement. Il est urgent de déplacer l'humeur âcre déposée sur la vessie. En général, ce déplacement est d'autant plus difficile, que la métastase est plus ancienne. Souvent les bains, les boissons délayantes et légérement diaphorétiques, suffisent pour rappeler cette humeur, ou à la peau ou aux parties qu'elle avoit abandonnées. Si ces moyens ne réussissent pas, on a recours à des remèdes plus actifs : on applique, par exemple, sur l'endroit où existoit précédemment la cause matérielle de la maladie ; ou sur celui qu'elle occupoit habituellement, des ventouses sèches, des sinapismes, des épispastiques (où n'entrent pas les cantharides), les cautères, le moxa ou d'autres révulsifs puissans. On a même conseillé, si cette cause étoit une humeur contagieuse répercutée, telle que l'humeur psorique, de contracter de nouveau le même vice, soit en couchant avec des galeux, soit en portant leur chemise, ou quelqu'un de leurs vétemens.

CCLXXXVII. Après avoir délivré la vessie du principe acrimonieux, on tâche de le détruire par des médicamens internes appropriés à chaque espèce de vice. Ce traitement est même le seul auquel on puisse avoir recours, lorsque l'humeur âcre a séjourné long-tems dans les tuniques de la vessie, et qu'on ne peut parvenir à l'en chasser. Malheureusement, l'experience journalière apprend combien peu l'on doit compter sur

K 3

cette ressource, et avec quelle lenteur on parvient à changer une disposition acrimonieuse. Il est fort à craindre alors, que le long séjour d'une humeur viciée n'attire sur la vessie les accidens les plus graves : de là peuvent naître des inflammations opiniâtres, des ulcérations fongueuses, des suppurations et des infiltrations purulentes, le racornissement et l'engorgement des tuniques de la vessie, etc. ; complications qui deviennent de nouvelles causes de rétention d'urine, et ne peuvent qu'en aggraver la terminaison.

§. VIII. *Rétention d'urine, par hernie de la vessie.*

CCLXXXVIII. Le second volume des mémoires de l'académie de chirurgie, offre un grand nombre d'exemples de cette espèce de rétention. On y voit qu'elle est un symptôme presque constant de la hernie de vessie. Mais la foiblesse de ce viscère n'en est pas toujours la seule cause ; l'urèthre oppose aussi à la sortie des urines une résistance plus forte que dans l'état naturel ; car le bas-fond de la vessie et son col, entraînés par la portion de ce viscère qui s'étend dans la descente, allongent le commencement de l'urèthre, le recourbent, en le pressant contre la symphise du pubis, et diminuent ainsi le calibre de ce canal. L'urine peut d'ailleurs être arrêtée dans la poche qui forme la hernie, parce que l'ouverture qui communique dans la cavité du corps de la vessie, est trop étroite. Cette disposition est même assez fréquente, et c'est souvent à elle que sont dues ces rétentions partielles qui n'ont lieu que dans les prolongemens

herniaires , sans exister dans la portion de la vessie
contenue dans le bassin. Quelquefois cependant ces sortes
de rétentions ne dépendent que du défaut de pression de
la part des muscles abdominaux et de la foiblesse
de la vessie, placée hors de l'abdomen; mais il est
aussi très-rare que la partie de ce viscère , située
delà dans le bassin , et considérée isolément, puisse expulser jusqu'à la dernière goutte de l'urine qu'elle renferme. Il est difficile qu'elle revienne entièrement sur
elle-même , et presque toujours les urines sont consécutivement retenues dans l'une et dans l'autre de ces
cavités.

CCLXXXIX. Quand la rétention produite par la hernie
de vessie , est complette , et qu'elle a lieu, tant dans la
portion de cette poche renfermée dans la descente , que
dans celle qui est restée dans le bassin , outre les
signes communs aux rétentions causées par la foiblesse
de la vessie , elle offre encore , dans l'endroit où est la
hernie , une tumeur plus ou moins grosse, sans changement de couleur à la peau, peu sensible au toucher ,
avec une fluctuation , tantôt sourde et tantôt manifeste ;
tumeur qui , comprimée, excite ou augmente l'envie
d'uriner , et procure quelquefois la sortie de quelques
goutes d'urine par l'urèthre. Ajoutons , pour complctter
le diagnostic , qu'après que cette tumeur a été vidée au
moyen de la sonde , la portion de la vessie qui est hors
du bassin , disparoît, en couchant le malade de manière
que celle-ci soit plus élevée que la portion de la vessie
restée dans l'abdomen. La tumeur herniaire paroît alors
formée de membranes épaisses , mollasses , mobiles sous
les doigts , difficiles ou impossibles à réduire ; elle est

quelque tems sans grossir, et présente, lorsqu'elle a reparu, les mêmes signes qu'auparavant.'

ccxc. Quand la rétention n'a lieu que dans la hernie, et que l'ouverture qui communique dans le bassin est libre, la tumeur est indolente ; elle augmente lorsque le malade rend les urines contenues dans l'autre portion de la vessie, s'affaisse après leur sortie, et est aussitôt accompagnée de nouvelles envies d'uriner ; de sorte que l'on urine, pour ainsi dire, en deux tems. Mais si l'ouverture de communication dans le bassin étoit trop étroite, on en seroit averti par l'incompressibilité de la tumeur, ou par la forte compression qu'il faudroit exercer, pour la faire disparoître. Si elle étoit compliquée d'étranglement, on le connoîtroit par la tension de cette tumeur, avec douleur, chaleur, fièvre, et par le hoquet suivi de vomissement.

ccxci. La première indication que présentent ces sortes de rétentions, est de donner issue aux urines avec la sonde, ou par la compression de la tumeur herniaire ; mais ces moyens ne fournissent qu'une cure palliative. Lorsque la maladie est récente, et la portion de la vessie, prolongée dans la descente, petite et réductible, on peut contenir celle-ci avec un brayer, et en obtenir la guérison parfaite : lorsqu'elle est adhérente et impossible à réduire, on la soutient avec un suspensoir de toile forte et peu extensible, approprié à la figure de la tumeur, dont on aura fait sortir l'urine. Si, à l'aide de ce suspensoir, on peut rapprocher la tumeur de l'ouverture qui lui a livré passage, on la contient ensuite avec un brayer à pelotte large et concave, puis plate et convexe, à raison de la diminution ou de la disparition de la partie sortie. On a encore conseillé d'exciter une phlogose, propre à déterminer la cohésion complette des parois de la portion de la vessie qui répond dans la hernie, au moyen d'une compression méthodique, augmentée par dégrés, et qui s'oppose entièrement à l'entrée de l'urine dans cette poche, et à la sécrétion des mucosités de ses parois. On peut tenter avec prudence ce procédé ; mais le succès nous en paroît très-incertain. Enfin, si la rétention est avec étranglement de la portion de la vessie formant la descente, et qu'on ne puisse, par le taxis, faire rentrer dans le bassin l'urine qu'elle renferme, on a recommandé d'y pratiquer la ponction avec un troiscart. Mais cette opération, dans beaucoup de circonstances, par exemple, lorsque la maladie est compliquée d'un entérocèle, ce qui n'est pas rare, expose à percer en même-tems l'intestin, etc. Ce danger, que l'on n'est pas toujours sûr d'éviter, nous feroit préférer de découvrir la vessie par une incision pratiquée aux tégumens, et de la percer ensuite avec un bistouri, pour évacuer l'urine qu'elle contient. Cette incision serviroit d'ailleurs à détruire l'étranglement. S'il étoit à craindre que l'inflammation ne s'étendît dans le bassin, et si l'on étoit assuré que l'ouverture de communication, dans cette cavité, fût oblitérée par les adhérences que les parties auroient contractées dans cet endroit, on pourroit, sans risque, retrancher la portion de la vessie qui est au dehors, et dont les parois amincies et sans action, sont semblables à un kiste à peine organisé.

§. IX. *Rétention d'urine, par le déplacement des viscères du bassin.*

CCXCII. Les déplacemens des viscères, qui donnent si souvent naissance à la rétention d'urine, sont la rétroversion de la matrice, la chute et le renversement de ce viscère, du vagin et du rectum. Quand on examine les connections intimes de la vessie, tant avec la matrice et le vagin chez la femme, qu'avec le rectum chez l'homme, on voit que ces parties ne peuvent se déplacer, sans entraîner avec elle cette poche urinaire, et que, dans ce dérangement, quelle que soit sa force de contraction, elle ne peut plus revenir entièrement sur elle-même, et chasser la totalité des urines qu'elle contient. A ce défaut d'action de la vessie, se joint nécessairement un surcroît de résistance de la part de l'urèthre. Le commencement de ce canal, entraîné par la vessie, change sa direction habituelle, et ce changement ne peut avoir lieu, sans que les parois de ce conduit, pressées l'une contre l'autre, n'apportent un obstacle plus ou moins grand au passage des urines. C'est ainsi que dans la rétroversion de la matrice, le museau de tanche, en se portant au dessus du pubis, entraîne avec lui la partie postérieure de la vessie, qui, par continuité, distend le commencement de l'urèthre, le tire en haut, et augmente la courbure que fait ce canal au dessous de la symphise du pubis, contre laquelle il est alors fortement appliqué.

CCXCIII. Dans les chutes et dans les renversemens de la matrice, du vagin et du rectum, la partie postérieure de la vessie, au lieu d'être portée en haut et en devant, est entraînée en bas et en arrière, et la courbure de l'urèthre est totalement changée. Loin d'offrir une plus grande concavité au dessous du pubis, comme dans la rétroversion, la vessie y présente une convexité ; disposition qu'on ne doit pas perdre de vue, dans l'introduction de la sonde ; elle éclaire sur la courbure et la direction qu'il convient de donner à cet instrument pour en faciliter l'introduction.

ccxciv. Il est toujours facile de reconnoître et de distinguer des accidens du même genre, la rétention d'urine occasionnée par le deplacement des viscères ; la réunion des signes propres à chaque déplacement, avec les signes communs à la rétention, en assure le diagnostic.

ccxcv. Si la rétroversion de la matrice est cause de cet accident, le doigt porté dans le vagin, sent, à la partie antérieure de cette cavité, la tumeur formée par les urines amassées dans la vessie ; on ne trouve plus le museau de tanche dans sa position naturelle ; il est placé au dessus de la tumeur, et tourné en devant, tandis que le bas-fond de la matrice est dirigé en arrière, contre le rectum et la face antérieure du sacrum.

ccxcvi. Lorsque la rétention d'urine est complette et la tumeur urinaire très-volumineuse, souvent le doigt ne peut atteindre le museau de tanche. Dans ce cas, il faut suspendre son jugement sur la cause particulière de la maladie, jusqu'à ce qu'on ait sondé la malade, et qu'on ait pu, par la disparition de la tumeur, s'assurer de l'état de la matrice. Mais si, au lieu de trouver le museau de tanche très-élevé et tourné en devant, il se rencontre près de la vulve ou hors du vagin , il n'y a pas de doute que la rétention ne soit produite par la chute de la matrice ; au contraire , on sera convaincu qu'elle dépend du renversement de ce viscère , lorsque, survenue peu de tems après l'accouchement , ou après la sortie d'un polype utérin , etc. , on touche dans le vagin une tumeur demi-sphérique un peu douloureuse , inégale , ferme , entourée supérieurement d'une espèce de bourelet qui la serre plus ou moins , et autour duquel on peut promener le doigt , ou lorsqu'on apperçoit hors de la vulve , comme dans le renversement complet , une tumeur large et arrondie dans sa partie inférieure , sans fente transversale , rouge , inégale , et avec des ouvertures peu profondes , d'où le sang s'écoule dans le tems des règles.

CCXCVII. On connoîtra de même , que la rétention est dûe au renversement du vagin , par une tumeur quelquefois alongée en boudin , souvent en forme de bourrelet épais , irrégulièrement plissée , rougeâtre , froncée et percée d'une ouverture circulaire , à travers laquelle on touche aisément avec le doigt le col de la matrice , ordinairement situé plus bas que dans l'état naturel. Enfin , on aura la certitude que les urines ne sont retenues que par le renversement du rectum , lorsque la difficulté , ou l'impossibilité d'uriner ne s'est déclarée que peu d'heures après le déplacement de ce viscère , sans avoir été précédée d'aucun embarras dans les voies urinaires.

CCXCVIII. Ces sortes de rétentions ont rarement des suites fâcheuses : il suffit presque toujours pour les guérir, de corriger , par la réduction des viscères déplacés , la mauvaise disposition de la vessie et du commencement de l'urèthre, à moins que la distension forcée des fibres de la vessie n'ait été suivie de l'affoiblissement des parois de ce viscère; et dans ce cas, il faudroit avoir recours aux moyens particuliers que nous avons indiqués, en parlant de la rétention produite par cette cause. La réduction des viscères est donc la première indication que l'on doive remplir.

ccxcix. Il n'est pas rare dans la rétroversion de la matrice, d'éprouver les plus grandes difficultés à ramener ce viscère dans sa situation naturelle; on en vient cependant à bout, en abaissant le museau de tanche par une pression faite au dessus du pubis et avec deux doigts introduits dans le vagin, tandis qu'on repousse le fond de la matrice avec un doigt de l'autre main porté dans le rectum. Il n'est pas moins difficile de maintenir cette partie réduite; quelquefois un pessaire ordinaire suffit; mais fréquemment il est sans succès. On réussit mieux à l'aide d'une machine composée d'une tige d'ivoire, longue de quatre à cinq pouces, légèrement recourbée, terminée en olive par l'une de ses extrêmités, et fixée par l'autre sur le sous-cuisse d'un bandage en T. Cet instrument introduit dans le rectum, repousse en devant le fond de la matrice, et empêche son renversement en arrière.

ccc. Quant aux chutes de matrice, elles se réduisent ordinairement sans peine. Il n'en est pas de même du renversement de ce viscère, sur-tout lorsque ce renversement est complet, et qu'il dure depuis long-tems. L'engorgement qui survient alors aux tuniques de la matrice, et le volume considérable qu'elle acquiert, ont été regardés jusqu'à ce jour comme des obstacles insurmontables à sa réduction, et l'on n'avoit pour ressource que l'amputation et la ligature de ce viscère, opérations qui ont été faites quelquefois avec succès ; mais l'expérience a montré de nos jours , qu'on peut presque toujours, par une compression méthodique, dissiper les engorgemens de cette nature , et , quoique nous n'ayons pas d'observation propre à la matrice , ni par conséquent de preuve directe de cette possibilité, l'analogie nous fait espérer que , par ce procédé , l'on pourroit rendre ce viscère à son volume naturel, et qu'alors il seroit peut-être possible d'en opérer la réduction, ou au moins qu'on pourroit le repousser et le contenir dans le vagin , et , par-là, prévenir les accidens qui sont les suites presque inévitables de son renversement et de sa sortie hors la vulve.

ccci. Cette compression a été employée fréquemment avec le plus grand succès dans les chutes anciennes du rectum , qui n'avoient pu être réduites par aucun autre moyen. Un tampon de linge , en forme de tente , enfoncé dans cet intestin jusqu'au dessus des sphincters de l'anus , prévient la récidive de la maladie , et la dissipe entièrement.

cccii. Si l'on ne pouvoit opérer promptement la réduction des viscères déplacés , ou si leur réduction ne rétablissoit pas le cours des urines , et que les accidens dépendans de la rétention, fussent graves et urgens , on auroit recours à la sonde.

ccciii. Souvent , après l'évacuation des urines , la réduction devient plus facile ; la tumeur qu'elles formoient dans le bassin n'existant plus , cette cavité

plus libre , permet plus aisément la rentrée des parties
sorties ; mais le changement de direction de l'urèthre ,
rend quelquefois l'introduction de la sonde difficile ; ce
n'est qu'en accommodant pour ainsi dire cet instrument
aux courbures vicieuses du canal , qu'on parvient à
pénétrer dans la vessie. Par exemple , dans la rétroversion de la matrice , on réussit mieux avec une sonde recourbée , qu'avec une sonde droite , telle que la sonde à
femme ordinaire.

CCCIV. Une sonde courbe convient également dans les
chutes et les renversemens de la matrice , etc. mais avec
cette différence que , dans la rétroversion , il faut avoir
soin de tourner la concavité de la sonde vers le pubis ,
tandis que dans les renversemens , on doit la diriger
vers l'anus ; quelquefois on ne réussit qu'en faisant tourner cet instrument dans l'urèthre , en forme de vrille ;
et souvent après avoir fait des tentatives inutiles , avec
une sonde solide , on fait entrer aisément une sonde
flexible , qui s'ajuste mieux aux courbures du canal.

CCCV. S'il arrivoit enfin , qu'après plusieurs essais
faits avec toutes les précautions et la dextérité requises ,
on ne pût venir à bout de réduire les viscères déplacés ,
ni d'introduire la sonde , (circonstance qui doit être infiniment rare) et que la vessie fût menacée de rupture ,
on auroit recours , pour dernière ressource , à la ponction , opération que nous décrirons avec le plus grand
soin , dans les articles suivans.

§. X. *Rétention d'urine, par la pression de la matrice ou du vagin sur le col de la vessie.*

CCCVI. Il est deux époques dans la grossesse, où les femmes sont, dit-on, particulièrement exposées à la rétention d'urine, le quatrième mois de la gestation, et le tems de l'accouchement. Pour avoir une idée exacte de cet accident, il faut se rappeler que dans les premiers mois qui suivent la conception, la matrice continue à rester cachée dans le bassin ; qu'elle ne s'élève au dessus de cette cavité que dans le cinquième mois, et quelquefois plus tard ; que, jusqu'à cette époque, son volume et sa pesanteur ayant augmenté progressivement, elle descend plus bas dans le vagin, et comprime, à la manière d'un coin, en arrière, le rectum ; en devant, le col de la vessie et l'urèthre qu'elle presse contre la symphise du pubis, quelquefois même au point de fermer exactement l'ouverture de ces conduits, et d'y arrêter les urines.

CCCVII. D'après cette marche du développement de la matrice, le méchanisme de cette espèce de rétention, paroît si simple, et, pour ainsi dire, si naturel, qu'on devroit s'attendre à la voir fréquemment survenir dans le quatrième et le cinquième mois de la grossesse ; cependant, parmi un grand nombre de femmes qui viennent accoucher à l'Hôtel-Dieu, et que nous avons interrogées, nous n'en avons trouvé aucune qui se soit plaint d'avoir éprouvé cette incommodité.

CCCVIII.

CCCVIII. Nous ne prétendons pas néanmoins que cet accident ne puisse avoir lieu ; mais nous croyons que la marche que suit la matrice dans son développement, doit presque toujours garantir le col de la vessie et l'urèthre, de la compression. En effet, on sait que le développement de ce viscère commence dans son fond, puis s'étend dans son corps, et que son col conserve sa grosseur et sa longueur jusqu'au sixième mois, où la matrice trop volumineuse pour être contenue dans le petit bassin, se porte au dessus du détroit supérieur.

CCCIX. Tant que ce viscère est situé dans l'excavation du bassin, étant plus gros vers son fond, que vers son col, il doit plutôt comprimer les uretères et le corps de la vessie, que le col de ce viscère et l'urèthre, au dessus desquels se trouve toujours située sa partie la plus grosse, à moins qu'on ne suppose une descente complette de matrice.

CCCX. Quoique tous les auteurs qui ont écrit sur les accouchemens, aient parlé de la rétention d'urine produite par l'enclavement de la tête du fœtus, comme d'un accident ordinaire, nous pouvons assurer que depuis huit à dix ans, l'Hôtel-Dieu de Paris, où il se fait quinze ou seize cents accouchemens par an, n'en a point fourni d'exemple. Nous ne concluons cependant pas de cette remarque, dont nous pouvons attester la fidélité, que cet état n'ait pas existé plusieurs fois ; mais nous croyons au moins être en droit d'en inférer qu'il n'est pas aussi fréquent qu'on semble nous l'annoncer.

CCCXI. Les femmes, il est vrai, se plaignent souvent d'envies d'uriner, lorsque la tête de l'enfant séjourne long-tems au passage, et ces envies ont pu en imposer

L

à quelques praticiens inattentifs qui ont cru qu'elles ne pouvoient être occasionnées que par la plénitude de la vessie, sans songer que l'irritation de ce viscère pouvoit également y donner lieu.

cccxii. Quand on réfléchit sur la disposition de la tête de l'enfant, enclavée dans le petit bassin, et qu'on considère le rapport qu'elle doit avoir avec la vessie, il paroît que le corps de ce viscère et les uretères, sont plus exposés à la compression que l'urèthre et le col de la vessie, et il est assez vraisemblable que les urines, loin de s'amasser dans cette poche, ne peuvent y descendre, et sont retenues dans les uretères.

cccxiii. Cette conjecture est d'autant plus probable, qu'il est moins rare que la rétention d'urine soit une suite de l'enclavement, qu'un de ces symptômes concomittans, et cet accident arrive alors, non par la résistance du canal, mais par la foiblesse de la vessie, contuse par la tête de l'enfant; contusion qui se termine quelquefois par des escarres gangreneuses au bas-fond de ce viscère et à la portion correspondante du vagin, et donne lieu à des fistules urinaires souvent incurables et toujours très-difficiles à guérir.

cccxiv. Au reste, s'il arrivoit une rétention d'urine à l'une ou à l'autre de ces époques de la grossesse, il ne seroit pas difficile d'en saisir les signes distinctifs. Le toucher instruiroit de l'état et de la position de la matrice ou de celle de la tête de l'enfant; et l'on apprendroit de la malade si le cours des urines étoit auparavant libre, et s'il n'existe en elle aucune autre cause qui puisse en empêcher l'évacuation.

cccxv. Les envies fréquentes d'uriner, et le défaut d'excrétion des urines, sont, dans ce cas, des signes bien équivoques de la rétention; car, comme nous l'avons dit plus haut, l'irritation de la vessie peut faire naître les unes, et l'autre peut dépendre de la compression des uretères.

cccxvi. Si la rétention étoit occasionnée par la pression que l'on suppose exercée par la matrice sur le col de la vessie et sur l'urèthre, vers le quatrième mois de la grossesse, on ne pourroit espérer de voir cette indisposition se dissiper sans retour, que lorsque la matrice se seroit assez développée pour que sa grosseur, excédant l'ampleur du bassin, elle fût forcée de s'élever au dessus de cette cavité, et ne pût plus y redescendre. En attendant ce développement, on tâcheroit de procurer la sortie des urines, en écartant la matrice du col de la vessie et de l'urèthre, au moyen d'un doigt introduit assez haut derrière et un peu sur le côté de la symphise du pubis, et ce moyen ne réussissant pas, on auroit recours à la sonde.

cccxvii. Si l'enclavement étoit cause de la rétention, on s'empresseroit de terminer l'accouchement, soit en changeant la mauvaise position de la tête de l'enfant, soit en la tirant avec le forceps, ou même avec le crochet, après s'être assuré de la mort de l'enfant, etc. mais avant d'entreprendre cette opération, sur-tout si l'on soupçonnoit qu'elle dût être longue et laborieuse, on évacueroit les urines avec la sonde.

cccxviii. Levret avoit proposé, pour ces cas, des sondes particulières; il en avoit fait construire, à l'imitation de J. L. Petit, qui, au lieu d'être percées de deux

yeux sur les côtés de leur bec, l'étoient, à leur extrémité, d'une ouverture circulaire, fermée avec un bouton supporté par un stilet. Il avoit en vue, par cette cor-
rection, d'éviter les déchirures de l'urèthre, que cau-
soient quelquefois les yeux en forme de fente, dont
étoient alors percées les sondes.

cccix. Le même auteur avoit aussi recommandé des
sondes qui fussent plates, au lieu d'être rondes, comme
elles sont ordinairement. Il croyoit sur-tout cette forme
préférable, quand on étoit dans la nécessité de sonder
à cause d'une chute ou d'un renversement de matrice. Il
semble, en effet, au premier coup-d'œil, qu'il doit être
plus facile d'introduire ces sondes, lorsque l'urèthre
offre lui-même un applatissement ; mais cet avantage
n'est que spécieux ; il est démenti par l'expérience. La
pratique journalière apprend que, dans ces sortes d'embarras du canal, on réussit beaucoup mieux à introduire
la sonde, lorsqu'on la fait tourner en l'enfonçant, que
lorsqu'on la pousse directement. Ce mouvement devient
impossible avec une sonde plate. Dira-t-on que son diamètre, étant moindre que celle des sondes cylindriques,
elle doit pénétrer plus facilement ? Mais on pourroit en
choisir, parmi celles-ci, d'un aussi petit diamètre.

cccxx. Au surplus, en accordant à ces nouvelles sondes
tous les avantages qu'on leur suppose, nous les regardons au moins comme inutiles ; car, en comparant la
largeur de l'arcade du pubis, avec le volume de la matrice dans l'état de grossesse, ou avec celui de la tête
d'un fœtus à terme, il paroît presque impossible que le
canal de l'urèthre puisse être assez fortement comprimé

sous la symphise, pour ne pas permettre l'introduction d'une sonde ordinaire.

CCCXXI. Ce n'est pas seulement dans l'état de grossesse et pendant l'accouchement, que la matrice et le vagin, distendus par le produit de la conception, peuvent donner lieu à la rétention d'urine ; le même accident doit arriver toutes les fois qu'il se trouvera dans ces cavités, un corps étranger, assez volumineux pour en distendre les parois, ou qu'il surviendra dans celles - ci un gonflement assez considérable, pour qu'elles ne puissent être contenues dans le bassin, sans comprimer le col de la vessie, et y arrêter les urines. La rétention peut donc aussi dépendre de la tuméfaction de la matrice, par une mole, un polype, un épanchement d'eau et de sang dans sa cavité, ou être produite par un gonflement inflammatoire, un engorgement squirreux ou cancereux de ce viscère. Elle peut encore avoir pour cause la distension du vagin, par le sang menstruel, par un pessaire, des tampons de linge, ou tout autre corps étranger introduit dans cette gaîne.

CCCXXII. Nous n'entrerons point ici dans le détail de tous les signes particuliers auxquels on reconnoîtra que la rétention est due à l'une ou à l'autre des causes, dont nous venons de faire l'énumération ; cette description nous écarteroit trop de notre objet : on aura le complément de ces signes, en joignant les signes communs de rétention, à ceux qui constateront l'existence de l'une de ces causes, et à l'absence de tout autre obstacle, à la sortie des urines.

CCCXXIII. Cette sorte de rétention n'étant que symptomatique, le prognostic est plus ou moins fâcheux selon que la maladie dont elle est un symptôme, est plus ou moins grave. Elle est, en elle-même, peu dangereuse; il est toujours possible de prévenir ou de faire cesser les accidens qu'elle auroit pu faire naître, en évacuant les urines au moyen de la sonde; opération qui offre rarement de grandes difficultés. L'introduction de cet instrument n'est même pas toujours nécessaire, comme lorsqu'on peut enlever facilement la cause de la rétention, et que la vessie n'a pas perdu son ressort : par exemple, quand les urines ne sont retenues que par un pessaire, un tampon, un amas de sang dans le vagin, etc. l'extraction ou l'évacuation de ces corps étrangers, rendant à l'urèthre sa liberté naturelle, la seule action de la vessie suffit ensuite pour en rétablir le cours.

cccxxiv. Mais aussi il est beaucoup de cas où l'art ne peut rien contre la cause de la rétention, dont la nature seule peut triompher : il n'y a qu'elle qui puisse opérer l'expulsion d'une môle, d'un polype, etc. contenus dans sa cavité, et, comme elle est souvent lente dans ses opérations, on est obligé de sonder les malades, jusqu'à ce qu'elle ait terminé ce travail.

cccxxv. Quelquefois l'art et la nature sont impuissans, comme lorsque le vagin et la matrice sont affectés de squirres ou de carcinomes; alors, on n'a pour toute ressource, que l'introduction de la sonde, qui devient souvent inutile, par les progrès de la maladie; car on voit souvent l'incontinence d'urine succéder à la rétention ; ce qui arrive par la corrosion du vagin et du bas-fond de la vessie, où il se forme des ouvertures, par lesquelles l'urine tombe continuellement dans le vagin. Le mélange de ce fluide avec l'ichor cancereux rend la suppuration d'une âcreté et d'une fétidité telle qu'on ne peut concevoir d'état plus affreux que celui des femmes en proie à cette cruelle maladie.

§. XI. *Rétention d'urine, par la pression du rectum sur le col de la vessie.*

CCCXXVI. Cette sorte de rétention a beaucoup d'analogie avec celle que nous venons de décrire ; la seule différence qu'on puisse établir entre elles, c'est que, dans l'une, la compression est exercée par la matrice ou le vagin, et dans l'autre, par le rectum. Le méchanisme suivant lequel se font ces rétentions est parfaitement le même. Il y a d'ailleurs un très-grand rapport dans les causes qui donnent lieu au gonflement de ces viscères ; car, comme la matrice et le vagin, le rectum peut être distendu par des vents, du sang, des fongus, des tampons de linge ou de charpie, ou être tuméfié par l'inflammation de ses parois, par leur engorgement squirreux ou carcinomateux, par des dépôts formés dans ses tuniques, et aux environs de l'anus. Cet intestin peut de plus être rempli par des tumeurs hémorrhoïdales, des matières fécales, des pierres stercorales ; et, dans ces différens états, comprimer le col de la vessie et le canal de l'urèthre.

CCCXXVII. Le diagnostic de cette rétention, se tire de l'état du rectum ; des symptômes qui ont coutume d'accompagner les vices dont on vient de parler, de la liberté de l'urèthre, et de l'absence des autres causes de rétention.

CCCXXVIII. Le prognostic de l'espèce qui nous occupe

en ce moment, est essentiellemént lié à celui des mala-
dies du rectum, qui ont donné naissance à cet accident; et la guérison radicale des unes, devient une
condition nécessaire pour celle de l'autre.

CCCXXIX. La conduite que doit tenir le chirurgien, est
aussi la même que celle qui a été tracée dans l'article
précédent. Détruire sur-le-champ la cause de la rétention, si cette destruction est possible et n'entraîne aucun inconvénient : si ce procédé expose le malade à
quelques dangers, ou si le mal est inaccessible aux secours de l'art, se contenter d'évacuer les urines avec
la sonde ; telles sont les indications qu'il peut avoir à
remplir. Par exemple, si la rétention dépendoit d'un
amas de sang, de matières fécales, etc. dans le rectum, il n'y auroit pas à hésiter d'en faire aussi-tôt l'extraction ; mais si les urines étoient retenues par des tampons de charpie, introduits dans cet intestin, pour y
arrêter une hémorragie, et qu'il fût à craindre de la
renouveller, en les retirant, ou si le malade étoit attaqué d'un squirre ou d'un carcinome dans cette partie,
l'usage de la sonde est alors préférable, et devient même
nécessaire. Son introduction offre rarement de grandes
difficultés. Dans ces cas, il vaut mieux introduire cet
instrument, toutes les fois que le malade aura besoin
d'uriner, que de le laisser à demeure dans la vessie. Il
ne feroit qu'ajouter encore à la pression déja exercée
sur l'urèthre, et il seroit à craindre que ce canal ne s'en-
flammât, et qu'il ne se formât des escarres dans les endroits trop comprimés. On combattroit d'ailleurs les diverses affections du rectum, par les moyens appropriés
à la nature particulière de la maladie.

OBSERVATION I.

Jacques Fiot, âgé de quarante-sept ans, se rendit à l'Hôtel-Dieu, le 17 février 1792, pour se faire extraire de l'intestin rectum, un vase de fayence qui s'y trouvoit introduit depuis huit jours.

Tourmenté par une constipation opiniâtre, cet homme avoit imaginé de procurer aux excrémens un passage facile, en mettant dans l'intestin une espèce de tuyau. Un pot à confitures se trouva là ; l'anse en étoit cassée, le fond détaché, et les aspérités limées fort proprement. C'étoit donc un tuyau solide de trois pouces de long, d'autant plus propre à remplir son objet, qu'il avoit une forme conique. Pressé depuis long-tems par un besoin impérieux, auquel il ne pouvoit satisfaire, cet homme prit son parti sur-le-champ, et, sans se donner le tems de nétoyer le vase dont l'intérieur se trouvoit enduit de poix noire, il l'introduisit par l'anus, et le cacha tout entier dans le rectum.

Quoi qu'il en soit de la manière et de l'introduction de ce tuyau, il se trouvoit dans le rectum, la partie la plus large tournée en bas. Le malade avoit d'abord essayé de l'extraire lui-même avec des pinces. Il en avoit brisé le bord inférieur, et s'étoit mutilé le rectum. Le sang, qui sortoit en abondance, et la douleur qu'occasionnoient les aspérités, en s'enfonçant dans une partie très-sensible, l'avoient forcé de renoncer à sa manœuvre. Il s'étoit ensuite donné le dévoiement, en buvant un mélange d'huile et d'eau-de-vie, et avoit fini par faire des efforts considérables, dans l'espérance d'expulser le corps étranger avec les excrémens. Ces efforts

n'avoient abouti qu'à renverser et à invaginer la partie
supérieure de l'intestin dans l'intérieur du vase, où
elle formoit une tumeur très-dure qui en remplissoit
toute la cavité. La suppuration s'étoit établie dans les
déchirures, dont quelques unes formoient des enfoncemens à loger le doigt. Enfin le dévoiement, une puan-
teur insupportable, et sur-tout des douleurs atroces
forcèrent ce malheureux de recourir à la chirurgie.

L'invagination du rectum, les aspérités du bord inférieur du vase, enfoncées dans l'intestin, l'inflammation
des parties en rendoient très-difficile l'extraction. Desault fit coucher le malade sur le côté, puis écartant
avec le doigt l'intérieur des parois du vase, il parvint à
le tenir avec des tenettes qu'il enfonça le plus haut possible, et qu'il fit tenir par un élève. A l'aide de ce
point d'appui, et avec d'autres tenettes introduites de la
même manière, il parvint à briser le vase, et à le retirer
par parties, sans blesser le rectum. Il fallut, il est
vrai, introduire les tenettes un grand nombre de fois,
et protéger en même-tems, avec le doigt, l'intestin que
l'instrument auroit contus, et que les fragmens du pot,
auroient déchiré, si l'on n'avoit pris les plus grandes
précautions.

Lorsqu'on eut retiré tous les fragmens, on repoussa
la portion renversée de l'intestin, au moyen d'un tampon de charpie et de linge, de six pouces de longueur
sur deux pouces et demi de diamètre, qu'on enfonça
tout entier, après l'avoir enduit de cérat, et qu'on
laissa dans le rectum, afin de faciliter le recollement
de ses parois, en les tenant continuellement appliquées
contre les parties voisines.

Malgré la grosseur du tampon, la cavité n'étoit pas remplie, et l'on fut obligé de mettre encore un grand nombre de boulettes de charpie vers la marge de l'anus, et à la partie antérieure de l'intestin. On plaça ensuite au dehors beaucoup de charpie et plusieurs compresses, avec un bandage triangulaire, pour soutenir le tout ; et l'on renouvella ce pansement deux fois par jour, à cause du dévoiement qui ne cessa que le sixième. Alors l'intestin ne se renversoit plus, lorsque le malade alloit à la selle, et l'on ne fut plus obligé de le soutenir avec de si gros tampons. On cessa même d'en placer après le dixième jour, lorsque les déchirures furent cicatrisées, et cet homme sortit de l'hôpital, parfaitement guéri, quinze jours après l'opération.

OBSERVATION II.

Jacques-Raimond Collot, âgé de dix-huit ans, vint à l'Hôtel-Dieu de Paris, le 25 décembre 1791, pour un accident analogue à celui de l'observation précédente. En sautant de dessus un billard, il rencontra une queue, qu'un des joueurs tenoit droit, la pointe en haut, et la base appuyée contre terre. Le petit bout de la queue perça la culotte et la chemise de Collot, et pénétra par l'anus, à six ou sept pouces de profondeur.

Il parut aussi-tôt une légère hémorragie par le rectum ; le malade éprouva des douleurs vives en cet intestin, dans tout le bas-ventre, et principalement à la fosse illiaque droite. Ces douleurs augmentoient, lorsqu'il vouloit expulser les urines, ce qu'il ne pouvoit faire qu'avec beaucoup de difficulté. On n'appercevoit à l'extérieur que les traces d'une contusion et une petite déchirure, ou, pour mieux dire, une excoriation, qui du côté gauche de la marge de l'anus, se prolongeoit dans le rectum. On pansa cette partie avec un peu de charpie, recouverte d'un cataplasme arrosé d'eau végéto-minérale, et l'on étendit sur tout le bas-ventre, un cataplasme émollient. On prescrivit d'ailleurs une diète sévère, avec une boisson délayante et adoucissante.

La douleur du bas-ventre devint un peu moins vive le lendemain, quoique l'abdomen se fût élevé, et qu'on y sentît déja une forte tension. Le malade rendit ce jour-là, par l'anus, une grande quantité de matières sanguinolentes, et ce flux dura jusqu'au huitième jour.

A cette dernière époque l'anus étoit guéri, et le bas-ventre détendu ; mais il restoit encore de la fièvre, et l'on remarquoit une tumeur dure et très-douloureuse au toucher, qui remplissoit toute la fosse iliaque droite. On continua de couvrir cette partie d'un cataplasme.

La tumeur s'amollit au bout de quelques jours, et devint moins sensible. Elle diminua ensuite jusqu'au trentième jour, prit en même-tems une dureté comme squirrheuse, et devint absolument insensible.

Le jeune homme est enfin sorti de l'hôpital, le 15 février 1792, quarante-cinq jours après son accident. La tumeur avoit encore en ce moment deux pouces au moins de diamètre ; mais elle ne causoit ni douleur, ni gêne dans les mouvemens, ni aucune autre espèce d'incommodité.

§. XII. *Rétention d'urine, par des tumeurs situées dans la vessie.*

cccxxx. Les fongus, les carcinomes, les hydatides de la vessie, sont les principales tumeurs qui peuvent donner lieu à la rétention d'urine.

cccxxxi. De toutes les maladies de la vessie, il en est peu d'aussi fâcheuses que les fongus ; heureusement ils sont rares ; l'ouverture des cadavres nous en a cependant offert plusieurs exemples ; nous avons quelquefois trouvé toute la cavité de la vessie remplie de ces excroissances polypeuses. Tantôt il n'y a qu'un seul fongus, qui prend souvent un volume considérable ; tantôt l'intérieur de la vessie est comme parsemé d'un grand nombre de petites caroncules. Parmi ces fongus, les uns naissent d'un pédicule très-étroit, les autres d'une base très-large ; les uns sont molasses, les autres plus consistans ; et parmi ces derniers, il en est qui acquièrent presque la dureté du cartilage. Ces excroissances se forment indistinctement sur tous les points de la vessie. Le sommet de ce viscère n'en est pas plus exempt que son bas-fond ; mais ce sont particulièrement ceux qui croissent près de son col, et que quelques auteurs ont pris pour un gonflement de la luette vésicale, qui occasionnent la rétention d'urine.

cccxxxii. Au reste, tout est obscurité dans cette maladie : on ignore également, et la cause qui la produit, et les signes qui pourroient attester son existence. Le contact de la sonde sur ces fongus, ne peut tout au plus que faire soupçonner leur présence. On sentira bien que cet instrument rencontre quelque chose d'extraordinaire ; mais le racornissement de la vessie, des brides dans ce viscère, des tumeurs de toute autre nature, formées dans l'épaisseur de ses parois, ou dans les parties qui l'environnent, peuvent en imposer, et rendent très-équivoque le rapport de la sonde.

cccxxxiii. On n'est pas plus avancé sur le traitement de ces fongus. Les remèdes internes sont impuissans. Les injections dans la vessie sont ou trop foibles pour opérer un effet marqué, ou trop fortes pour qu'on n'ait rien à craindre de leur action sur les tuniques de ce viscère. Il n'y a qu'une circonstance où la chirurgie pourroit opérer une guérison radicale. Si, sur le soupçon de l'existence de cette maladie, ou sur la certitude d'une pierre dans la vessie, on avoit pratiqué une incision, telle que pour l'opération de la taille, et qu'à l'aide du doigt, on se fût assuré, d'un côté, de la présence de ces fongus, et de l'autre, qu'ils ne tiennent à la vessie que par un pédicule très-étroit, on pourroit en faire l'arrachement ou la ligature. Cette circonstance s'est une fois rencontrée à l'Hôtel-Dieu de Paris. Un malade avoit, outre la pierre, un fongus dans la vessie. Desault, après l'extraction du premier de ces corps étrangers, ayant reconnu avec le doigt l'existence et la forme du second, le saisit avec les tenettes, et l'arracha, en tordant son pédicule. Cette opération ne fut suivie ni d'hémorragie, ni d'aucun autre accident, et le malade sortit de l'hôpital, parfaitement guéri. Hors ce seul cas, l'art ne peut procurer que des secours indirects et palliatifs, tels que l'introduction de la sonde dans la

vessie, pour donner issue aux urines, et prévenir les accidens de la rétention.

cccxxxiv. Les carcinomes de la vessie sont une autre
cause de rétention, qu'il ne faut pas confondre avec les
fongus. Desault en citoit divers exemples.

OBSERVATION I.

Un homme sain jusqu'alors, éprouve tout-à-coup, à
la région du pubis, une douleur sourde, intermit-
tente d'abord, bientôt continue et lancinante; il consulte; force émolliens sont appliqués sur la partie malade. La douleur ne diminue pas; au contraire, elle fait
chaque jour des progrès. Des chirurgiens sont de nouveau consultés; ils sondent le malade, croient reconnoître
une pierre, parce que la tumeur dure et comme carti-
lagineuse, faisoit éprouver au malade un choc semblable à celui de ce corps étranger.

Le malade vient à l'Hôtel-Dieu; Desault apprend de
lui qu'il éprouve, dans la région de la vessie, une douleur fixe et lancinante, qu'il rend par fois du sang,
qu'il éprouve au bout de la verge une démangeaison incommode, qu'il est sujet, de tems à autre, à voir sortir par l'urèthre des portions de chairs comme pourries;
cette dernière circonstance est décisive; elle indique la
nature du mal.

Desault passe une sonde dans la vessie, prescrit un
régime convenable, et conseille au malade de retourner
dans son pays natal. Celui-ci se conforme à cet avis,
reste chez lui pendant quelque tems, mais revient bientôt dans un état de choses qu'il étoit facile de prévoir,

mais non pas d'empêcher. La tumeur plus volumineuse remplit presque la vessie; l'urine ne s'écoule qu'avec peine; l'introduction des sondes étoit devenue impossible aux chirurgiens du pays; Desault en passe cependant une; un foible soulagement en résulte; le malade périt dans le marasme, et tourmenté par d'affreuses douleurs. L'ouverture de son cadavre fit voir que la tumeur plus grosse que les deux poingts, prenoit naissance au col de la vessie qu'elle distendoit; sa nature étoit la même que celle de tous les autres carcinomes.

cccxxxv. Le canal du rectum et de la matrice peut communiquer avec la vessie par une crevasse, et nuire à l'expulsion des urines.

OBSERVATION II.

Un homme âgé de cinquante ans, sujet aux hémorroïdes, ressentoit beaucoup de douleurs au fondement toutes les fois qu'il alloit à la selle. On lui administra différens remèdes sans qu'il en éprouvât du soulagement. Il ne paroissoit point d'hémorroïdes gonflées hors de l'anus; mais à environ un pouce de distance de cette ouverture, on sentoit deux corps tuberculeux, de la grosseur d'une cerise, durs, douloureux, et qui rétrécissoient le rectum, au point qu'on ne pouvoit, sans beaucoup d'efforts, enfoncer le doigt plus avant. Les douleurs augmentèrent et furent accompagnées de ténesme, de cuisson et de chaleur brûlante au fondement et dans l'étendue du sacrum. Il s'écouloit par l'anus une matière séreuse, jaunâtre, fétide et si âcre, qu'elle en excoria les bords. Le malade eut le dévoiement, la fièvre, de la difficulté à uriner. Les efforts qu'il faisoit pour

rendre

rendre l'urine, augmentoient les épreintes du fondement. Souvent leur expulsion devenoit impossible, et
la sonde seule pouvoit leur donner issue. Il tomba dans
le marasme le plus triste ; il parut presque décharné, et
expira après avoir souffert pendant six mois, les douleurs les plus aiguës, soit en urinant, soit en allant à la
selle. On fit l'ouverture de son corps. Le rectum
présentoit dans sa longueur six excroissances sarcoma-
teuses, dont une adhéroit à sa paroi antérieure ; deux ré-
pondoient vers l'anus, avoient la forme, le volume et
la couleur d'une cerise ; elles étoient ulcérées. Les
autres étoient plus élevées, moins grosses, plus fermes et
sans ulcération. La tunique interne de l'intestin étoit
d'un rouge livide, enduite de mucosité très-fétide ; ses
parois avoient six lignes d'épaisseur en différens points ;
elles étoient calleuses, et rendoient sa cavité si étroite,
qu'à peine le petit doigt pouvoit y passer. Le tissu cellulaire qui environne cet intestin du côté des vesicules séminales, de la vessie et de la prostate, étoit endurci et
unissoit si intimément ces parties, qu'elles ne formoient
qu'une seule masse d'une dureté squirreuse, sur-tout
vers la base de la prostate ou la terminaison des conduits
déférens. La vessie ne contenoit aucun corps étranger ;
elle étoit petite, racornie principalement à son bas-fond
du côté du trigône vésical, où ses tuniques paroissoient
désorganisées et semblables à une couène de lard de
l'épaisseur de sept lignes. La prostate étoit plus grosse
que dans l'état naturel ; elle contenoit plusieurs petits
foyers ou des cellules remplies d'une humeur sanieuse
et jaunâtre. L'état d'épaississement, de désorganisation,
et d'adhérence intime du bas-fond de la vessie à la paroi

M

antérieure du rectum, annonçoit bien que ce réservoir participoit de l'affection carcinomateuse de l'intestin.

cccxxxvi. A l'article de la rétention d'urine dans les reins et les uretères, nous avons déjà parlé des hydatides qui se forment dans ces conduits et les remplissent. Nous avons dit aussi qu'elles se détachent quelquefois de l'endroit où elles avoient pris naissance, et qu'entraînées dans la vessie, elles étoient expulsées avec les urines, ou bien arrêtées dans ce viscère, quand elles étoient trop grosses pour entrer dans le canal de l'urèthre.

cccxxxvii. Ces hydatides ne viennent pas toujours des reins ou des uretères ; il s'en forme de semblables dans l'intérieur de la vessie elle-même ; ordinairement elles sont en grand nombre ; tantôt isolées, tantôt réunies en forme de grappe de raisin.

cccxxxviii. On peut soupçonner que la rétention d'urine est occasionnée par des hydatides, lorsque les malades ont rendu plusieurs fois, en urinant, de ces corps étrangers. D'ailleurs, on est incertain s'ils viennent des reins, des uretères ou de la vessie ; et quand cette incertitude n'existeroit pas, on ne voit pas ce que la chirurgie pourroit faire pour détruire cette maladie. Il n'y a que l'arrachement ou l'écrasement qui promettent quelques succès ; mais pour les procurer l'un ou l'autre, il faudroit faire une incision à la vessie. Or, qui hasarderoit une semblable opération, sur des signes aussi équivoques que ceux qui font présumer l'existence et le siège de cette maladie ? il n'y a donc que la sonde qui doive être employée, comme secours palliatif, dans cette espèce de rétention.

§. XIII. *Rétention d'urine, par des corps étrangers, dans la vessie.*

cccxxxix. Quand les urines sont arrêtées par une pierre appliquée sur le col de la vessie, les malades, en changeant de situation, procurent souvent le déplacement de ce corps étranger, et le cours des urines se rétablit aussi-tôt. Mais ce moyen ne réussit qu'autant que la pierre est encore libre dans l'intérieur de la vessie ; il est insuffisant, lorsqu'elle est restée engagée dans le commencement de l'urèthre. Alors il faut ou la repousser avec la sonde dans la vessie, ou l'extraire, en pratiquant la taille au petit appareil.

cccxl. Quoique nous n'ayons jamais rencontré de vers dans la vessie, l'existence de ces animalcules est attestée par trop d'auteurs dignes de foi, pour la révoquer en doute. Tulpius, Schenckius, Bianchi, etc. l'attestent comme témoins oculaires. Ces observateurs étoient trop instruits, pour s'en être laissé imposer, et avoir pris pour des vers, des filamens qu'on voit souvent nager dans les urines, et qui sont produit par du sang, du pus, du mucus épaissis, etc. Ces vers ne sont pas tous de la même espèce ; les uns ressemblent à des scarabées, les autres aux ascarides, d'autres aux lombricaux. Ruysch, Hagendornius disent en avoir vu qui avoient des aîles, et qui se sont envolés aussi-tôt qu'ils ont été rendus avec les urines. On a distingué ces vers en urinaires et en intestinaux. Les derniers ont reçu ce nom, parce qu'on croyoit qu'ils venoient de l'intestin rectum, dont ils avoient rongé et traversé les parois et celles de la vessie. On ne reconnoît pas cependant à ces vers des organes propres à ronger et percer. Il est plus probable que la voie de communication entre le rectum et la vessie, est le résultat de l'inflammation, de la suppuration et enfin de la perforation des tuniques adossées. Les auteurs ne sont pas d'accord sur l'origine des premiers. Les uns les font naître dans les reins ; les autres les font entrer dans la vessie par le canal de l'urèthre. Quoi qu'il en soit de ces diverses opinions, on conçoit que, si ces vers sont en grand nombre, ou s'il n'y en a qu'un seul, mais qu'il soit assez gros pour boucher le col de la vessie, là rétention d'urine en sera la suite.

cccxli. Les signes commémoratifs sont les seuls qui puissent faire soupçonner la cause de cette espèce de rétention. Si le malade a déja rendu des vers par l'urèthre ; s'il a plusieurs fois éprouvé la même difficulté d'uriner, et que cet accident se dissipe immédiatement après la sortie de ces insectes, il est probable que ce sont eux encore qui ferment le passage aux urines.

cccxlii. Nous ne voyons, dans ce cas, d'autre indication à remplir, que de vider la vessie au moyen de la sonde, et d'y faire, à l'aide de cet instrument, plusieurs injections, afin d'entraîner ces insectes au dehors. Les anthelmintiques, qu'on supposeroit capables de tuer ces vers, portés dans la vessie, ne nous paroissent pas sans danger ; peut-être que ces insectes morts n'en deviendront que plus propres à servir de noyau aux pierres urinaires.

cccxliii. La rétention d'urine produite par des caillots de sang, est si fréquente, qu'il seroit superflu d'en rapporter des exemples. Ce sang vient tantôt des reins, tantôt de la vessie, quelquefois même de l'urèthre, d'où il réflue dans la cavité de ce viscère. Quelle qu'en soit la source, tant qu'il est fluide, il peut être expulsé avec les urines ; mais, s'il se coagule, son expulsion devient souvent impossible aux seules forces de la nature. En général, toutes les fois que le sang vient des reins, il est rare qu'il se coagule, soit parce qu'alors il est dans un état de décomposition, soit parce que distillant goutte à goutte, il est entraîné au dehors à mesure. La coagulation a lieu, lorsqu'il tombe en grande quantité dans la vessie, comme à la suite de l'opération de la taille, comme dans les plaies à cet organe, etc.

CCCXLIV. Cette espèce de rétention n'offre encore que des signes incertains. L'écoulement du sang par la verge, les urines sanguinolentes, qui l'ont précédé, sont des indices suffisans pour faire croire que les urines sont arrêtées par des caillots de sang, qui bouchent le col de la vessie ; mais on n'en acquiert la certitude que par l'introduction de la sonde. Si le sang étoit trop épais pour couler à travers cet instrument, il faudroit le délayer en faisant des injections dans la vessie ; ces injections sont même utiles dans tous les cas, pour laver ce viscère ; et le débarrasser des caillots qui, sans cette précaution, pourroient séjourner dans sa cavité. Ce conseil suppose qu'on emploiera d'ailleurs les moyens les plus propres à tarir ces hémorrhagies.

CCCXLV. Nous ne connoissons pas d'observation exacte qui constatent l'existence de la rétention d'urine produite par du pus épaissi ; mais nous avons quelquefois vu cet incident occasionné par des glaires amassés dans la vessie. Le diagnostic de ce genre d'obstacle n'est que conjectural. La sonde et les injections sont encore ici les moyens les plus propres à opérer la cure palliative de cette maladie. Cependant, si la sécrétion surabondante de ces glaires, étoit due à la présence d'une pierre dans la vessie, l'extraction de ce corps étranger seroit bientôt suivie de la guérison radicale. Si ces glaires dépendoient de l'épaississement des humeurs, ou de la foiblesse et de l'engorgement des tuniques de la vessie, les diurétiques incisifs, pris intérieurement, et les injections de même nature, seroient les seuls remèdes indiqués.

CCCXLVI. Nous ne ferons pas ici l'énumération de tous les corps étrangers qui peuvent être introduits par l'urèthre dans la vessie, et causer la rétention d'urine. Nous nous bornerons à la chute des bougies dans ce viscère, et ce que nous dirons sur cet objet, peut facilement s'appliquer aux autres corps. Il n'est arrivé que trop souvent que des bougies entières qu'on avoit négligé de fixer, se sont enfoncées vers la vessie. Il semble que l'urèthre jouisse d'une espèce de mouvement anti-péristaltique, par lequel il tend à attirer dans la vessie les différens corps qu'il embrasse ; car l'on observe constamment que lorsque ces corps sont une fois engagés dans le canal, à moins qu'ils ne soient repoussés par la sortie des urines, ils avancent toujours vers la vessie ; progression qui, ne pouvant être attribuée à leur pesanteur, doit nécessairement être l'effet de la contraction de l'urèthre.

CCCXLVII. Il est aussi quelquefois arrivé que des bougies emplastiques, formées de linge pourri, se sont rompues, et qu'une portion en est restée dans la vessie. Le même accident a eu lieu avec des bougies de plomb. On a aussi des exemples que le bec des sondes flexibles que l'on employoit autrefois, et qui étoient faites avec des fils d'argent contournés en spirales, s'est détaché et est tombé de même dans la vessie. On est moins exposé à ces dangers, depuis que l'on se sert des sondes de gomme élastique. Celles-ci ne s'amollissent point comme les bougies, par l'humidité ni par la chaleur, et ne peuvent, comme ces dernières, se replier sur elles-mêmes en divers sens, pour entrer en totalité dans la vessie; leur tissu est trop solide, pour avoir à craindre qu'elles se rompent; et comme elles ont autant de force dans la partie où sont formés les yeux, que dans les autres endroits, puisqu'il s'y trouve le même nombre de fils qu'ailleurs, on doit peu craindre que le bec ne s'en détache.

CCCXLVIII. La chute de ces corps étrangers dans la vessie, est un malheur bien grand, et pour le malade, et pour le chirurgien qui lui a donné des soins. Le premier ne peut prévenir les accidens que produira tôt ou tard ce corps étranger, qu'en se soumettant à une opération grave et douloureuse. Le second sera accusé d'être l'auteur de tant de maux, et se disculpera difficilement de son imprévoyance.

CCCXLIX. Quand ces bougies sont parvenues dans la vessie, elles s'y pelotonnent, et ne peuvent rentrer dans le canal, ni par conséquent être expulsées avec les urines. Leur sortie n'est plus qu'au pouvoir de l'art. On peut, pour éviter l'opération de la taille, tenter leur extraction avec des pinces, introduites par l'urèthre dans la vessie. Desault a fait construire dans ce dessein des pinces à gaîne, à l'instar de celles que Hunter a inventées pour les corps étrangers de l'urèthre. Ces pinces sont composées d'une canule d'argent, de même longueur et courbure que les algalies ordinaires. Cette canule, ouverte par ses deux bouts, est terminée à l'une de ses extrêmités, comme les canules des trois-quarts ; elle supporte à l'autre extrêmité, deux anneaux soudés sur les côtés de son ouverture, et destinés à la fixer avec les doigts. Dans cette canule est reçu un stilet de fil-de-fer, assez gros pour en remplir le calibre, et assez flexible pour se prêter à la légère courbure de la canule. Ce fil est aussi terminé à l'une de ses extrêmités, par un anneau qui se monte à vis, et par l'autre, il est divisé et comme fendu en deux branches élastiques, dont le ressort tend toujours à les écarter l'une de l'autre. Chacune de ses branches présente vers sa fin une espèce de cuiller de tenettes concave, et conformée de manière que les deux branches étant rapprochées l'une de l'autre, il en résulte une sorte d'olive un peu plus grosse que la canule. Il est bon d'avoir deux pinces de cette espèce, dont l'une s'ouvre suivant la courbure de la canule, et l'autre sur ses côtés. Quand le stilet est enfoncé dans la canule, la pince est fermée, et l'instrument ressemble parfaitement aux algalies à bouton, de Petit.

cccl. On introduit cet instrument ainsi fermé jusque dans la vessie ; on cherche la bougie ; mais il est bien difficile de la reconnoître. Ramollie par la chaleur, elle n'offre rien dans son contact qui puisse la faire distinguer manifestement des tuniques de la vessie, lorsqu'elle n'est point encore couverte d'incrustations terreuses. Quand on croit la sentir, on tâche de placer la pince de manière que son bec se trouve en deçà de la bougie ; on retire ensuite la canule, tandis que l'on enfonce doucement le stilet. Par ce moyen, le corps étranger peut être embrassé par les branches de la pince, écartées par leur élasticité. Alors, on soutient fermement le stilet, pendant que l'on enfonce la canule. L'impossibilité de la repousser sur le stilet, aussi loin qu'auparavant, sans que le malade éprouve aucune douleur, est une preuve que l'on tient la bougie. Mais si, dans l'instant où l'on fait glisser la canule sur le stilet, le malade ressent une vive douleur, c'est une preuve que la vessie est pincée ; alors, il faut retirer de nouveau la canule, afin d'ouvrir la pince, et faire ensuite de nouvelles recherches, jusqu'à ce qu'on soit parvenu à saisir la bougie. Ces tentatives faites avec précaution, ne sont nullement dangereuses; quand, enfin, on a chargé la bougie, on doit avoir grand soin, en retirant l'instrument, de toujours pousser la canule sur le stilet, afin de serrer de plus en plus la pince, et de ne pas laisser échapper la bougie. Nous ne pouvons pas citer d'exemple de succès obtenus par cet instrument sur l'homme vivant ; mais nous pouvons attester qu'il nous a constamment réussi dans les expériences que nous avons répétées sur le cadavre, et que jamais nous n'avons manqué de retirer des bougies enfoncées à dessein dans la vessie. Desault l'avoit construite dans la vue de s'en servir sur un jeune homme qui, portant des bougies pendant la nuit, pour remédier à une perte involontaire de semence, avoit eu l'extrême imprudence de ne les point attacher ; mais la grande sensibilité du malade, permit à peine de faire les plus légères tentatives, et fit préférer au malade l'opération de la taille. Si l'on pratique cette dernière opération peu de tems après la chute de la bougie, et avant qu'elle se soit incrustée, il est quelquefois difficile, lorsqu'elle est logée dans le bas-fond de la vessie, de la saisir avec les tenettes. On réussiroit mieux dans ce cas, avec un crochet-mousse et à deux branches, dont on se serviroit pour l'entraîner au dehors.

RÉTENTION D'URINE DANS L'URÈTHRE.

CCCLI. Nous désignons sous le nom de rétention d'urine dans l'urèthre, celle dont la cause a son siège dans ce canal, soit que cette cause existe dans ses parois, comme l'inflammation, la paralysie, les déchirures, soit qu'elle se rencontre hors de ses parois, comme le gonflement de la protaste, les diverses tumeurs extérieures ; soit enfin qu'elle ait son siège dans l'intérieur de ce canal lui-même, comme des brides, des fongosités, des corps étrangers. Parcourons successivement ces trois genres de causes.

§. XIV. *Rétention d'urine, par l'inflammation de l'urèthre.*

CCCLII. Il est facile de concevoir comment l'inflammation de l'urèthre peut donner lieu à la rétention d'urine dans la vessie. Pour en saisir le méchanisme, il suffit de se rappeler cet axiôme de pathólogie chirurgicale, qu'il n'existe point d'inflammation sans gonflement de la partie enflammée, et que toute tuméfaction dans les parois d'un conduit, en retrécit nécessairement le calibre.

CCCLIII. On peut distinguer l'inflammation de l'urè-thre, en érésipélateuse et phlegmoneuse. La première est rarement suivie d'une rétention d'urine complette, tandis que cet accident est très-ordinaire à la dernière. L'une et l'autre peuvent être l'effet des causes générales de l'inflammation ; mais elles dépendent le plus souvent des dispositions particulières de ce canal. C'est ainsi que l'usage immodéré de la bierre, les cantharides appliquées extérieurement ou prises intérieurement, l'absorption du vice vénérien qui cause la gonorrhée, le cathétérisme mal exercé, l'introduction de bougies chargées de médicamens âcres, etc. attirent souvent l'inflammation dans ce conduit.

CCCLIV. Quelle que soit la cause de l'inflammation de l'urèthre, on ne peut guères se tromper dans son diagnostic. Outre les symptômes généraux de l'inflammation, les malades se plaignent d'une douleur brûlante dans l'urèthre ; ils éprouvent des cuissons, quelquefois insupportables, en urinant ; la verge acquiert un peu plus de volume, et devient plus sensible au toucher ; une legère pression le long de l'urèthre suffit pour exciter une vive douleur et quelquefois lorsque l'inflammation est phlegmoneuse, pour y faire appercevoir la tumeur formée dans l'épaisseur de ses tuniques. En même-tems le jet des urines a diminué de grosseur, d'une manière graduelle, mais rapide. Bientôt les urines ne sortent plus que par un filet, et nécessitent, pour leur expulsion, des efforts toujours considérables, quelquefois impuissans, et par conséquent infructueux.

CCCLV. Le traitement de cette maladie est simple ; les

remèdes anti-phlogistiques en font la base ; les tisanes adoucissantes et diurétiques ; les saignées du bras, les sangsues au périnée ; les cataplasmes émolliens sur cette région et sur la verge ; les bains locaux, soit dans du lait, soit dans une décoction mucilagineuse, etc. suffisent ordinairement pour dissiper cette inflammation. On a anssi proposé des injections adoucissantes dans l'urèthre ; mais ces injections ne pouvant pénétrer dans un canal enflammé et rétréci, sans être poussées avec force, n'est-il pas à craindre que l'irritation, inséparable de cette distension forcée, n'augmente encore l'inflammation ?

CCCLVI. L'introduction de la sonde étant douloureuse, on n'a recours à ce moyen, que lorsqu'il existe une rétention d'urine complette. Peut-être l'emploieroit-on plus souvent, si l'on mettoit en balance les douleurs que peut causer la sonde, quand elle est conduite par une main exercée, avec celles qu'excite le passage des urines sur les tuniques de l'urèthre enflammé. Mais la présence de la sonde, dans le canal, devenant aussi une nouvelle cause d'inflammation, il faudroit la réintroduire toutes les fois que le besoin d'uriner renaîtroit ; ce qui seroit fort gênant et pour le malade et pour le chirurgien.

CCCLVII. Quand l'inflammation de l'urèthre est de nature phlegmoneuse, si la tumeur formée dans les tuniques des parois du canal, au lieu de se résoudre, vient à suppurer, et que l'ouverture de l'abcès se fasse intérieurement, la sonde devient presque d'une absolue nécessité, pour empêcher les urines de pénétrer dans la cavité qui contenoit le pus, prévenir les fistules internes, les infiltrations ou dépôts urineux, etc. ; il faut la laisser à demeure jusqu'à la détersion et la cicatrisation parfaite de la poche de l'abcès. Ces accidens ne sont point à craindre, quand l'inflammation est érésipélateuse ; la guérison ici est plus prompte, et s'opère ordinairement en cinq ou six jours, à moins que la maladie ne soit entretenue par un vice particulier, tel que le vénérien ; sa marche alors est différente, et le traitement exige de nouvelles considérations.

§. XV. *De la gonorrhée.*

CCCLVIII. Il n'est pas de maladie plus commune, dans les grandes villes, que la gonorrhée ; il en est peu sur lesquelles on ait écrit autant de volumes, fait autant de recherches, et il n'en est peut-être point qui soit moins connue. On ne sait pas encore comment on gagne une gonorrhée. On ignore la route que tient le virus pour se porter sur l'urèthre ; s'il pénètre dans la substance du gland, et se dépose ensuite, par la voie de la circulation, sur les tuniques du canal ; ou s'il s'insinue directement par l'urèthre et en affecte les parois par un contact immédiat. On ne sait pas si la qualité vénéneuse du virus est le produit de la fermentation, ou si elle dépend de l'action des solides. Il est démontré que la matière qui produit la gonorrhée dans les uns, est de même nature que celle qui produit des chancres dans les autres, et que cette différence d'action ne dépend que de la disposition du sujet à contracter plutôt une maladie que l'autre ; mais on n'a pas encore expliqué d'une manière satisfaisante, comment l'humeur gonorrhoïque, assez active et contagieuse pour infecter une personne saine, dans un contact d'un instant, ne devient pas une cause perpétuelle de la même maladie pour celle qui en est une fois affectée? comment cette humeur, continuellement répandue sur le gland et le prépuce, n'y produit pas des chancres, ou ne donne pas naissance à des bubons et à d'autres accidens?

CCCLIX. On ne trouve, dans les auteurs, que contrariété sur le siège de la gonorrhée. Les uns la placent dans les vésicules séminales ; les autres dans la glande prostate ; d'autres dans le bulbe de l'urèthre ; quelques uns dans les glandes de Cowper. Cependant la plupart des praticiens s'accordent aujourd'hui, et reconnoissent que cette maladie n'attaque ordinairement que les glandes ou follicules muqueux de l'urèthre, qu'elle se borne, dans la plupart des cas, à la fosse naviculaire, et s'étend rarement à trois ou quatre travers de doigt au-delà. Cette opinion nous a paru la plus vraisemblable, et nous avons été confirmés dans cette idée, parce que nous avons observé sur un grand nombre de personnes mortes, à différentes époques, de la gonorrhée. Dans plusieurs de ces cadavres, l'urèthre, ni les parties adjacentes à ce canal, n'offroient aucune trace de lésion. Dans d'autres, nous avons seulement remarqué de la rougeur et une apparence de phlogose vers la fosse naviculaire ; dans tous, l'urèthre étoit plus humide que dans l'état naturel, et, en pressant les tuniques, nous avons fait transuder des pores et des cryptes muqueux, dont elles sont parsemées, une humeur presque semblable à celle que nous avions trouvée dans le canal.

CCCLX. Nous avons vu quelquefois des ulcérations sur

la tunique interne de l'urèthre , mais jamais de vrais ulcères, quoique nous ayons plusieurs fois rencontré des cicatrices qui nous font croire à leur existence. D'après ces faits , il ne nous est plus resté de doute , si la matière de l'écoulement dans la gonorrhée étoit du pus, ou si ce n'étoit que l'humeur muqueuse destinée à lubréfier l'urèthre dans l'état de santé, mais dont la sécrétion étoit devenue plus abondante , la couleur plus blanche , à raison de l'irritation et de l'inflammation du canal.

CCCLXI. Le virus de la gonorrhée n'excite, dans le moment où il vient d'être communiqué , aucun symptôme qui annonce sa présence ; ce n'est ordinairement que vers le quatrième ou le cinquième jour , qu'il cause une démangeaison sur tout le gland et vers l'orifice de l'urèthre , accompagnée d'une légère tuméfaction des lèvres du méat urinaire. Quelquefois ce symptôme se manifeste plutôt. On dit l'avoir vu quelques heures après l'application du virus ; souvent il se déclare dès le deuxième ou troisième jour ; plus souvent encore , il ne paroît qu'au bout de huit jours : on cite même des exemples où il a tardé plus de 6 semaines à se manifester. Cette démangeaison et une légère cuisson en urinant, sont chez quelques malades les seules sensations qu'ils éprouvent dans cette partie, avant et pendant la durée de l'écoulement ; mais le plus fréquemment , cette démangeaison se change en une douleur âcre et poignante , vers la couronne du gland. Cette douleur va toujours croissant ; l'inflammation survient bientôt , la verge grossit , sans être en érection ; le gland est rouge et gonflé ; on sent de la tension le long de l'urèthre ; les urines ne sortent plus à si gros jet. Tantôt ce jet se bifurque, tantôt il se contourne en spirale, et quelquefois s'éparpille en arrosoir. Les malades sont tourmentés par des envies fréquentes d'uriner, sans pouvoir, qu'avec peine et des douleurs cuisantes, satisfaire ces envies. Ils sentent une espèce de lassitude aux environs du pubis, et se plaignent d'une désagréable sensation dans le scrotum, les testicules, le périnée, l'anus et les hanches. Souvent les glandes inguinales s'affectent sympathiquement, se tuméfient même un peu; mais jamais elles ne viennent à suppuration, comme il arrive lorsque l'absorption de la matière cause primitivement ces bubons. Les érections sont très-fréquentes, sur-tout pendant la nuit, et si douloureuses, qu'elles ne permettent pas de jouir d'un instant de sommeil.

CCCLXII. L'écoulement suit de près l'inflammation; souvent même il la précède. La seule irritation du canal suffit pour déterminer dans les glandes qui le tapissent, une sécrétion assez abondante pour produire cet écoulement. Quelquefois aussi cette sécrétion n'a point lieu; ce qui arrive dans deux circonstances opposées : ou parce que l'inflammation est trop forte, ou parce qu'elle est trop foible. On appelle ces gonorrhées *gonorrhées sèches*.

CCCLXIII. La chaleur, la douleur, le gonflement et l'inflammation, vont en croissant, et se soutiennent à-peu-près dans le même état, pendant six, huit, dix jours. Ils commencent ensuite à baisser; le dégorgement se fait; l'écoulement devient plus abondant; puis il diminue insensiblement, jusqu'au terme de la guérison.

CCCLXIV. Lorsque l'inflammation est considérable, qu'elle

qu'elle s'étend jusques dans le tissu spongieux de l'urèthre, l'engorgement de cette partie l'empêchant de se
prêter dans l'érection au gonflement des corps caverneux, la verge se courbe de ce côté, et la douleur est
extrême. La gonorrhée compliquée de cet accident, se
nomme chaude-pisse cordée. Il n'est pas rare alors que,
dans une forte érection, il se déchire quelques vaisseaux
de l'urèthre ; ce qui donne lieu à un écoulement de sang
plus ou moins abondant, qui soulage toujours les malades, en produisant le dégorgement de la partie enflammée.

CCCLXV. La matière qui sort de l'urèthre, n'a pas dans
les périodes de la gonorrhée, la même consistance ni la
même couleur : elle est plus épaisse dans les premiers
tems, et plus séreuse vers la fin de la maladie. D'abord
verdâtre, elle prend ensuite une couleur jaune, puis
blanche, et revient par dégrés à la couleur naturelle du
mucus. Ces changemens dans la couleur de la matière de
l'écoulement, s'observent particulièrement sur les
linges. Les taches qu'elles forment ont différentes nuances ; dans le milieu, la matière étant plus épaisse, et
en plus grande quantité, la couleur y est plus foncée ;
tandis qu'elle est plus pâle dans la circonférence où s'est
répandue la partie la plus aqueuse.

CCCLXVI. La durée de l'écoulement n'a point de terme
fixe. Lorsque la gonorrhée se supprime tout-à-coup, et
avant que le dégorgement de l'urèthre soit parfait, on
lui donne le nom de gonorrhée avortée; on l'appelle gonorrhée chronique ou habituelle, lorsqu'elle n'est pas
guérie dans l'espace de deux mois, on ne peut alors pré-
dire quelle en sera la fin ; elle continue quelquefois
pendant des années entières, et reste même toute la vie.

N

CCCLXVII. La matière de l'écoulement ne sort pas toujours de l'urèthre ; quelquefois elle a sa source entre le prépuce et le gland , et vient des glandes sébacées placées dans cet endroit : c'est ce qu'on appelle une gonorrée bâtarde. On la divise en maligne et bénigne : la première se fait , pour ainsi dire, par erreur de lieu. Le virus vénérien qui , dans les autres gonorrhées , a gagné l'intérieur de l'urèthre , se fixant dans ce cas sur la couronne du gland , y produit le même effet que sur les tuniques du canal. La seconde n'a aucun mauvais caractère ; l'humeur sébacée devenue âcre par son séjour , excite entre le prépuce et le gland , une phlogose érésipélateuse qui détermine une sécrétion plus abondante de cette humeur , et la rend puriforme.

CCCLXVIII. Il n'est pas de maladie où l'on doive être plus circonspect sur le prognostic que dans la gonorrhée. On ne doit jamais fixer une époque de guérison , même pour celles qui ont l'aspect le plus simple. Quelle que soit la docilité du malade à suivre les conseils de l'homme de l'art qui jouit de sa confiance ; quels que soient les talens et le mérite de ce dernier , souvent on voit les gonorrhées les plus bénignes en apparence , déconcerter par leur opiniâtreté , et le malade et le chirurgien.

CCCLXIX. Dans cette incertitude , on a cependant recueilli une somme d'observations , d'après lesquelles on peut hasarder quelques conjectures ; par exemple, plus l'écoulement est abondant dans le second tems de la gonorrhée , plus la guérison est facile et prompte : il n'y a aucun danger pour la vérole ; au moins cette maladie n'est pas autant à craindre , lorsque l'écoulement a parcouru sans interruption tous ses périodes , et qu'il a ensuite cessé spontanément, que lorsqu'il s'est plusieurs fois supprimé, comme dans les gonorrhées avortées, ou qu'il a été peu abondant, et ne s'est établi que fort tard, comme dans les gonorrhées sèches.

CCCLXX. Quand on rapproche et compare les divers traitemens de la gonorrhée, on ne voit qu'opposition et, pour ainsi dire, que contradiction parmi les auteurs. Les uns n'emploient que les anti-phlogistiques, saignent plusieurs fois leurs malades, leur font prendre des bains, les gorgent de boissons rafraîchissantes, etc. Les autres prescrivent le régime échauffant, dès le commencement de la maladie, donnent à grande dose, les balsamiques, la térébenthine, le bàume de copahu, etc. Quelques uns croient qu'on ne peut guérir radicalement la gonor-rhée sans le secours du mercure rejetté par le plus grand nombre de praticiens, comme inutile et presque toujours nuisible. Il en est qui, pour être plus méthodi-ques, prescrivent les rafraîchissans, tant que dure l'in-flammation, ordonnent des détersifs dans le tems du dé-gorgement, et recommandent ensuite les purgatifs et les balsamiques, pour tarir l'écoulement. On formeroit des volumes entiers, si l'on rapportoit toutes les formules de pilules, d'opiates, et autres préparations vantées comme infaillibles pour la guérison de la gonorrhée : il n'est point de petit praticien qui n'ait sa formule parti-culière; et, chose digne de remarque, chacune de ces méthodes opposées, compte un nombre presque égal de succès.

CCCLXXI. Cette observation a déterminé des hommes du plus rare mérite à abandonner entièrement la guérison de cette maladie aux soins de la nature, aidée seulement par un régime convenable. Lorsque les malades sont inquiets, et qu'ils prévoient ne pouvoir leur persuader qu'ils guériront sans médicamens, ils trompent leur inquiétude, en leur faisant prendre des pilules de mie de pain, ou de toute autre substance qui n'ait aucune vertu. Cette conduite a du moins l'avantage de ne pas tourmenter les malades par un tas de drogues plus dégoûtantes les unes que les autres, et sur-tout de ne point fatiguer tout le corps et l'exposer à un dérangement total de la santé, pour une maladie qui n'est que locale, et se détruit d'elle-même. C'est sous ce dernier point de vue, c'est-à-dire, uniquement comme maladie locale, que l'ont considéré plusieurs auteurs, en ne l'attaquant que par des remèdes topiques. Les uns ont proposé des injections dans l'urèthre, et les ont distingués en plusieurs espèces ; en irritantes, sédatives, émollientes, astringentes, etc. Les autres ont donné la préférence aux bougies qu'ils ont distinguées de même, en leur attribuant des propriétés analogues à celles des injections. Sans nous arrêter ici à faire l'analyse de la manière d'agir de chacun de ces moyens, la plupart nous paroissent dangereux dans une gonorrhée récente ; ils ne peuvent que troubler et contrarier la nature, qui peut-être ne produit les symptômes qui accompagnent ordinairement cette maladie, que parce qu'ils sont nécessaires à la guérison. Nous pensons donc qu'il est prudent de n'y avoir recours que lorsque des accidens particuliers les indiquent d'une manière manifeste. C'est ainsi que nous avons quelquefois employé avec succès et laissé à demeure dans la vessie, une sonde de gomme élastique, dans les cas où les malades n'urinoient qu'avec la plus grande difficulté, et des douleurs insupportables. C'est ainsi que le même instrument nous a souvent réussi, pour rappeller l'écoulement dans les gonorrhées avortées ; mais excepté ce cas extraordinaire, nous abandonnons entièrement la guérison aux soins de la nature, et ne prescrivons à nos malades que le repos et beaucoup de sobriété dans le régime.

CCCLXXII. Quelle que soit la méthode employée dans le traitement de la gonorrhée, soit que l'on ait été spectateur oisif de la nature en prise avec la maladie, soit que l'on ait cherché à la seconder par des médicamens internes et externes, la guérison est douteuse, jusqu'à ce qu'elle soit obtenue ; et l'on n'est pas plus heureux en suivant l'un ou l'autre procédé. On ne voit que trop souvent dégénérer en gonorrhées chroniques et habituelles celles qui annonçoient d'abord la plus prompte guérison. Alors le praticien le plus consommé se trouve fréquemment en défaut. Il sait rarement quelle est la cause de ces écoulemens opiniâtres, et ignore par conséquent, l'indication qu'il faut remplir ; il ne connoît point de remèdes sur l'efficacité desquels il puisse compter, et ne peut prévoir le terme de ces gonorrhées. Que fera-t-il dans cette incertitude ? S'il prend conseil de sa conscience, plutôt que d'agir en aveugle, il s'abstiendra encore de prescrire aucun médicament, et laissera la maladie s'user, pour ainsi dire, par elle-même, et mourrir de vieillesse. Il vaut mieux avouer aux malades l'impuissance de l'art, que de les exposer à être victimes de notre ignorance.

CCCLXXIII. Toutes les gonorrhées anciennes ne présentent pas la même obscurité, sur les causes qui en perpétuent l'écoulement. Leur opiniâtreté peut dépendre du défaut de régime, de la mauvaise constitution des malades, de la température froide ou humide du climat, de l'acrimonie ou de quelques autres vices particuliers des humeurs; elle peut être l'effet d'engorgemens lymphatiques situés dans le tissu de l'urèthre, d'ulcères formés dans l'intérieur de ce canal; elle peut enfin être entretenue par l'infection vénérienne générale, quelquefois même par le vice du traitement.

CCCLXXIV. Les plus légers écarts dans le régime, apportent des changemens manifestes, tant dans la quantité que dans la nature de l'écoulement gonorrhoïque; en renouvellant ou en augmentant l'inflammation, ils rendent la matière qui se forme dans l'urèthre et plus abondante et plus virulente, c'est-à-dire plus propre à exciter dans les parties qu'elle baigne le mode d'action qui constitue la gonorrhée. C'est ainsi que l'exercice du cheval, la danse, l'abus des liqueurs échauffantes, des alimens fortement épicés et âcres, les jouissances immodérées avec les femmes, etc. sont autant de causes capables de prolonger la durée de l'écoulement.

CCCLXXV. Les personnes d'un tempérament phlegmatique, celles qui ont quelque tendance aux scrophules, les vieillards, tous ceux enfin qui sont susceptibles d'une inflammation vraie, sont particulièrement exposés aux gonorrhées chroniques. L'action vitale, trop foible chez eux pour atténuer et dénaturer, pour ainsi dire, des sucs viciés, ne fournit dans tout le cours de cette maladie, qu'une matière séreuse et peu abondante. Il ne se fait que peu ou point de dégorgement, et l'écoulement devient plus ou moins opiniâtre.

CCCLXXVI. On apperçoit au moins ici une indication
à remplir : on sent que l'on peut aider la nature , en l'ai-
guillonnant par des médicamens toniques et irritans.
C'est dans ces circonstances que l'on a employé avec
avantage les tisanes sudorifiques et fondantes , les
eaux minérales ferrugineuses , les préparations martiales , les balsamiques , le quinquina , les cantharides ,
l'électricité, etc. C'est sur-tout dans ces cas que les topiques irritans ont eu de nombreux succès. Les injections avec l'alcali fixe minéral , à la dose de deux gros
dans une pinte d'eau distillée , ont souvent terminé en
huit à dix jours , un écoulement qui duroit depuis plusieurs mois. On a aussi fréquemment réussi en injectant
une dissolution de deux grains de mercure sublimé corrosif , dissout dans huit onces d'eau distillée , ou d'eau
de rose , ou dans une décoction mucilagineuse. Plusieurs
auteurs ont encore recommandé l'eau phagédénique ,
affoiblie par son mélange avec une forte décoction de racine de guimauve. Cette injection a plusieurs fois
opéré , sous nos yeux , des guérisons pour lesquelles on
avoit vainement tenté tout autre moyen.

CCCLXXVII. Les bougies , quelle qu'en soit la composition , celles mêmes qui ont reçu très-improprement le
nom d'émollientes ou d'adoucissantes , doivent être considérées comme des topiques irritans. Leur présence attire sur les tuniques du canal une sorte de phlogose qui
est toujours suivi d'un dégorgement plus ou moins abondant. Les sondes de gomme élastique , produisent le
même effet, sans avoir d'ailleurs les inconvéniens attachés à l'usage des bougies. On doit se servir ou des unes
ou des autres , et les porter constamment pendant quinze

jours ou trois semaines , et même au bout de ce tems , il est prudent de ne pas les abandonner tout-à-coup , mais de les introduire encore durant quelques heures , le jour ou la nuit, et de ne les abandonner entièrement que lorsque l'écoulement est presque tari. Si la gonorrhée résiste à ces moyens , et que son opiniâtreté paroisse dépendre de l'habitude des humeurs à se porter sur l'urèthre , ou de la laxité et du relâchement des tuniques de ce conduit, on peut avoir recours aux injections astringentes , et les faire , soit avec une dissolution d'alun , de vitriol vert , bleu ou blanc, d'eau de rabel ; soit avec une décoction d'écorce de chêne , de quinquina , de racine de tormentille ; soit enfin avec des préparations de gommes-résines astringentes , telles que le sang - dragon , les baumes , la térébenthine , etc. Quoique toutes ces injections aient à-peu-près la même propriété , souvent il est arrivé qu'après en avoir essayé inutilement de plusieurs espèces , une nouvelle injection réussit , et cette même injection est sans effet sur un autre malade.

CCCLXXVIII. On a plusieurs exemples de gonorrhées habituelles entretenues par un vice particulier des humeurs , tel que le vice rhumatismal, dartreux, etc. Ce dernier sur-tout a une très-grande affinité avec le virus de la gonorrhée , dont il rend l'écoulement très-opiniâtre. On est en droit de soupçonner ces sortes de complications chez les personnes qui, primitivement, étoient affectées de quelqu'un de ces vices des humeurs ; mais on acquiert presque la certitude de leur existence , lorsque les symptômes qui s'étoient fait sentir dans quelque autre partie du corps , ont disparu ou diminué depuis l'apparition et le développement de la maladie de l'urèthre.

ccclxxix. L'indication est encore manifeste dans ce cas : ou il faut combattre et détruire ces vices des humeurs par des remèdes appropriés à leur nature , ou il faut les détourner de l'urèthre , en les rappelant dans un autre endroit. C'est à cette espèce de révulsion que sont dues les guérisons opérées par l'application d'un vésicatoire au périnée , aux aines , à la face interne du prépuce. Le même vessicatoire ou un cautère placé , soit au bras , soit à la cuisse, a suffi quelquefois pour terminer des gonorrhées très-anciennes , et persévéramment rebelles aux autres moyens.

ccclxxx. Parmi les causes multipliées de la ténacité des gonorrhées, on peut mettre au rang des plus fréquentes , les duretés ou nodosités du canal. Leur siège est dans le tissu spongieux de l'urèthre ; elles sont tantôt isolées , tantôt grouppées , et quelquefois disposées en forme de grains de chapelet. On les sent distinctement avec le doigt , lorsque la verge est dans un état de demi-érection. Ces petits nœuds sont autant d'engorgemens lymphatiques qui forment dans le canal une espèce de phlogose , laquelle , à son tour, entretient l'écoulement. Quelquefois celui-ci se tarit à la longue, et les duretés restent. Le malade se croit guéri ; mais tôt ou tard il survient des embarras dans l'urèthre; il se développe de nouvelles tumeurs urinaires , dont ces petits durillons sont , pour ainsi dire , le germe et le noyau.

ccclxxxi. Les injections alkalines , les bains locaux et les fomentations de la même nature , suffisent ordinairement pour produire la fonte de ces duretés. Elles résistent rarement à l'action des bougies et à celle des sondes de gomme élastique. La guérison radicale de la gonorrhée suit de près leur disparition.

CCCLXXXII. Les gonorrhées compliquées d'ulcères dans le canal, ne sont pas admises par tous les praticiens : un très-grand nombre d'entr'eux en rejettent l'existence ; mais, comme ils n'appuient leur opinion que sur des preuves négatives, et que l'on ne trouve dans l'organisation de l'urèthre aucune disposition contraire à la formation de ces ulcères, nous pensons qu'on ne peut récuser le témoignage de plusieurs auteurs dignes de foi, qui assurent en avoir vu. Nous croyons d'autant plus à la réalité de ces ulcères, que nous avons quelquefois rencontré, comme on l'a dit plus haut, des cicatrices dans l'urèthre, et que nous ne concevons pas, pourquoi il ne se formeroit pas des ulcères dans cette partie, comme il s'en forme sur le gland, le prépuce, dans l'intérieur de la bouche, etc. Si quelque chose doit nous étonner ici, c'est que ces ulcères ne soient pas plus fréquens.

CCCLXXXIII. Si les gonorrhées simples, convenablement traitées, ne sont jamais suivies de la vérole, il n'en doit pas être de même de celles qui sont compliquées d'ulcères. Ceux-ci, continuellement baignés par la matière de la gonorrhée, prennent le caractère des chancres qui naissent sur les autres parties de la verge, et de même que ces derniers, ils amènent presque toujours l'infection générale. Il est donc prudent, dans ce cas, d'administrer les remèdes anti-vénériens, en même tems que l'on s'occupe de la maladie locale. Peut-être ces ulcères se guériroient-ils d'eux-mêmes, sans ce traitement général, comme on le voit souvent arriver aux chancres formés sur la verge. Si les bords en étoient durs et calleux, les sondes de gomme élastique seroient utilement employées pour en procurer le dégorgement, et pour hâter la cicatrisation. C'est un des cas où l'on a cru les bougies médicamenteuses nécessaires, et pour lesquels on en a proposé de différentes espèces ; de détersives, de fondantes, de cicatrisantes, etc.

CCCLXXXIV. Il n'est pas toujours facile, souvent même il est impossible de décider, lorsqu'il n'existe aucun symptôme de vérole, si une gonorrhée, qui dure depuis plusieurs mois, est vénérienne, c'est-à-dire, si elle est entretenue par l'infection générale des humeurs, ou si elle n'est qu'une affection locale. Tout ce que l'on a écrit sur ce sujet, ne fait qu'augmenter les difficultés du diagnostic. Les anti-vénériens, ayant quelquefois réussi dans des cas où l'on avoit inutilement tenté les autres moyens, on en a conclu que l'opiniâtreté de l'écoulement n'étoit due qu'à l'infection vénérienne ; mais on sait combien toutes ces sortes de conclusions sont sujettes à erreur. Qui peut assurer que la maladie ne se seroit pas guérie d'elle-même, pendant le tems qu'a duré le traitement, et que les remèdes dont on s'est servi, aient agi comme anti-vénériens ? il suffiroit peut-être de changer la disposition actuelle du malade, pour obtenir la guérison.

CCCLXXXV. La cessation de l'écoulement n'est pas toujours une annonce certaine de la guérison radicale de la gonorrhée habituelle. Il arrive fréquemment qu'après une interruption de quinze jours, d'un, de deux et même de six mois, cet écoulement se renouvelle, pour cesser ensuite, et reparoître au bout d'un tems plus ou moins long ; on ne peut pas même toujours regarder le malade comme parfaitement guéri, quoique la gonorrhée ait disparu d'elle-même, et sans retour. Lorsque les urines ne sortent pas à si gros jet qu'auparavant, tôt ou tard il se développera dans le canal de nouveaux embarras, qui rendront leur excrétion de plus en plus difficile, et produiront enfin la rétention. L'expérience journalière confirme cette assertion : la plupart des rétrécissemens de l'urèthre sont des restes ou des résultats plus ou moins tardifs d'anciennes gonorrhées.

§. XVI. *Rétention d'urine, par déchirement de l'urèthre.*

OBSERVATION I.

Fiacre Tambourg, âgé de 25 ans, et d'une forte constitution, se fit une violente contusion au périnée, en tombant les cuisses écartées, sur l'extrêmité de l'essieu d'une voiture. La douleur vive qu'il ressentit ne l'empêcha pas, dans le premier instant, de continuer son travail ; mais bientôt il eut une rétention d'urine, et, peu de tems après, il parut à l'endroit contus une tumeur, qui s'accrut rapidement. L'enflure gagna la verge et les bourses, et ces dernières se tuméfièrent si considérablement, que dès le soir elles avoient acquis la grosseur de la tête d'un adulte : elles étoient déja de couleur noire. Ces accidens étoient produits par l'infiltration des urines, qui s'échappoient par une crevasse de l'endroit du canal correspondant au périnée. C'est dans cet état que le malade fut apporté à l'Hôtel-Dieu, le 10 janvier 1790.

Comme cet homme n'avoit pas uriné depuis le matin, et qu'il souffroit beaucoup, on vuida d'abord la vessie, au moyen d'une sonde, qui passa facilement, et qui fut retirée après l'opération. Desault fit alors une incision, qui commençant au côté gauche de la partie antérieure des bourses, venoit se terminer au périné, au-dessous de l'endroit de la crevasse du canal, et laissoit à nud la tunique vaginale du testicule gauche. Les bords de la plaie résultante de cette opération, paroissoient coueneux, et présentoient un tissu cellulaire infiltré d'urine. On trouva dans le fond, le long du canal de l'urèthre, une grande quantité de caillots. La plaie ne donna pas une goutte de sang. Elle fut pansée avec de la charpie brute, recouverte de comprésses trempées dans l'eau végéto-minérale, lesquelles s'étendoient sur tout le scrotum. Le malade fut dès-lors soulagé, quoique le dégorgement eut d'abord été peu sensible. On le tint à la diète, et on lui prescrivit pour boisson une infusion de graine de lin.

Le lendemain, il n'y avoit presque plus d'infiltration; les bourses étoient affaissées, et le malade n'éprouvoit qu'une légère douleur. Toutes les urines passoient alors par la crevasse du périnée.

Le troisième jour, il n'existoit presque plus d'engorgement. Alors on appliqua sur la plaie un cataplasme émollient. Le quatrième, il n'y avoit plus d'infiltration, mais les bords de la plaie étoient extrêmement sensibles. On les couvrit de petites bandelettes enduites de cérat, et l'on continua l'usage de la charpie sèche et du cataplasme.

Le sixième, la suppuration, qui avoit été annoncée deux jours auparavant, par un suintement muqueux, s'établissoit. La tension de la verge étoit toujours à-peu-près la même : elle ne diminua que vers le seizième jour.

Ce fut alors seulement qu'il passa quelques gouttes par l'urèthre ; mais la plus grande partie continua de couler par l'ouverture du périnée.

Du dix-septième au dix-neuvième jour, la sensibilité de la plaie devint beaucoup moindre ; une plus grande quantité d'urine passa par le canal, et il commença à s'élever du fond et des bords de la plaie, des bourgeons rougeâtres, plus nombreux vers l'angle supérieur de la plaie que dans le reste de son étendue. On tenoit les bords rapprochés au moyen de petits coussinets de charpie, placés sur chaque côté des bourses.

Dans l'intervalle du dix - neuvième au vingtième jour, la cicatrice occupa les deux tiers de la plaie, et le testicule fut entièrement recouvert. L'étendue de la crevasse du canal diminuoit aussi, au point qu'il n'y passoit plus que très-peu d'urine.

Le vingt-neuvième jour les urines passoient presque toutes par l'urèthre ; mais l'on s'apperçut alors que le malade ne les rendoit qu'avec difficulté, et qu'elles ne sortoient qu'à petit jet. Une algalie qu'on introduisit, fut arrêtée à l'endroit de la cicatrice. On ne put porter plus avant une bougie de gomme élastique, quoique d'un diamètre beaucoup plus petit que la sonde. Il est vrai que l'on ne fit point, ce jour-là, de fortes tentatives ; mais, le lendemain, on conduisit jusqu'à l'obstacle une sonde d'argent, semblable à celle qu'on emploie ordinairement pour les enfans ; et, en exécutant, avec le bec, des mouvemens *de vrille*, on la fit pénétrer dans la vessie. Ce canal étoit tellement rétréci, que, malgré la petitesse de la sonde, on ne put l'introduire sans distendre beaucoup la cicatrice, qui en fut un peu altérée. Les urines coulèrent alors facilement par la sonde ; mais il en passa toujours un peu par la crevasse. Il parut, vers le soir, un léger mouvement de fièvre qui se dissipa bientôt.

Au bout de trois jours, comme la sonde à une seule courbure gênoit le malade, on en introduisit une en *S*, qu'il supporta plus facilement, quoiqu'elle fût d'un plus grand calibre. Il passa dès-lors moins d'urine par la plaie. Après trois autres jours, on introduisit avec facilité une sonde de gomme élastique, qui fut fixée et laissée en place. Le malade put alors se lever.

Depuis cette époque jusqu'au quarante-deuxième jour de l'accident, les urines ne passèrent par la plaie que par intervalles. La sonde devint libre dans le canal, et il fut facile de la réintroduire, lorsqu'on la retira pour la nétoyer. Le malade se trouvoit d'ailleurs très-bien, et la plaie des bourses étoit cicatrisée, excepté dans une étendue de trois lignes, à l'endroit de la crevasse du canal.

Le cinquantième jour, il s'établit de la suppuration dans le canal, et les urines cessèrent de passer par la fistule. Le cinquante-huitième, il y avoit encore aux bourses un petit suintement, accompagné d'une légère douleur qui gênoit quelquefois le malade dans l'action de marcher. Le soixante-sixième, il ne restoit qu'une saillie fongueuse, qu'on affaissa sans peine, en la touchant avec la pierre infernale. Le lendemain, le malade marchoit très-facilement et sans douleur. On laissa cependant encore dans l'urèthre pendant près de trois semaines, pour assurer davantage la guérison. Les urines sortoient à gros jet et en faisant l'arcade, lorsque le malade quitta l'hôpital, le 85ᵉ. jour de son entrée.

CCCLXXXVI. On verra avec intérêt à la suite de cette observation, recueillie par Cagnion, une autre analogue, insérée dans le journal de chirurgie, par Manoir, où à des accidens semblables, on a opposé une méthode différente de traitement. S'il est un moyen de bien apprécier les procédés curatoires employés dans différens pays, c'est sans doute d'examiner leurs résultats dans des cas semblables.

OBSERVATION II.

Un soldat, âgé d'environ trente ans, essayant de franchir, en sautant, deux chaises placées dos à dos, tomba, les cuisses écartées, sur les traverses supérieures, et se fit une contusion si violente au périnée, qu'à l'instant même il s'évanouit et resta quelque tems sans connoissance. Quelques heures après, ayant repris des forces, il put se rendre à la parade; mais pendant qu'il étoit dans les rangs, il fut saisi d'une hémorrhagie abondante par la verge, d'une douleur très-vive dans le lieu contus, et 24 heues après, d'une rétention totale d'urine. MM. Walker et Billam essayèrent en vain d'introduire une sonde ou une bougie dans la vessie; mais ils s'en consolèrent, voyant les symptômes céder très-rapidé-

ment

ment au seul régime anti-phlogistique, et le malade en apparence rétabli, dans l'espace de quatre jours. Le 28 mai 1775, dix jours après la chute, le gonflement du périnée et de l'abdomen reparurent, et les urines coulèrent involontairement. Alors les moyens qui avoient si bien réussi d'abord, n'eurent plus aucun succès. Il n'est pas inutile de remarquer que l'observateur attribue la rechute, non à la maladie elle-même, qui n'étoit que palliée, mais à l'intempérance du malade. Lorsque ce soldat fut reçu dans l'infirmerie générale de Leeds, le 1er. juin, il avoit un abcès douloureux au périnée, accompagné d'une tuméfaction circonscrite, qui s'étendoit jusqu'à l'ombilic. La langue étoit couverte d'un limon blanchâtre, le ventre serré, et les urines entièrement supprimées. A ces symptômes se joignoient une difficulté habituelle de respirer, un hoquet fréquent et une extrême foiblesse. Le malade se plaignoit, en outre, d'une démangeaison importune à la peau, et d'une douleur intolérable dans tout le trajet de l'urèthre.

Pour remédier à tant de maux, de l'avis unanime d'un grand nombre de consultans, le malade étant situé comme pour l'opération de la taille, l'abcès du périnée fut ouvert, le 1er. juin, par M. Lucas, l'un des chirurgiens de l'infirmerie, et fournit beaucoup de pus. On essaya, mais sans succès, d'introduire par la plaie une petite sonde dans l'urèthre; on ne réussit pas mieux à porter dans ce canal, par l'ouverture naturelle, une bougie ou un catheter, quoique le malade fût alors placé dans un bain chaud. Les lavemens laxatifs et opiatacés, les cathartiques, les mercuriaux, les anodins, etc. furent également infructueux. Les urines, ne coulant point du tout, les consultans opinèrent pour la ponction de la vessie au dessus du pubis; le malade seul la rejetta pendant près de quarante-huit heures, quoique ses souffrances fussent extrêmes. Il sortoit de tems en tems quelque peu d'urine, mais en trop petite quantité pour diminuer sensiblement la douleur et affaisser l'abdomen, dont la tuméfaction s'étendoit alors jusqu'au creux de l'estomac. Le 3 juin, le malade étant à l'agonie, témoigna le désir d'être opéré, s'il restoit encore quelqu'espoir, et il le fut à l'instant. Le chirurgien porta le trocar au milieu de la région hypogastrique, deux pouces au dessus de la symphise du pubis, et pénétra dans la vessie. Il tira six livres d'urine, laissa la sonde en place, la ferma d'un bouchon de liège, et l'environna d'éponges destinées à absorber les urines qui pourroient s'échapper autour de la canule; enfin il maintint le tout en place par un bandage en T, soutenu d'un *scapulaire*. Le soir même, en débouchant la sonde, on tira de nouveau 4 peintes d'urine. Le 6 du même mois, la canule ayant quitté la vessie, n'y put être réintroduite; mais on vint à bout d'y porter une sonde à femme, qu'on crut devoir laisser en place. Le 7, se manifestèrent des épreintes douloureuses tendantes à expulser les urines par l'urèthre, ce qui détermina le chirurgien à faire de nouvelles tentatives pour introduire dans ce canal une sonde ou un stilet, soit par le méat urinaire, soit par la plaie du périnée; mais les douleurs qu'elles occasionnoient, forcèrent de les abandonner. Le 20, l'urine s'échappa goutte à goutte à travers la plaie du périnée, déja si rétrécie, qu'elle admettoit à peine l'extrêmité du plus petit stilet. Le 26, on parvint à introduire dans la vessie, par le méat urinaire, une bougie du plus petit diamètre, au moyen de laquelle les urines coulèrent abondamment. On eût laissé cette bougie en place, si l'excessive douleur qui suivit son introduction, n'avoit forcé de la retirer. Il fut alors résolu de laisser accumuler l'urine dans la vessie, afin de la solliciter à s'en débarrasser, soit par la voie naturelle, soit par la plaie du périnée, et néanmoins on arrêta que, par précaution, la sonde à femme seroit laissée en place. Le 20 juillet, la vessie ayant repris la faculté de se vider entièrement, ou par la fistule ou par le méat urinaire, et principalement par ce dernier, on retira la sonde. Le malade reprit graduellement des forces, et sortit parfaitement guéri de l'infirmerie, le 18 août. Il y rentra un an après, avec une fistule au périnée. On lui donna les soins analogues à son nouvel état, et il étoit en voie de guérison, lorsque, continuant à se livrer aux excès d'intempérance qui avoient ramené la fistule, les administrateurs se virent forcés de l'expulser de l'hôpital.

CCCLXXXVI. Les malades qui sont le sujet des observations précédentes, étoient l'un et l'autre jeunes et vigoureux. Le premier avoit une contusion très-forte et très-étendue, avec une crevasse au canal de l'urèthre; il étoit survenu promptement un épanchement considérable de sang, une infiltration et une rétention d'urine, et les bourses étoient déja menacées de gangrène, douze heures après l'accident.

CCCLXXXVII. Le soldat anglais ressentit à l'instant de la chute, une douleur extrêmement vive, qui s'appaisa bientôt; puisque le blessé se rendit à la parade, quelques heures après son accident. Il y eut alors une hémorrhagie par la verge ; mais il ne se fit point d'épanchement , ni d'infiltration au périnée. La rétention d'urine et les autres symptômes disparurent , même rapidement , quoiqu'on ne les eût combattu que par le régime. La contusion se termina cependant par suppuration , et les accidens , qui revinrent le dixième jour, paroissent avoir été causés par le dépôt qui se formoit sourdement alors , plutôt que par l'intempérance du malade.

CCCLXXXVIII. L'ouverture de ce dépôt donna issue à beaucoup de pus ; mais l'observateur ne parle ni d'épanchement , ni d'infiltration d'urine, ce qui prouve que le canal n'étoit pas ouvert. Il n'est pas étonnant , d'aprèscet état de choses , qu'on n'ait pu conduire , par la plaie , une petite sonde dans la vessie. Ce qui est plus difficile à concevoir , c'est la prétendue impossibilité de passer la sonde par l'ouverture naturelle de la verge , sur-tout après la fonte des duretés et l'ouverture du dépôt , qui devoient avoir rétabli , jusqu'à un certain point , la liberté du canal. On ne conçoit pas mieux le motif qui fit prescrire des bains chauds , des lavemens purgatifs , des médicamens de toute espèce , etc.

CCCLXXXIX. Quoi qu'il en soit , la vessie souffrit une distension énorme , les urines ne sortirent plus que par regorgement ; la vie du malade fut bientôt dans le plus grand danger , et sans doute il auroit succombé , si l'on n'avoit évacué les urines d'une manière quelconque.

CCCXC. Le charretier français n'a rien éprouvé de semblable. Dès l'instant de son arrivée à l'Hôtel-Dieu de Paris , on avoit vuidé la vessie au moyen d'une sonde , qui pénétra facilement , parce que , dans le premier instant d'un accident semblable , le gonflement des parties ne peut encore opposer une grande résistance. L'incision faite ensuite au périnée et aux bourses , permit aux urines de sortir librement par la crevasse du canal ; aussi les accidens cessèrent-ils tout-à-fait dès les premiers jours du traitement.

cccxci. Un mois après , lorsqu'on s'apperçut que la cicatrisation rétrécissoit le canal, on porta dans l'urèthre une sonde sur laquelle se fit ensuite la cicatrice.

cccxcii. A la vérité , le malade anglais fut sauvé par la ponction ; mais cette opération ne faisoit qu'éloigner le danger imminent , et ne rétablissoit point le cours naturel des urines. C'est aussi ce qui détermina M. Lucas à faire plusieurs fois de nouveaux essais pour porter une sonde, une bougie , ou même un stilet dans la vessie , soit par l'ouverture naturelle de la verge , soit par la plaie du périnée. La crevasse qui se fit enfin au canal , et qui laissa couler les urines goutte à goutte par la plaie , fut peut-être l'effet de ces tentatives; à moins qu'elle n'ait été occasionnée par l'amas des urines dans la vessie , ou bien par l'érosion du canal , auprès duquel la petitesse de l'ouverture extérieure pouvoit faire séjourner le pus.

cccxciii. On parvint enfin à porter une bougie jusque dans la vessie ; et cette circonstance prouve que l'on auroit pu y passer aussi bien , et peut-être plus facilement , une petite sonde , dont la présence n'est pas ordinairement bien incommode pour le malade.

cccxciv. Je ne ferai aucune réflexion sur le projet formé par les chirurgiens anglais , de solliciter la contraction de la vessie , en y retenant les urines. Ce moyen auroit produit un effet absolument contraire à celui qu'on en attendoit, si la présence de la sonde, qui étoit encore dans la plaie, faite par la ponction, et la crevasse du canal, n'avoient laissé échapper continuellement l'urine.

cccxcv. Le malade sortit de l'hôpital au bout de trois mois, sans doute, avec un rétrécissement considérable du canal, quoique l'observateur n'en dise rien ; et ce qui semble le démontrer, c'est la fistule urinaire qui survint ensuite au périnée, et pour laquelle ce soldat rentra dans l'hôpital, l'année suivante.

cccxcvi. Au reste, il n'est pas étonnant qu'en 1775, on employât en Angleterre un traitement si défectueux : il étoit alors le plus généralement suivi. Les sondes de gomme élastique n'étoient pas en usage, et d'ailleurs la plupart des praticiens ne connoissoient pas encore tout le parti qu'on pouvoit tirer de ces sondes en particulier, ni du cathétérisme en général, ni enfin l'effet que devoit produire la compression constante d'une sonde sur les parois de l'urèthre.

cccxcvii. Une dernière réflexion, qui se présente à tous nos lecteurs, c'est que l'art appliqué dans toute la perfection dont il jouissoit, il y a 15 ans, après trois mois de traitement, laisse subsister et détermine peut-être une fistule urinaire ; et que ce même art, appliqué 15 ans plus tard à un cas semblable, prévient la fistule, et rend à la société un individu sain, parfaitement rétabli dans toutes ses fonctions.

§. XVII. *Rétention, par des tumeurs situées au périnée, aux bourses ou le long de la verge.*

cccxcviii. Il ne peut survenir, dans aucune de ces régions, une tumeur un peu volumineuse, sans qu'elle exerce une compression plus ou moins forte, sur le canal de l'urèthre; soit que cette tumeur consiste en un simple engorgement des parties, soit qu'elle soit produite par une humeur quelconque épanchée dans un foyer, ou bien formée par la présence d'un corps étranger, son effet sera le même : on a vu la rétention d'urine se manifester à la suite d'un engorgement inflammatoire, d'un dépôt phlegmoneux, d'un épanchement de sang, de tumeurs et de pierres urinaires, formées dans le périnée ou dans les bourses; on l'a vu occasionnée aussi par un sarcocèle, un hydrocèle, une hernie scrotale volumineuse, par un anévrisme des corps caverneux, une ligature sur la verge, etc.

cccxcix. Nous ne répéterons pas ici ce qui a été dit plus haut, en parlant des signes de la rétention produite par les affections du rectum. On connoîtra que les urines sont retenues par une des causes dont on vient de faire l'énumération, si les malades n'ont cessé d'uriner librement, que lorsque cette cause s'est déclarée, et s'il n'existe point d'ailleurs d'autre obstacle à l'issue des urines. Nous ne parlerons point non plus du traitement particulier qu'exigeroit la cure radicale de chacune de ces espèces de rétentions, puisqu'on ne peut espérer de les voir cesser, qu'en détruisant les maladies dont elles ne sont qu'un des symptômes ; maladies dont nous nous proposons de donner séparément la description et le traitement. Nous dirons donc seulement ici , que , jusqu'à ce qu'on ait pu détruire la cause de la rétention , il faut évacuer les urines , au moyen de la sonde. Les sondes de gommes élastiques entrent ordinairement avec plus de facilité que les sondes d'argent ; leur flexibilité s'accommode mieux à la déviation qu'éprouve quelquefois le canal de l'urèthre. On en choisit d'une grosseur médiocre ; on les introduit , armées de leur stilet , jusqu'à ce qu'elles soient arrêtées dans le trajet du canal ; alors on retire le stilet de la longueur d'environ un pouce, afin de laisser libre le bec de la sonde, et de lui permettre de suivre la courbure de l'urèthre ; puis on enfonce et la sonde et le stilet, observant toujours de tenir celui-ci retiré , de manière qu'il n'aille pas jusqu'au bout de la sonde. Par cette précaution, on parvient toujours dans la vessie. Si cette introduction n'étoit ni douloureuse, ni difficile, on épargneroit au malade la gêne de porter la sonde à demeure dans la vessie ; à moins que sa présence dans l'urèthre ne fût nécessaire pour détruire la cause de la rétention , comme elle le seroit, dans les tumeurs urinaires , sur le traitement desquelles nous reviendrons dans l'article suivant.

§. XVIII. *Rétention d'urine , par le gonflement de la prostate.*

6D. Il seroit superflu de chercher à prouver par des exemples , l'existence de cette espèce de rétention. Quand elle ne seroit pas constatée par une foule d'observations, il suffiroit de connoître le rapport de la prostate avec le commencement de l'urèthre, et de savoir que cette partie du canal n'est formée que d'une membrane fort mince, pour concevoir que le gonflement de la glande ne peut guères avoir lieu sans rétrécir dans une mesure quelconque, la portion du conduit qu'elle embrasse.

CDI. La tuméfaction de la prostate peut dépendre de l'inflammation, des abcès, des pierres formées dans sa substance, du gonflement variqueux des vaisseaux qui la parcourent, de l'engorgement et de l'induration squirreuse de cette glande, etc.

CDII. Le diagnostic de la rétention d'urine, produite par l'une ou l'autre de ces causes, se tire de la connoissance des signes propres à chacune d'elles, jointe à celle des signes généraux de la rétention.

CDIII. Lorsque cet accident est produit par l'inflammation de la prostate, il se déclare promptement, et marche avec rapidité. Le malade éprouve d'abord un sentiment de chaleur et de pesanteur vers le périnée et l'anus; bientôt il se plaint d'une douleur continuelle et pulsative qu'il rapporte au col de la vessie. Cette douleur augmente lorsqu'il va à la selle, ou qu'il fait des efforts pour remplir cette fonction; il est tourmenté de tenesmes et d'envies fréquentes d'uriner; il lui semble toujours avoir un gros tampon de matières fécales, prêt à sortir du rectum. Le doigt introduit dans cet intestin, sent, à sa partie antérieure, la saillie que fait la prostate. J. L. Petit donne encore un nouveau signe du gonflement de la prostate. Il dit que, « si l'on est cu- » rieux de voir les malades aller à la selle, lorsqu'ils

» rendent des excrémens durs, on trouvera que la
» partie intérieure du boudin formé par les matières
» fécales, sera creusée, comme ayant passé sur la sail-
» lie que forme la prostate dans la partie antérieure du
» rectum. » Si la saillie de la prostate creuse une gouttière sur les excrémens, cette gouttière ne disparoîtra-
t-elle pas en passant par l'anus, où la contraction des
muscles doit donner une nouvelle forme à ces matières ?
Au reste, cette remarque prouve avec quel zèle supérieur à tous les dégoûts, Petit observoit, avec quel
soin il se livroit tout entier au perfectionnement de son
art. Si le malade se présente pour uriner, il est long-
tems à attendre la première goutte des urines, et s'il fait
des efforts pour en accélérer la sortie, il y met un nouvel obstacle, en poussant de plus en plus la tumeur de
la prostate contre le col de la vessie, dont elle bouche
alors l'ouverture, et il ne parvient à uriner qu'en sus-
pendant ces efforts. Le jet que forment les urines est
d'autant plus fin, et les douleurs que cause leur passage,
d'autant plus vives, que l'inflammation de la prostate
est plus considérable. On pourroit encore ajouter,
comme un signe particulier à cette espèce de rétention
que, si l'on essaie d'introduire une sonde dans la vessie, elle pénètre facilement, et sans rencontrer aucun
obstacle, jusqu'à la prostate, où elle est arrêtée, et où le
contact devient très-douloureux. D'ailleurs le malade a
le pouls dur, fréquent; il est altéré, et éprouve tous
les symptômes généraux de l'inflammation.

CDIV. Cette espèce de rétention, ainsi que toutes
celles qui sont produites par le gonflement de la prostate, ou par d'autres embarras du canal, sont, en gé-

néral, plus dangereuses en elles-mêmes , que celles qui n'ont d'autre cause que la foiblesse de la vessie. Dans celles-ci, les crevasses de ce viscère sont peu à craindre.

cpv. Le canal étant libre , ses parois ne se touchent pas si exactement qu'elles ne puissent être écartées par les urines qui , après avoir rempli et distendu la vessie, pressent en raison de leur poids augmenté par la réaction de ce viscère et par l'action des muscles abdominaux. Aussi voit-on presque toujours , dans ces sortes de rétentions , les urines sortir par regorgement, et les malades passer plusieurs années dans cet état, sans qu'il en résulte aucun accident grave. Il n'en est pas de même lorsque la cause de la rétention consiste dans un rétrécissement du canal ; car, outre la résistance naturelle de ce conduit, les urines ont de plus à surmonter les obstacles accidentels qui naissent de ce rétrécissement , et souvent ces obstacles résistent plus que les tuniques de la vessie, qui n'ont qu'un certain dégré d'extensibilité , au-delà duquel elles se déchirent. D'ailleurs , la rétention produite par l'inflammation de la prostate est plus ou moins grave , selon que cette inflammation est plus ou moins forte , plus ou moins opiniâtre.

cdvi. L'indication de ce cas est manifeste. La résolution étant, comme dans les inflammations des autres parties , la terminaison la plus favorable , c'est vers elle que doivent être dirigés tous les moyens de guérison. Ainsi les saignées du bras , les sangsues à la marge de l'anus, les bains, les lavemens émolliens, les cataplasmes de même nature appliqués au périnée , sont les principaux remèdes qu'il faut employer.

CDVII. Les boissons anti-phlogistiques qui, dans les maladies inflammatoires, sont un secours si efficace, seroient, dans cette circonstance, plus nuisibles qu'utiles ; en augmentant la sécrétion des urines, elles ne feroient qu'accélérer et qu'accroître les accidens. Ainsi, au lieu de faire boire abondamment les malades, il vaut mieux chercher à tromper leur soif, soit en leur faisant sucer quelques tranches d'orange, soit en leur donnant par cuillerées une tisane de graine de lin, de chiendent, etc. ou quelque autre boisson rafraîchissante. Mais, quelque soit l'efficacité des moyens indiqués, leur effet est souvent trop lent et les accidens trop urgens pour attendre que les urines reprennent d'elles-mêmes leur cours naturel. Souvent aussi le ressort de la vessie est trop affoibli par l'excessive distension de ses fibres pour en opérer l'expulsion. Il faut alors avoir recours à la sonde ; mais le rétrécissement de la portion de l'urèthre, qui traverse la prostate, rend quelquefois l'introduction de cet instrument très-difficile et toujours très-douloureuse.

CDVIII. On réussit ordinairement mieux avec une grosse sonde qu'avec une petite. Cette sonde peut être d'argent ou de gomme élastique. Celle de gomme élastique, préférable, lorsqu'on doit la laisser à demeure dans la vessie, a l'inconvénient de ne pas offrir assez de solidité, quoique garnie d'un stilet en fer, pour forcer la résistance du canal ; celle en argent réunit cet avantage. Au reste, quelle que soit celle de ces sondes que l'on choisisse, elle entre ordinairement avec facilité jusqu'à la prostate, où elle est arrêtée, non seulement par l'étroitesse du canal, mais encore par la courbure nouvelle de ce conduit. Car la prostate ne peut se tuméfier sans pousser en devant et en haut, ou sur l'un des côtés, la partie de l'urèthre derrière laquelle elle est située ; considération qu'il ne faut jamais perdre de vue dans la longueur et la direction que l'on donne au bec de la sonde, qui doit aussi être plus long et avoir une courbure plus considérable, ou être tenu plus élevé, pendant l'introduction, que dans les autres embarras du canal.

CDIX. Après s'être assuré, autant qu'on le peut, que le bout de la sonde répond exactement à la direction de l'urèthre, et que l'obstacle à son entrée dans la vessie, ne dépend plus que de l'étroitesse du passage, on peut, sans trop craindre de faire une fausse route, enfoncer avec force la sonde ; il est certain qu'elle dilatera plutôt un conduit qui existe, et dans la direction duquel elle est poussée, que de se frayer un nouveau chemin. Nous avouons cependant qu'il seroit dangereux que de jeunes praticiens sans expérience voulussent suivre ce précepte; il n'appartient de sonder avec hardiesse qu'à ceux qui, joignant à une parfaite connoissance des différentes courbures du canal, une grande habitude de pratiquer cette opération, ont enfin acquis ce coup-d'œil juste qui ne leur permet jamais de perdre de vue la situation et la direction du bec de la sonde. Car, si pendant que l'on pousse cet instrument avec force, on en tenoit le bec trop bas, ou qu'on l'inclinât de côté, etc. on ne manqueroit pas de faire une fausse route, en déchirant la partie membraneuse de l'urèthre ; accident toujours grave dans cette circonstance, et qui ne fait qu'augmenter l'inflammation de la prostate, et rendre l'introduction de la sonde de plus en plus difficile.

CDX. Il vaudroit peut-être mieux alors pratiquer la ponction de la vessie au dessus du pubis, que d'exposer le malade à ce danger. Les observations de Noël, rapportées dans le journal de chirurgie, attestent, après beaucoup d'autres, les avantages de cette opération pratiquée dans la région hypogastrique. D'ailleurs l'inflammation de la prostate est un des cas où l'on peut attendre le plus de succès de cette ponction ; car, comme il est de la nature des inflammations, de se terminer en peu de jours, si la résolution vient à avoir lieu, on n'est pas obligé de laisser long-tems la canule dans la vessie, et le canal, redevenant libre, si la sonde est encore nécessaire, l'obstacle qui s'opposoit à son entrée, n'existant plus, elle pénètre avec la plus grande facilité.

CDXI. Cependant, malgré les succès nombreux dont la ponction a été suivie, on doit toujours la regarder comme une opération qui a ses dangers, et ne la pratiquer qu'après avoir essayé, à plusieurs reprises, d'introduire la sonde jusques dans la vessie, et avoir essayé si la présence d'une bougie, fixée pendant quelques heures dans l'urèthre, ne détermineroit pas l'écoulement des urines ; événement heureux qu'elle a procuré souvent, quoiqu'elle n'eût pas franchi l'obstacle. Il est même du devoir du chirurgien d'appeller, avant d'entreprendre cette opération, une autre personne de l'art, sur-tout s'il en existe une dans le même endroit, plus exercée à sonder.

CDXII. Enfin, si le consultant n'est pas plus heureux, on ne doit pas hésiter de faire la ponction ; mais si l'on parvient à introduire la sonde jusques dans la vessie, faut-il, après avoir évacué les urines, la retirer ou la laisser à demeure? Il est certain que son séjour dans la portion de l'urèthre, embrassée par la prostate, ne fait qu'ajouter encore à l'inflammation de cette glande. D'un autre côté, il est à craindre qu'en la retirant, on ne puisse la réintroduire. Ici tout précepte général est d'une application difficile. On ne peut se déterminer pour l'un ou l'autre parti, que d'après les difficultés qu'on vient d'éprouver dans l'introduction de la sonde, et la confiance qu'il est permis d'avoir en son habileté à sonder, lorsque cette confiance est fondée sur des succès constans dans les cas analogues.

CDXIII. Quand l'inflammation de la prostate ne se termine pas par résolution, la suppuration en est fréquemment la suite. Cette suppuration ne paroît pas attaquer le corps même de la glande, mais se faire seulement dans ses enveloppes et dans le tissu cellulaire qui unit les lobes qui la composent; c'est au moins ce que nous avons apperçu dans plusieurs cadavres ouverts publiquement dans l'amphithéâtre de l'Hôtel-Dieu. Quoique nous ayons vu des dépôts très-étendus dans cette glande, jamais nous ne l'avons trouvée fondue et détruite par la suppuration; nous avons au contraire toujours observé, qu'elle restoit entière, et souvent plus grosse que dans l'état naturel. Nous avons remarqué fréquemment son tissu cellulaire comme abreuvé d'une matière purulente; quelquefois aussi nous y avons rencontré plusieurs petits sacs ou follicules remplis de pus, et placés entre ses lobes, et, lorsqu'elle nous a présenté des dépôts un peu considérables, ces dépôts ont presque toujours été situés à l'extérieur de cette glande , soit en-tr'elle et la vessie , soit du côté du rectum.

CDXIV. On reconnoît que la rétention d'urine est entretenue par le gonflement de la prostate en suppuration, lorsque les symptômes de l'inflammation se sont continués au-delà du huitième jour de son invasion ; qu'après avoir toujours été en croissant , jusqu'à cette époque , ils ont ensuite semblé diminuer pour s'accroître de nouveau ; que la fièvre a été avec des redoublemens vers le soir, et souvent précédés de frissons. Ces signes annoncent bien la suppuration de la prostate ; mais il n'en existe aucun qui apprenne si le pus est infiltré dans cette glande , s'il s'y forme un dépôt , et dans ce dernier cas , quel est le lieu précis que le dépôt occupe.

CDXV. Le prognostic de cette maladie , n'est pas le même dans chacune de ces espèces de suppuration. En général , lorsqu'un dépôt s'étant formé , il a son siège dans les enveloppes de la prostate, le diagnostic est moins fâcheux que lorsque tout le tissu cellulaire de cette glande est macérée par le pus , ou qu'il s'y est établi plusieurs foyers de suppuration. Dans ces derniers cas , il est très-rare que les malades guérissent.

CDXVI. Le pus étant , pour ainsi dire , disséminé dans tous les points de la glande , ne peut se frayer une issue au dehors, et le défaut de signes positifs , qui indiquent cette disposition , ne permet pas de tenter une incision jusques dans la prostate, pour en faciliter le dégorgement. D'ailleurs , il nous paroît fort douteux que l'on retirât quelqu'avantage de cette incision ; elle pourroit tout au plus favoriser l'évacuation de la matière qui se trouve-roit près de ses bords , mais contribueroit peu à la sortie

de

de celle qui en seroit éloignée. Il n'y a donc que la résorb-
tion du pus qui puisse débarrasser cette glande , et la
nature accorde rarement ce bienfait. Il n'en est pas de
même lorsqu'il n'existe qu'un seul foyer de suppuration ,
et qu'il est situé dans l'enveloppe celluleuse de la prostate : s'il est placé entre la glande et le col de la vessie ,
souvent il s'ouvre spontanément dans ce viscère , où l'on
peut l'ouvrir avec le bec de la sonde. Alors, le pus conduit au dehors à l'aide de cet instrument , ou expulsé
avec les urines , ne met plus aucun obstacle à la détersion et à la cicatrisation de la poche qui le contenoit. Si
le dépôt a son siège vers le rectum et le périnée , et que
le tact assure clairement son existence et sa position ,
une large ouverture pratiquée dans cet endroit, en accé-
lère la guérison.

CDXVII. Les indications à remplir ne sont donc pas
les mêmes dans ces différens cas ; mais dans tous , la
sonde devient nécessaire, quelquefois même indispensable , pour l'évacuation des urines , et comme elle doit
rester à demeure pendant quelque tems dans la vessie ,
celle de gomme élastique est préférable à la sonde d'argent. Son introduction doit se faire avec toutes les précautions qu'on recommande à l'article de l'inflammation
de la prostate.

CDXVIII. Lorsqu'il s'est formé un abcès , et qu'il promine dans l'urèthre ou à l'entrée de la vessie, souvent
on le perce en introduisant la sonde , dont le bec s'engage alors dans la poche qui contient le pus. On en est
averti par l'issue d'une plus ou moins grande quantité de
ce fluide, sans aucun mélange d'urine. Dans ce cas il faut
attendre qu'il ne sorte plus de pus par la sonde , pour la

retirer de quelques lignes, et la dégager de cette fausse route ; puis on l'enfonce de nouveau, avec l'attention d'en relever davantage le bec, afin d'éviter qu'il ne suive la même voie, et de le conduire dans la vessie.

CDXIX. Quand le dépôt s'est ouvert de lui-même, le pus qui en sort se mêle aux urines, et s'évacue avec elles. Soit que cette ouverture se fasse dans l'urèthre, soit qu'elle réponde dans la vessie, il convient de laisser la sonde à demeure, et d'en continuer l'usage, jusqu'à ce que les urines cessent d'être purulentes. Dans le premier cas, elle est nécessaire pour empêcher que l'urine, en traversant l'urèthre, n'entre dans la cavité du dépôt, ne s'oppose à sa consolidation, et n'y forme des concrétions pierreuses ; dans le second cas, elle est utile pour pousser dans la vessie des injections légèrement détersives, injections qu'il faut faire deux fois par jour, et chaque fois à plusieurs reprises, laissant sortir aussitôt les premières, qui ne servent qu'à délayer le pus et nettoyer, tant la vessie que la poche du dépôt ; mais conservant la dernière, destinée à diminuer, par son mélange, l'âcreté des urines, et à les rendre moins irritantes. Nous employons ordinairement, pour ces injections, une légère décoction d'orge, et nous prescrivons dans les mêmes vues une tisane diurétique adoucissante.

CDXX. Les rétentions d'urine produites par des concrétions pierreuses, formées dans la prostate, n'ont point échappé aux recherches pathologiques du célèbre Morgagni. Il a trouvé plusieurs fois de ces pierres dans les cadavres, et il cite un grand nombre d'observations sem-

blables, faites par ses prédécesseurs. Ces corps étrangers ont présenté beaucoup de variété dans leur nombre, leur situation, leur grosseur, leur figure et leur
organisation intérieure. On a quelquefois rencontré plusieurs calculs dans la même glande.

CDXXI. Dans quelques sujets, ils étoient contenus dans
des cavités en forme de sinus, creusés dans la prostate;
dans d'autres, ils se sont présentés à l'embouchure et le
long du trajet des conduits éjaculateurs. On en a vu qui
avoient à peine la grosseur d'un grain de millet; on en a
aussi trouvé qui excédoient celle d'une grosse cerise,
tantôt lisses et arrondis, tantôt allongés et inégaux à
leur surface.

CDXXII. Les uns ont paru composés d'une matière
semblable à du tuf, et ils étoient placés dans le milieu
de la glande; d'autres ont semblé n'être qu'un sperme
épaissi et concret, et avoient leur siège dans les conduits
éjaculateurs; mais le plus grand nombre étoient de la
nature de vrais calculs urinaires, logés dans les sinus
dont nous avons parlé. La formation de ceux-ci suppose
toujours une crevasse de l'urèthre ou de la vessie, à la
suite d'abcès ou de rétentions d'urine anciennes, pour
lesquelles on a négligé de faire porter pendant long-
tems des sondes aux malades. L'urine, en passant par
cette ouverture, s'épanche dans la poche de l'abcès ou
s'insinue dans le tissu des cellules de la prostate, et, par
sa décomposition, ou par une simple précipitation spontanée, y dépose les élémens de ces concrétions pierreuses.

CDXXIII. Ces calculs surviennent encore après les opé-

rations de la taille au grand appareil latéralisé ,
lorsque la plaie s'est fermée extérieurement avant
d'être réunie intérieurement ; d'où il résulte une espèce de fistule interne , où les urines , par leur séjour
et leur croupissement , forment un dépôt salino-terreux
qui , par l'addition de nouvelles couches , est susceptible d'un accroissement considérable. La présence
des concrétions pierreuses dans la prostate , n'est
annoncée par aucun signe, pathognomonique. L'u-
rine retenue , l'éjaculation du sperme empêchée ne sont
que des symptômes communs à plusieurs autres affections de la prostate et de l'urèthre. Le doigt introduit
dans le rectum , peut bien reconnoître l'augmentation
du volume de cette glande , mais ne sauroit faire distinguer la nature , ni la cause de cette augmentation.

CDXXIV. Lorsque la pierre chatonnée dans la prostate
présente une portion de sa surface à nud dans l'urèthre ,
le choc de la sonde sur cette concrétion , prouve bien
l'existence d'un corps étranger ; mais il laisse encore
beaucoup d'incertitude sur le lieu que ce corps étranger
occupe ; il reste encore à déterminer s'il appartient à la
vessie ou à la prostate ; car supposons que la sonde soit
arrêtée par une portion saillante de la pierre enkistée
dans la prostate , on peut douter , si ce que l'on touche
n'est point un calcul de la vessie engagé dans l'urèthre ;
et dans l'hypothèse où la sonde , au lieu d'être arrêtée,
glisseroit sur un point à nud de la surface de la pierre ,
il est également douteux , si celle-ci est dans le bas-fond
de la vessie près de son col , ou si elle est réellement
logée dans la prostate.

CDXXV. Au reste , cette incertitude dans le diagnostic

n'en met aucune dans l'indication à remplir. En effet, soit que le calcul ait son siège dans la prostate ou dans la vessie, ou bien qu'il soit engagé dans le col de ce viscère, on doit chercher à l'extraire, et la même opération convient à l'un et à l'autre cas. Cette opération consiste à faire une incision au périnée et dans la prostate, telle qu'on la pratique dans la taille au grand appareil latéralisé. La pierre est-elle dans la vessie ? cette incision en rend l'extraction facile. Le corps étranger est-il enkisté dans la prostate ? cette incision est la seule favorable pour le dégager, et procurer sa sortie. Il peut arriver, il est vrai, que la plaie ne réponde pas exactement au lieu qu'occupe la pierre dans la prostate ; mais dans ce cas, après s'être assuré de sa véritable situation avec le doigt porté dans la plaie, on peut fendre avec la pointe du bistouri l'espèce de cloison, comprise entre l'incision et le kiste de la pierre ; la dégager ensuite et l'extraire facilement.

CDXXVI. Une autre cause plus fréquente de la tuméfaction de la prostate est le gonflement variqueux de ses vaisseaux et de ceux qui rampent dans le tissu cellulaire qui l'unit au col de la vessie et au commencement de l'urèthre. L'anatomie apprend que ces vaisseaux forment un plexus très-sensible à l'œil, même dans l'état naturel, et sans le secours des injections. Ce plexus vasculaire est susceptible d'une dilatation considérable, et souvent il présente des espèces de nodosités saillantes dans le col de la vessie, et semblables à celles que forment les varices situées dans les autres parties du corps.

CDXXVII. Dans cette maladie, la prostate augmente moins de volume proportionnellement que ses envelopes. Leur tissu est tantôt mol et spongieux, tantôt dense et dur, selon que l'engorgement est récent ou ancien : enfin, ce gonflement variqueux de la prostate, présente les mêmes variétés que les tumeurs hémorrhoïdales, avec lesquelles il a beaucoup d'analogie, et qui le compliquent très-fréquemment. L'un et l'autre de ces états contre nature, sont aussi souvent l'effet que la cause de la rétention d'urine et de la constipation : rien ne contribue autant à leur naissance, que les efforts que les malades font pour uriner et pour aller à la garde-robe.

CDXXVIII. La contraction violente des muscles abdominaux, en comprimant fortement les viscères contenus dans le bas-ventre, et rendant ainsi difficile le retour du sang par les vaisseaux iliaques et mésenteriques, produit une stase sanguine dans les veines du périnée, et par une suite nécessaire, l'engorgement de tous les viscères situés dans cette région. Or, dans ce cas, le gonflement variqueux de la prostate est consécutif à la rétention d'urine, qu'il entretient à son tour. Souvent aussi la tuméfaction de cette glande précède la rétention d'urine, dont elle est la cause primitive. Cette disposition n'est pas rare chez les vieillards, et même chez les jeunes gens qui se sont livrés avec excès aux plaisirs de l'amour, ou qui ont abusé des liqueurs spiritueuses. Elle est aussi très-fréquente chez les personnes qui ont eu plusieurs gonorrhées, chez celles qui ont eu des hémorrhoïdes compliquées d'obstructions dans le bas-ventre.

CDXXIX. On reconnoît que la rétention d'urine n'est due qu'à l'état variqueux de la prostate, 1°. par la réunion des signes communs à la tuméfaction de cette glande ; 2°. par la lenteur avec laquelle s'est faite la rétention ordinairement précédée de difficulté d'uriner, dont l'augmentation progressive a été marquée par des sortes de paroxismes plus ou moins considérables, toutes les fois que le malade a monté à cheval ou en voiture, ou qu'il s'est livré à quelque exercice, ou enfin qu'il a pris quelques liqueurs échauffantes, ou des alimens capables de produire le même effet ; 3°. par l'indolence, ou le peu de sensibilité de la tumeur formée par la prostate, disposition qu'on reconnoît en comprimant cette glande avec le doigt introduit dans le rectum ; 4°. par l'absence des cuissons, quand les urines traversent le canal, et des signes propres aux autres espèces de gonflemens de la prostate, et par la présence de quelques unes des causes prédisposantes, dont on a fait plus haut l'énumération.

CDXXX. Lorsque les urines sont totalement retenues, il est urgent de leur donner issue par l'introduction de la sonde ; mais cette opération n'est pas toujours facile, même pour la main la plus exercée. Les règles et les précautions qu'on a posées pour le cas de l'inflammation de la prostate, trouvent encore ici leur application ; c'est sur-tout lorsque le gonflement de cette glande est variqueux, qu'il faut préférer les grosses sondes aux petites, et les sondes de gomme élastique aux algalies, moins exemptes d'inconvéniens, lorsqu'elles doivent rester à demeure dans la vessie.

CDXXXI. Quand la sonde se trouve arrêtée par le rétrécissement de la portion de l'urèthre qu'embrasse la prostate, au lieu de la retirer pour faire de nouvelles tentatives , il vaut mieux , lorsqu'on est certain que son bec répond à la direction de l'axe du canal ; l'appuyer avec force contre l'obstacle, et la soutenir dans cette position ; la pression, que le bec exerce sur les parois de l'urèthre tuméfiée, les affaisse , en dissipant l'humeur qui les engorge , et donne la facilité d'enfoncer la sonde plus avant dans une seconde tentative. En continuant ainsi , on arrive enfin plutôt ou plus tard dans la vessie. C'est dans les mêmes vues que l'on s'est servi des bougies de corde de boyau.

CDXXXII. Après avoir introduit une de ces bougies dans le canal , jusqu'à la partie rétrécie, on la fixe par des moyens connus. Gonflée par l'humidité de l'urèthre , elle écarte et comprime les parois de ce canal, et permet à une nouvelle bougie de pénétrer plus avant. Lorsque Desault n'avoit pas encore acquis cette grande habitude de sonder , qui lui faisoit franchir avec sûreté tous les embarras de cette nature, il se servoit , même avec succès , de ces bougies de corde de boyau. Mais elles ont l'inconvénient, 1°. d'agir trop lentement , sur-tout lorsque les accidens dépendans de la rétention , sont urgens ; 2°. d'être trop roides, quand on les introduit , et de se prêter difficilement aux différentes courbures de l'urèthre , ce qui rend quelquefois leur introduction douloureuse ; 3°. de ne pouvoir servir deux fois de suite ; 4°. d'être obligé de les retirer et de les renouveller toutes les fois que le malade veut uriner , ce qui nécessite l'emploi d'un grand nombre de ces sondes , et beaucoup d'assiduité de la part du chirurgien.

CDXXXIII. Il arrive quelquefois que la sonde , en heurtant contre quelques vaisseaux dilatés dans le canal, les déchire, et produit un écoulement de sang plus ou moins abondant. Cet accident, loin d'être nuisible, est souvent utile : c'est une saignée locale qui dégorge ces vaisseaux, et rend l'entrée de la sonde plus facile. Quand cet écoulement de sang par l'urèthre, n'a pas lieu, et que l'on ne peut réussir à introduire la sonde, on conseille d'appliquer des sangsues au périnée, ou de désemplir les vaisseaux par une ou deux saignées du bras. Ces moyens, sans avoir la même efficacité que si le sang étoit tiré immédiatement de la partie engorgée, ont cependant été quelquefois employés avec succès.

CDXXXIV. Après avoir évacué les urines, au moyen de la sonde, il faut la laisser à demeure dans la vessie. Sa présence dans l'urèthre devient nécessaire pour dissiper l'engorgement de la prostate, et celui de la portion du canal qui la traverse. On doit même en continuer l'usage pendant long-tems, la nettoyer tous les huit à dix jours, et la remplacer par une nouvelle, toutes les fois qu'elle est altérée ou incrustée de dépôts terreux. On ne peut guère espérer une guérison parfaite avant six semaines ou deux mois de traitement, et l'on ne doit pas oublier que la maladie est sujette à récidive. Il est prudent, pour la prévenir, de ne pas interrompre tout-à-coup l'usage de la sonde, et d'assujétir les malades à la porter encore quelque tems pendant la nuit, même après leur guérison apparente.

CDXXXV. Lorsqu'on réfléchit sur l'analogie qui existe entre le gonflement variqueux de la prostate et l'engorgement de même nature, qui survient si fréquemment aux jambes, on voit que les mêmes principes sont applicables à leur traitement. Or l'expérience a prouvé qu'on ne guérissoit celui-ci que par une compression très-exacte et long-tems continuée. C'est aussi en partie par le même mécanisme que les sondes agissent. Cette considération avoit fait imaginer les bougies de plomb. On avoit pensé, qu'étant plus pesantes, elles devoient comprimer plus fortement, et que leur effet devoit être et plus prompt et plus marqué. Mais ces bougies ne peuvent, comme les sondes de gomme élastique, livrer passage aux urines ; elles n'ont pas assez de solidité pour surmonter les obstacles du canal, et, quoique flexibles, elles sont trop dures pour se mouler exactement aux courbures de l'urèthre. On a d'ailleurs à craindre qu'en comprimant trop quelques points de ce canal, elles n'y produisent des escarres, qui ne tarderoient pas à devenir gangreneuses.

CDXXXVI. Au surplus, ce n'est pas à la compression seule qu'est dû le succès des sondes : leur séjour dans le canal attire, dans cette partie et dans la prostate, une sorte de phlogose qui peut beaucoup contribuer à leur dégorgement. En effet, cette légère inflammation est bientôt suivie d'un écoulement puriforme, plus ou moins abondant ; d'où résulte peut-être l'affaissement et l'oblitération des vaisseaux et des cellules dilatées ; tandis que la sonde, tenant l'urèthre dilaté pendant ce travail de la nature, entretient et conserve la liberté de ce conduit. Nous ne donnons, au reste, cette explication que comme une conjecture qui ne manque ni de vraisemblance ni de probabilité.

CDXXXVII. Le gonflement et l'induration squirrheuse de la prostate, est une autre maladie très-commune aux vieillards, et à ceux qui ont eu un grand nombre de gonom-liées. Elle n'est cependant pas toujours le produit du vice vénérien. Les vices dartreux et psoriques peuvent aussi la déterminer ; elle est même quelquefois l'effet caché d'une disposition scrophuleuse. La grosseur et la dureté de cette glande varient beaucoup selon la durée de l'engorgement. Souvent on l'a trouvée presqu'aussi dure qu'un cartilage ; plus fréquemment son tissu avoit l'aspect couenneux, et paroissoit rempli d'une espèce de lymphe épaissie ; quelquefois elle a présenté un volume double et triple de son volume naturel; J. L. Petit dit même l'avoir vue aussi grosse que le poing. Tantôt on n'a trouvé qu'une portion de cette glande squirrheuse, tantôt tout son corps étoit affecté de la même induration.

CDXXXVIII. Le diagnostic de cette maladie se tire des signes communs à la tuméfaction de la prostate, joints aux signes commémoratifs des causes éloignées et prochaines de son engorgement. Le doigt, introduit dans l'anus, peut aussi faire distinguer la dureté de cette glande, et cette introduction est peu douloureuse.

CDXXXIX. Lorsque cet engorgement n'est pas très-ancien, et que sa cause est vénérienne, le prognostic est moins fâcheux, que lorsque la maladie est compliquée de scrophules, ou qu'elle dépend de toute autre cause humorale difficile à combattre. Quand la glande a la dureté des cartilages, son organisation est détruite, et il ne reste aucun espoir de guérison.

CDXL. La rétention d'urine, étant un symptôme ordinaire des squirrhes de la prostate, l'introduction de la sonde devient encore ici nécessaire, et cette opération présente souvent plus de difficulté que dans les autres espèces de gonflemens de la prostate. La dureté de la glande, ne lui permettant pas en cette circonstance de céder à la compression, les sondes d'un petit diamètre réussissent mieux que celles qui ont plus de grosseur ; il arrive même souvent, qu'obligé d'employer beaucoup de force pour écarter les parois du canal, et le stilet dont on garnit les sondes de gomme élastique, n'offrant pas assez de solidité, le chirurgien est forcé de se servir d'une algalie d'argent, de la grosseur de celles dont on se sert pour les enfans.

CDXLI. Quelquefois, malgré la petitesse de l'algalie, on ne peut la faire pénétrer qu'en là tournant comme une vrille dans le canal de l'urèthre ; mais en exécutant ce mouvement, il est très-essentiel de ne pas perdre de vue la direction du canal, à laquelle doit toujours répondre le bec de la sonde. Quand cet instrument est parvenu dans la vessie, on l'y fixe avec deux cordonnets attachés aux anneaux de son pavillon, qu'on fait passer sous les fesses, pour les assujettir l'un à droite et l'autre à gauche, aux parties latérales d'un bandage de corps. Il est inutile d'employer d'autres cordonnets pour tirer la sonde en devant ; car ce n'est qu'en remontant dans cette direction qu'elle peut sortir de la vessie.

CDXLII. Après avoir porté cette algalie pendant deux ou trois jours, le canal déja plus libre, permet ordinairement de la remplacer par une petite sonde de gomme élastique. Celle-ci s'introduit plus facilement, lorsqu'elle est garnie de son stilet. On la fixe par des fils de coton, noués sur la peau de la verge ou sur le gland. On laisse cette nouvelle sonde quatre à cinq jours, au bout desquels on en place une troisième plus grosse, et, après le même espace de tems, une quatrième et même une cinquième qui doivent être progressivement plus grosses , jusqu'à ce qu'on ait rétabli le calibre naturel du canal. Enfin, on ne cesse l'usage de ces sondes, que lorsque l'espèce de suppuration, qui s'est établie dans l'urèthre , est tarie, et que l'on sent, par le doigt introduit dans le rectum , la prostate réduite à son volume ordinaire, ce qui n'arrive guère que vers le 30°. ou 40°. jour du traitement, et quelquefois plus tard. D'ailleurs , on emploie intérieurement les remèdes fondans appropriés à la cause connue de la maladie , tels que les anti-vénériens , les anti-scrophuleux, les anti-dartreux , etc.

CDXLIII. Nous ne parlerons point ici des bougies prétendues fondantes, proposées pour ces sortes d'engorgemens; 1°. parce que nous les croyons inutiles et insuffisantes ; 2°. parce que nous leur destinons un article séparé, où nous les mettrons en parallèle avec les sondes de gomme élastique.

§. XIX. *Rétention d'urine, par les tumeurs des parois de l'urèthre.*

CDXLIV. Nous comprenons , sous le nom de tumeurs des parois de l'urèthre , les duretés, les nodosités, les abcès , les infiltrations urineuses formées dans les membranes de ce conduit. Nous avons déja annoncé, à l'article de la gonorrhée, que cette maladie est fréquemment suivie de duretés dans le canal. Ces duretés ne sont dans le principe que de petits engorgemens lymphatiques, qu'on peut à peine sentir avec le doigt. Elles ne causent alors d'autre dérangement dans l'excrétion des urines , qu'une diminution de la grosseur du jet. Comme ces duretés sont indolentes , les malades n'en prennent aucune inquiétude , et ne font rien pour leur guérison. Elles restent quelquefois dans cet état pendant plusieurs années ; mais tôt ou tard elles se développent, et prennent de l'accroissement, d'une manière lente et presque insensible. Le calibre de l'urèthre diminue ; les urines ne sortent plus qu'avec difficulté et par un filet très-délié , qui tantôt se bifurque , tantôt s'éparpille en arrosoir , et d'autres fois se contourne en forme de spirale. Les efforts violens que nécessite leur expulsion , ajoutent encore à l'engorgement de l'urèthre. Les tumeurs qui en résultent , acquièrent plus de volume ; le doigt promené le long de la verge et sur le périnée , les distingue alors sans peine ; l'expulsion des urines devient de plus en plus laborieuse , et se convertit enfin en véritable rétention.

CDXLV. Ces sortes d'engorgemens changent quelquefois de nature. La matière qui les forme , devenue âcre par son séjour , irrite la partie où elle est déposée , et y cause de la douleur. L'inflammation s'en empare ; il survient des dépôts plus ou moins considérables ; le pus se fait jour dans le canal, ou se porte extérieurement vers le périnée ou les bourses , et quelquefois se pratique une ouverture dans le canal et une autre au dehors. Lorsque l'ouverture est interne, et qu'elle est située au-delà de l'obstacle qui retient les urines , celles-ci pénètrent dans la cavité du dépôt, s'infiltrent ou s'épanchent dans les parties voisines , et produisent des fusées qui s'étendent au loin, et causent presque toujours les plus grands ravages , en frappant de mort les parties qu'elles abreuvent.

CDXLVI. Les tumeurs formées dans les tuniques de l'urèthre, ne sont pas toujours des restes d'anciennes gonorrhées. On en a vu naître spontanément , et sans qu'on pût en accuser aucune cause particulière , chez des personnes qui n'avoient jamais eu de maladies dans le canal ; ce qui est cependant assez rare. Des coups, des chutes sur le périnée, ont souvent donné naissance à ces sortes de tumeurs. La contusion , suite de ces accidens, peut s'étendre jusques sur les membranes de l'urèthre, en affoiblir le ressort, et permettre aux sucs lymphatiques de s'y amasser ; ou , si le sang s'épanche ou s'infiltre dans le tissu de cette partie, la résolution peut s'en faire imparfaitement ; alors la portion du sang qui n'a pas été résorbée, devient le noyau d'un engorgement consécutif. Enfin cette contusion peut attirer sur l'urèthre une inflammation qui , trop foible pour atténuer les humeurs fixées dans la partie enflammée, ne fait qu'ajouter à leur épaississement , et devient la source éloignée des engorgemens dont nous parlons.

CDXLVII. Au reste , quelle que soit la cause de ces tumeurs, elles suivent la même marche et attirent les mêmes accidens que celles qui doivent leur origine à la gonorrhée. Les moyens curatifs qui conviennent aux unes, conviennent également aux autres. Dans tous les cas , on ne doit considérer la maladie que comme une affection locale ; celles mêmes de ces duretés qui succèdent à la gonorrhée, quoique causées par une inflammation vénérienne, n'exigent aucun traitement particulier, quand bien même elles renfermeroient encore un germe vénérien. Si les humeurs sont saines d'ailleurs, et s'il n'existe aucun autre symptôme de vérole, nous sommes persuadés que les sondes portées à demeure dans le canal, peuvent par l'action qu'elles déterminent dans cette partie, dénaturer ce germe, et procurer sa destruction.

CDXLVIII. Nous avons indiqué à l'article de la gonorrhée, les remèdes topiques qui, appliqués à l'extérieur de la verge ou dans le canal, avoient quelquefois fondu des nodosités disséminées dans les tuniques de ce conduit. En vain attendroit-on le même succès de ces moyens, lorsque les tumeurs dont il est question sont anciennes et volumineuses. D'ailleurs, en supposant que ces moyens puissent encore réussir, leur effet est trop lent pour les mettre en usage dans les cas où la maladie seroit compliquée de rétention d'urine. Alors, comme il est urgent d'évacuer ce fluide, et comme la sonde, portée à demeure dans le canal, est de tous les moyens que nous connoissons, celui qui réunit le plus d'avantages, qui favorise le plus la résolution de ces tumeurs, le premier et l'unique secours que l'on doive porter au malade est de chercher à introduire cet instrument dans la vessie, et de l'y fixer. Les sondes flexibles sont préférables aux algalies ; mais on est souvent obligé de commencer le traitement avec ces dernières, pour préparer et faciliter l'entrée des premières ; car ce cas est un de ceux où l'introduction de la sonde offre le plus de difficulté. Ce n'est souvent qu'en employant beaucoup de force qu'on parvient à surmonter les obstacles que forment ces tumeurs. Pour cet effet, il faut choisir une algalie très-solide et de la grosseur des al-

galies

galies d'enfant. Il faut encore, en l'introduisant, prendre les précautions et suivre les règles que nous avons prescrites dans les articles précédens. Lorsqu'il existe plusieurs de ces tumeurs le long de l'urèthre, après avoir surmonté la première, on est arrêté par la seconde, et celle-ci n'est pas la moins difficile à vaincre. La sonde serrée dans la partie du canal qu'elle a franchie, ne se prête pas aussi bien qu'auparavant, aux mouvemens en tour de vrille et aux différentes directions, sans lesquelles on ne peut quelquefois surmonter ce nouvel obstacle. De même que le second obstacle est plus difficile à surmonter que le premier, le troisième l'est plus que le second, et plus on avance, plus cette difficulté va croissant; de sorte que sans une grande habitude de sonder, on parvient rarement, dès les premières tentatives, jusques dans la vessie; mais avec de la patience et un peu de dextérité, on en vient presque toujours à bout, par des essais méthodiques et souvent réitérés. Les efforts que l'on fait quand on ne pratique pas de fausses routes, ne sont pas perdus; ils déterminent souvent l'écoulement des urines. Cet écoulement peut d'ailleurs être excité par la présence d'une bougie, substituée à la sonde d'argent, et enfoncée jusqu'à l'obstacle. En procurant par ce moyen, la sortie des urines, on prévient ou l'on modère les accidens dépendans de la rétention; et l'on gagne un tems précieux durant lequel on peut, par des tentatives réitérées, faire pénétrer la sonde jusques dans la vessie.

CDXLIX. Il est des praticiens qui, découragés par les obstacles qu'ils rencontrent, et prenant le défaut momentané de succès, pour l'impossibilité d'introduire la

Q

sonde , ne balancent pas à faire la ponction de la vessie. Mais à moins qu'on ait acquis la preuve , qu'une bougie laissée dans le canal ne détermine point la sortie des urines , et que les accidens dépendans de la rétention ne soient très-urgens , nous pensons qu'on doit différer cette opération , et ne la pratiquer qu'à la dernière extrêmité. Car , sans parler des dangers où elle expose toujours le malade , elle est en pure perte pour la guérison de la maladie de l'urèthre. Il faudra toujours en revenir à l'introduction de la sonde ; et les difficultés que l'on a rencontrées dans les premiers essais , ne diminueront pas par la ponction de la vessie.

CDL. L'opération connue sous le nom de boutonnière , quoiqu'en apparence mieux adaptée à la nature de la maladie, est presque toujours ou inutile ou dangereuse. Elle est inutile , si , pour la pratiquer , on peut passer un cathéter ou une sonde cannelée dans la partie rétrécie du canal ; puisque l'on auroit pu de même , y porter une sonde creuse. Elle est dangereuse , si l'on ne peut être guidé par ces instrumens ; puisqu'alors on fait les incisions au hasard , et que l'on peut manquer le canal et diviser des parties dont la lésion est suivie d'accidens plus ou moins graves.

CDLI. Les caustiques recommandés par Hunter , nous paroissent tout-à-la-fois incertains dans leur effet , et très-dangereux dans leurs suites. Quoique ce praticien nous assure en avoir obtenu des succès qui ont surpassé ses espérances, nous n'avons jamais osé faire usage de ce moyen. Le caustique, dont il se sert, est la pierre infernale. Pour l'appliquer immédiatement sur la partie rétrécie du canal , il a inventé une canule presque sem-

blable aux algalies à bouton, proposées par Petit. Après
avoir introduit jusqu'à l'obstacle, cette canule fermée par
le stilet à bouton, il retire le stilet, et en substitue un
autre terminé à son extrémité par une espèce de porte-
crayon, dans lequel est fixée la pierre infernale; il enfonce ce dernier jusqu'au bout de la canule. De cette manière le caustique ne peut agir que sur la partie du canal
où la sonde est arrêtée. Il recommande de ne le tenir
appliqué que pendant une minute, de le retirer ensuite,
et d'injecter aussi-tôt de l'eau par la même canule, pour
entraîner au dehors toutes les parties du caustique qui
auroient été dissoutes dans le canal, et qui pourroient
l'irriter. Il réitère cette application tous les jours, ou
tous les deux jours, selon que l'escharre est plus ou
moins de tems à se séparer, et il en continue l'usage,
jusqu'à ce que la sonde puisse pénétrer dans la vessie.
Enfin il termine la cure avec les bougies.

CDLII. On ne peut disconvenir que ce moyen ne soit
très-ingénieux; mais qui garantira que ce caustique
agira toujours dans la direction du canal; qu'il ne per-
cera pas ce conduit, et ne formera pas de fausses routes?
Hunter a senti cet inconvénient, et n'en prend aucune
inquiétude, pourvu qu'on rentre dans l'urèthre, et qu'on
parvienne avec les bougies, jusques dans la vessie. Il regarde ce nouveau conduit comme aussi propre à donner
passage aux urines, que le canal naturel. Nous croyons
bien aussi que, si l'on continue long-tems les bougies,
cette portion factice du canal restera pendant leur usage
assez dilatée, pour que les urines y passent librement;
mais il nous paroît douteux que cette route nouvelle se
conserve toujours dans le même état, et qu'il ne s'y

forme pas dans la suite un rétrécissement plus difficile à vaincre que le premier. D'ailleurs n'est-il pas à craindre que, lorsque le caustique sera une fois sorti du canal, on ne puisse pas le ramener dans la direction de ce conduit? et alors, plus l'on avancera, plus on aggravera la maladie.

CDLIII. Ces considérations nous confirment de plus en plus dans le précepte que nous avons posé, de ne recourir à ces moyens qu'à la dernière extrêmité, et qu'après s'être convaincu par des essais multipliés, que l'introduction de la sonde est impossible; ce qui doit être infiniment rare pour une main habituée à ces sortes d'opérations.

CDLIV. Quand on a pénétré avec la sonde d'argent jusques dans la vessie, on la laisse en place pendant quatre à cinq jours, au bout desquels on lui substitue une autre sonde de gomme élastique, plus grosse, que l'on remplace par une troisième, etc. D'ailleurs, on suit dans le remplacement de ces sondes, les règles dont nous avons recommandé l'usage, à l'article du gonflement de la prostate.

CDLV. Les sondes à demeure dans l'urèthre, produisent la fonte des duretés situées dans ses parois, autant par la compression qu'elles exercent sur ces tumeurs, que par l'espèce de suppuration qu'elles attirent dans ce conduit. Pour se convaincre de tout l'avantage que doit avoir ici la compression, il suffit de se rappeler que c'est par elle seule que l'on opère la guérison des engorgemens lymphatiques des jambes, celle des squirrhosités du rectum, etc. L'analogie qui existe entre l'une et l'autre de ces maladies, permet à peine de douter qu'elles ne cèdent au même moyen. Mais , outre la compression , la présence des sondes , en appelant sur les tuniques de l'urèthre , et particulièrement sur l'endroit correspondant à la tumeur, une sorte de phlogose suivie d'un écoulement puriforme plus ou moins abondant , contribue beaucoup à hâter le dégorgement de cette partie ; aussi voit-on presque toujours l'usage bien dirigé de ces sondes , produire , dans l'espace d'un mois la résolution de tumeurs très-dures , existantes depuis plusieurs années. Cette terminaison n'a cependant pas toujours lieu ; quelquefois ces duretés s'enflamment , et se terminent par suppuration.

CDLVI. Les dépôts produits par la suppuration des tumeurs formées dans les tuniques de l'urèthre , ne suivent pas tous la même marche. Les uns , semblables aux dépôts par congestion , ne se forment que lentement ; les autres font des progrès rapides , et prennent un caractère phlegmoneux. Le siège de ces dépôts varie comme celui des tumeurs qui leur ont donné naissance : ils sont situés tantôt le long de la verge , tantôt vers la racine de cet organe ; fréquemment ils répondent aux bourses , le plus souvent au périnée , etc. Leur grosseur n'est pas non plus la même ; il en est qui ont à peine le volume d'une noisette , d'autres égalent celui du poing.

CDLVII. La formation de ces dépôts s'annonce par la douleur et la chaleur qui se manifestent dans l'endroit où existoient les duretés du canal ; celles-ci augmentent de grosseur , deviennent sensibles à la vue et au toucher ; la pression faite à l'extérieur , y rend les douleurs plus vives ; la fièvre s'allume ; la verge grossit , et reste dans un état de demi-érection ; la peau qui la recouvre, et sur-tout celle du prépuce, s'infiltre; les douleurs deviennent pulsatives, la tuméfaction s'étend extérieurement, et quelquefois l'inflammation gagne jusqu'à la peau. La tumeur qui, pendant son accroissement, étoit dure et rénitente, s'amollit, et l'on ne tarde pas à y sentir de la fluctuation.

CDLVIII. Si le dépôt est déja formé lorsque le malade réclame le secours de l'art, on n'en doit pas moins chercher à introduire la sonde dans la vessie. Sa présence, il est vrai, pourra augmenter l'inflammation; mais aussi elle préviendra les accidens de la rétention, et empêchera les efforts que feroit le malade pour rendre les urines; efforts qui sont plus capables d'augmenter le gonflement et l'inflammation, que l'irritation produite par la sonde. Par la même raison, on ne doit pas retirer cet instrument de la vessie, s'il a été introduit avant que le dépôt soit formé, quand même on seroit certain qu'il a déterminé sa formation.

CDLIX. Quelques auteurs recommandent d'ouvrir extérieurement ces dépôts, dès qu'on a la certitude de leur existence, dans la crainte que le pus ne se porte vers le canal, et ne s'y fasse jour. Nous pensons, au contraire, qu'il faut n'avoir recours à cette opération, que le plus tard possible; nous sommes même persuadés, qu'à moins que le dépôt ne soit très-considérable, et ne tende à s'ouvrir à l'extérieur, il est toujours plus avantageux de ne pas l'attaquer avec l'instrument, et de l'abandonner aux soins de la nature. Cette opinion, appuyée sur l'expérience, est confirmée par une foule d'observations.

CDLX. Nous avons vu fréquemment des dépôts assez

considérables, où nous avions manifestement senti la fluctuation, se terminer à la longue par résorption, et les malades guérir parfaitement, sans autre secours que la sonde. L'ouverture que l'on auroit pratiquée dans ce cas, eût au moins été inutile. Souvent ces dépôts s'ouvrent dans le canal; mais, loin de regarder cet événement comme fâcheux, nous en avons bien auguré pour la guérison; le pus pouvant fuser entre la sonde et le canal, la poche qui le contient se vide peu à peu, la nature en opère la détersion, et la cicatrisation la suit de près. Si quelquefois il est arrivé que le pus n'ayant pas une issue assez libre, séjourne en trop grande quantité dans la cavité du dépôt, pour permettre à ses parois de se déterger et de revenir sur elles-mêmes, les suites n'en ont jamais été dangereuses. Alors, ou le pus se porte vers la peau, la perce, et se forme une nouvelle issue au dehors, ou l'art est obligé de venir au secours de la nature, et d'ouvrir extérieurement le dépôt. Dans l'une et l'autre circonstance, on n'a perdu que du tems, et la guérison n'offre pas plus de difficulté que si l'on avoit pratiqué de bonne heure l'incision à laquelle on est enfin forcé de recourir. La sonde qui est dans le canal, livrant passage aux urines, les empêche de pénétrer dans la cavité du dépôt, et permet à la cicatrice de se faire aussi facilement que s'il n'y avoit qu'une ouverture externe. D'ailleurs, en ouvrant ces dépôts de bonne heure, on ne prévient pas toujours leur ouverture dans l'urèthre : le pus, en s'amassant dans les tuniques de ce conduit, les sépare les unes des autres, détruit une partie des vaisseaux qui les nourrissent, et il se forme dans quelques points une escharre qui s'étend jusques dans le canal.

CDLXI. On ne retire donc, sous ce rapport, aucun avantage de l'ouverture des dépôts formés dans l'épaisseur des parois de l'urèthre ; souvent même l'ouverture que l'on en fait, retarde plus la guérison qu'elle ne la hâte. Cette vérité est encore le fruit de l'expérience : nous avons constamment observé que lorsque le dépôt étoit situé près de la symphise du pubis, et vers la racine de la verge, ou qu'il s'étendoit dans le scrotum, les ouvertures que l'on pratiquoit dans cette partie, ne se cicatrisoient que difficilement, et restoient souvent fistuleuses.

CDLXII. On évite cet inconvénient, en s'abstenant d'ouvrir ces dépôts, et l'on guérit plus promptement et plus sûrement. Il est cependant quelques cas où il peut-être utile de recourir à cette opération, tel que celui où il y auroit une collection de pus considérable, qu'elle feroit saillie au périnée, et qu'il y auroit peu de parties à traverser pour parvenir dans le foyer du dépôt. Il ne faut pas même ici, faire l'ouverture trop grande ; celle de moyenne grandeur se guérit plutôt, et suffit toujours pour faciliter la sortie du pus, et pour attendre avec sécurité que la détersion et la cicatrisation de la cavité du dépôt, se terminent complettement.

CDLXIII. Il est donc très-peu de cas où l'on ne puisse opérer la guérison, tant des duretés que des dépôts formés dans les tuniques du canal, par l'usage seul des sondes de gomme élastique. Mais ce traitement, quoique simple en apparence, exige de la part du malade et de celle du chirurgien, les plus grands soins : il faut veiller, avec l'attention la plus scrupuleuse, à ce que la sonde ne se dérange pas, qu'elle soit toujours dans la vessie, et qu'elle ne s'obstrue point par quelque corps étranger. Un instant de négligence peut causer le plus grand mal; par exemple, si le bec de la sonde étoit sorti de la vessie, ou si, quoique restée en place, sa cavité se trouvoit remplie, soit par des glaires, soit par des caillots de sang, des incrustations pierreuses, etc. l'urine passeroit entre elle et le canal, pourroit entrer par l'ouverture interne du dépôt, et donner lieu à des épanchemens ou des infiltrations urineuses, qui rendroient la maladie plus grave. Nous traiterons, dans un article séparé, de ces accidens et des fistules urinaires, auxquelles les tumeurs dans les parois du canal de l'urèthre donnent quelquefois naissance.

CDLXIV. Confirmons par deux observations la doctrine ci-dessus établie ; l'une est tirée du traité de Chopart ; l'autre recueillie à l'Hôtel-Dieu, par Cagnion.

OBSERVATION I.

Un jeune homme âgé de 21 ans, tomba d'une fenêtre, se fit au périnée une forte contusion, sans plaie extérieure et rendit beaucoup de sang par la verge. Le lendemain de sa chute, il eut une rétention d'urine. On le sonda ; il sortit du sang et de l'urine. Quelques heures après, ce jeune homme ne pouvant satisfaire à un nouveau besoin d'uriner, on tenta de le sonder encore, mais inutilement. On le fit transporter à trois lieues de là, dans une voiture dont les chocs augmentèrent ses douleurs, et cependant lui firent rendre un peu d'urine. Les saignées furent réitérées ; on continua les résolutifs sur le scrotum et le périnée très-tuméfiés. Les urines coulèrent goutte à goutte, et non sans efforts. Le dixième jour, il parut au périnée un petit abcès qui s'ouvrit. La tuméfaction des parties génitales diminua ; les urines reprirent leur cours par l'urèthre, et l'ouverture fistuleuse se guérit. Leur éjection se fit alors sans douleur, mais avec difficulté. On eut recours aux bougies, à la sonde ; il fut impossible de les faire pénétrer jusqu'à la vessie.

Deux ans après, ce jeune homme se rendit à l'hospice du collège de chirurgie. Ses urines sortoient sans efforts, d'abord goutte à goutte, puis par un filet très-fin ; quelquefois elles couloient involontairement. On sentoit une petite tumeur dure au périnée, près de la branche de l'ischion du côté droit. On ne put parvenir à introduire aucune espèce de sonde dans la vessie : toutes s'arrêtoient constamment à la partie membraneuse de l'urèthre, au-devant de la prostate tuméfiée. L'obstacle parut invincible, et on décida le malade à subir l'opération de la boutonnière, que Chopart, alors chirurgien en chef, pratiqua à la manière ordinaire.

En vain tenta-t-on de faire pénétrer par-là, la sonde dans la vessie ; tout effort fut vain ; on suspendit l'opération, espérant que le dégorgement des parties épaissies de l'urèthre et de la prostate, rendroit moins difficile l'introduction de la sonde. Les urines prirent leur cours par la plaie ; elle suppura, et donna issue à quelques flocons de matière grumeleuse ; lorsque ses bords commencèrent à s'affaisser, Chopart tenta de passer la sonde dans la vessie ; ses tentatives n'eurent aucun succès. La cicatrice se forma ; mais il resta une fistule à l'angle supérieur de l'incision : les urines se partagèrent entre cette fistule et l'urèthre. Desault fut alors invité à venir à l'hospice, pour tenter l'introduction de la sonde. Ne pouvant faire pénétrer dans la vessie une petite algalie semblable à celle dont on se sert pour les enfans, il en prit une plus longue, légèrement courbée, très-mince, mais forte et en argent ; après l'avoir portée dans l'urèthre, jusqu'à l'obstacle, il enfonça profondément l'index de la main gauche dans le rectum, et ayant baissé vers le scrotum le pavillon de la sonde qu'il tenoit avec la paume de la main droite, le pouce appuyé sur l'anneau du mandrin, il poussa l'algalie avec une grande force, selon l'axe du corps et la courbure de l'urèthre sous le pubis, en la soutenant et la dirigeant au moyen du doigt porté dans la paroi antérieure du rectum. Etant parvenu dans la vessie, il retira le mandrin, qui remplissoit la cavité de l'algalie, et l'urine sortit. Cette sonde étoit si serrée par les parties de l'urèthre que la prostate embrasse, qu'il fut presque impossible de la mouvoir dans la vessie, ni de l'enfoncer, ni même de la retirer un peu en avant. Elle fut bouchée et assujétie par deux bandelettes passées sous les cuisses. On fit des injections émollientes dans ce viscère. Le malade resta dans la position horizontale où il avoit été sondé. Les douleurs aiguës qu'il avoit éprouvées pendant l'introduction de la sonde, se calmèrent. Quelques heures après, elles devinrent très-fortes dans les reins, au col de la vessie et à la région de l'anus. Il eut de la fièvre. Le lendemain, malgré l'usage des lavemens, des boissons adoucissantes, de fomentations, la région hypogastrique restoit tendûe. Le 3, la sonde étoit peu serrée ou plus mobile ; les urines en sortirent sans douleur ; la fièvre continua. Le 4, la diminution des accidens fut sensible ; la sonde sortit de la vessie : ne pouvant l'y replacer, on la laissa dans l'urèthre ; les urines s'écoulèrent, après beaucoup d'efforts pour les rendre, entre la sonde et le canal, et principalement par la fistule du périnée. Le malade prit un bain, et se trouva soulagé. Desault substitua à l'algalie une sonde de gomme élastique à petit diamètre, et l'introduisit avec peu de difficulté. Le malade se trouva dans un meilleur état. Le 6, il avoit encore le ventre tendu, sans être douloureux, et la langue chargée de mucosités jaunâtres ; il prit une boisson de tamarin et de sel de glauber, et la continua pendant trois jours : la fièvre diminua.

Pendant la nuit du dixième jour, la sonde s'échappa encore de la vessie ; le malade éprouvant des douleurs vives pour uriner, le chirurgien interne de l'hospice essaya en vain de la réintroduire. Ces tentatives furent très-douloureuses ; il s'écoula du sang de l'urèthre ; ce canal devint gonflé et tendu. Le malade rendit cependant de l'urine par la fistule, et fut mis dans un bain. Desault fut prié de venir lui remettre la sonde. Il eut beaucoup plus de peine que la première fois à l'introduire dans la vessie ; il n'y parvint même qu'après une demi-heure de tentatives, en forçant la résistance. Le malade fut très-fatigué de cette opération ; il eut de la fièvre : cependant les symptômes d'irritation furent moins violens que le premier jour où il fut sondé, et dès le surlendemain il fut en état de prendre du riz dans du bouillon ; sa foiblesse étoit grande. Il sortit beaucoup de matière purulente par la fistule du périnée et par l'ouverture du gland ; le gonflement de l'urèthre diminua par dégrés. Les urines continuèrent de couler librement par la

sonde, qui étant bien assujétie à la verge, ne fut plus
déplacée. Le douzième jour, Desault la retira, et en mit
une plus grosse. Le malade reprit des forces ; il put se
lever, et eut le courage, au bout de dix jours, d'aller
à pied à l'Hôtel-Dieu, pour que ce chirurgien lui introduisît une nouvelle sonde. Malgré l'usage de cet instrument, les urines s'échappoient toujours par la fistule.
Six semaines se passèrent sans qu'il parût de changement dans cette maladie. La sonde se chargeoit plus aisément de graviers, causoit de la douleur, et il falloit
la retirer plus souvent pour la nettoyer. Chopart, ainsi
que plusieurs chirurgiens, essayèrent de la réintroduire ;
leurs tentatives n'eurent jamais aucun succès. Desault
pouvoit seul la replacer ; et il la remettoit avec facilité
après l'avoir retirée lui-même du canal, moins aisément
lorsqu'elle avoit été ôtée depuis quelque tems, et encore
avec plus de difficulté, quand d'autres chirurgiens avoient
fait des tentatives pour la réintroduire. Un jour, le jeune
homme, fatigué de la sonde, la retira de la vessie, et
resta 48 heures sans elle. Les urines sortirent d'abord
librement et à plein canal ; pendant leur éjection, en
comprimant la fistule avec une compresse soutenue par
les doigts, il ne s'en échappoit point ou que très-peu de
gouttes par l'orifice fistuleux ; ensuite la difficulté d'uriner recommençant, il fut obligé de retourner chez Desault, qui eut de la peine à remettre la sonde. Un autre
jour ayant ôté cet instrument à 6 heures du matin, il fut
trouver à 9 heures ce chirurgien qui éprouvant plus de
difficulté que la dernière fois, se disposoit à disconti-
nuer les tentatives de la réintroduction, lorsque tout-à-
coup, et par un mouvement direct, il parvint à porter

la sonde jusqu'à la vessie. Depuis cette époque, elle ne fut retirée de ce viscère tous les cinq ou six jours, que pour la nettoyer ou en substituer sur-le-champ une nouvelle. Le malade resta encore un mois à l'hospice. On le détermina à se rendre à l'Hôtel-Dieu, afin d'être plus à portée des secours de Desault. Lorsqu'il y fut reçu, Desault voyant que les urines déposoient beaucoup de matières graveleuses et glaireuses, retira la sonde tous les trois ou quatre jours, et n'éprouva pas de difficulté à la replacer. Il continua ce traitement pendant six semaines; ensuite, la fistule ne rendit plus d'urine, mais seulement des matières purulentes; elle se ferma enfin. Quelques jours après, Desault se détermina à ôter la sonde le matin, et à la replacer le soir : la guérison paroissoit parfaite; cependant, il engagea ce jeune homme à rester encore un mois à l'hôpital. Les urines sortirent d'abord à gros jet et à plein canal pendant 8 jours; puis le jet diminua un peu de volume et de rapidité ; il se rendit ensuite au tiers de sa première grosseur, et resta dans cet état.

OBSERVATION II.

Pierre-Noel Gisors, âgé de 57 ans, entra à l'Hôtel-Dieu, le 10 juin 1790, pour se faire traiter d'une rétention complette d'urine, et de petites duretés le long du canal de l'urèthre. Cet homme avoit eu dans sa jeunesse quatre gonorrhées et des pissemens de sang. Il avoit cependant, disoit-il, toujours uriné à plein canal, excepté deux jours avant son arrivée à l'hôpital. L'introduction de la sonde apprit qu'il s'exprimoit mal sur son état, puisque l'urèthre étoit singulièrement rétréci et rempli de callosités.

Un chirurgien de la ville avoit fait des tentatives pour sonder ce malade, sans avoir pu parvenir dans la vessie. Desault éprouva aussi de la difficulté ; mais, en se servant d'une sonde de moyenne grosseur, et à une seule courbure, et la conduisant dans la vraie direction de l'urèthre, en pressant fortement et en faisant quelques mouvemens de rotation, il surmonta deux résistances principales, l'une à la racine de la verge, l'autre vers la portion membraneuse du canal, et pénétra dans la vessie.

Après l'évacuation complette des urines, Desault retira cette sonde, quoiqu'elle fût très-serrée dans le canal, pour lui substituer une sonde en S, que les malades supportent plus aisément. Quoiqu'il introduisît celle-ci plus facilement que la première, il fallut cependant encore employer une certaine force vers le bulbe, où se rencontroit le plus grand obstacle.

La présence de ce corps étranger dans l'urèthre et la vessie, incommoda peu le malade. Les duretés qui occupoient presque toute l'étendue du canal, diminuèrent promptement ; de sorte que le onzième jour, on put substituer à la sonde d'argent une sonde de gomme élastique de moyenne grosseur qu'on introduisit assez facilement, à l'aide d'un stilet de fer : on la fixa avec des fils de coton à la racine du gland.

La présence de cette sonde augmenta l'irritation et la phlogose que la première avoit produite dans l'intérieur du canal, et trois jours après, il s'y fit une suppuration qui devint bientôt très-abondante. Cependant le malade n'en étoit point incommodé, et n'éprouvoit même presque pas de gêne dans la progression. On ôtoit la sonde tous les six jours pour la nétoyer et empêcher les incrustations; on la replaçoit ensuite sans difficulté.

Le malade atteignit ainsi le vingtième jour de son traitement ; mais à cette dernière époque, les duretés qui existoient à la racine de la verge et à l'extérieur du canal, devinrent plus considérables ; il ne fallut même qu'un espace de quelques heures, pour qu'il se formât une tumeur à la racine de la verge et un engorgement inflammatoire aux bourses. L'on ne put attribuer cet accident à la rétention des urines dans la vessie, ni à leur passage par le canal, autour de la sonde ; car cette dernière les laissoit couler facilement, sans même que la vessie fût obligée de se contracter. Mais le malade avo en ce moment un commencement d'embarras dans les premières voies; ce qui obligea de le tenir à un régime plus exact, que celui qu'il avoit suivi jusqu'alors. L'on appliqua en même tems un cataplasme émollient sur les parties engorgées.

La douleur diminua, ainsi que le volume des bourses. Il n'en fut pas de même de la tumeur de la racine de la verge : il se fit une crevasse au canal, à l'endroit de l'obstacle ; le séjour de quelques gouttes d'urine y détermina la formation d'un dépôt ; la tumeur augmenta, et quatre jours après, la fluctuation devint très-sensible, la peau rouge et déja amincie.

Le lendemain, Desault y pratiqua une ouverture, qui commençoit au côté gauche de la verge, à un pouce de sa racine, se continuoit jnsqu'à la racine même, au ni-

veau

veau de la partie antérieure des bourses ; cette ouverture donna issue à un mélange de pus et d'urine. On mit
un peu de charpie entre les bords de cette plaie, pour
en retarder la réunion, et l'on continua l'application
du cataplasme, que l'on renouvelloit deux fois le
jour.

La plaie se dégorgea ; ses bords amincis et presque
désorganisés se détruisirent, et, le huitième jour de
cette ouverture, quoiqu'il passât de tems en tems quelques gouttes d'urine, on voyoit vers l'angle inférieur
un commencement de cicatrice.

L'engorgement des bourses, qui avoit d'abord diminué, étoit resté depuis plusieurs jours dans le même
état ; mais, le dix-septième de sa formation, il devint
beaucoup plus considérable, et bientôt, on sentit une
fluctuation profonde au côté droit. La formation de ce
dépôt qu'on pouvoit attribuer à l'infiltration de quelques gouttes d'urine, n'avoit pas empêché la plaie de la
racine de la verge de se cicatriser presqu'entièrement. Il
ne resta bientôt qu'une petite ouverture, près de l'angle
supérieur ; mais cette ouverture étoit fistuleuse, environnée de beaucoup de duretés, et se continuoit intérieurement jusqu'à la crevasse du canal, qui existoit
encore, et laissoit sortir des urines en assez grande quantité, quoique la sonde fût assez grosse, pour leur donner
une issue prompte et facile.

Toutes les précautions que l'on put prendre n'empê-
chèrent pas une petite portion des urines, qui passoient
par la crevasse, de s'infiltrer dans le tissu cellulaire des
bourses. Il s'y forma successivement des duretés, puis

R

des dépôts, qui sans avoir rien de dangereux, retardè-
rent considérablement la guérison.

Enfin, le cent dix-huitième jour du traitement, la fistule étoit beaucoup plus étroite; l'on y sentoit encore
quelques duretés; les urines n'y passoient que rarement
et à des distances de plus en plus éloignées. En comprimant la racine de la verge, on n'apperçevoit qu'un léger
suintement; il fallut cependant encore attendre, pour
la fonte totale des duretés et la guérison entière de
l'ouverture fistuleuse. Ce fut alors seulement, qu'on
cessa de faire usage de la sonde, que l'existence de la
fistule n'avoit pas permis de retirer, dès que le canal
eut repris son calibre et sa souplesse naturelle.

Depuis ce moment, le malade urina à gros jet, et le
suintement à l'endroit de la fistule, ne reparut pas pendant un mois qu'il passa encore à l'hôpital, pour assurer
de plus en plus sa guérison.

§. XX. *Rétention d'urines, par des brides dans l'urèthre.*

CDLXV. Le rétrécissement de l'urèthre, causé par des
brides dans l'intérieur de ce canal, est une maladie assez commune: elle a été connue et décrite par plusieurs
auteurs. Morgagni rappelle plusieurs ouvertures de cadavres, où il a trouvé des espèces de cordes dans l'urèthre, les unes placées suivant la direction de ce conduit,
d'autres s'étendant obliquement d'un côté à l'autre,
quelques-unes se portant transversalement. Sharp, dans
ses recherches critiques sur l'état présent de la chirur-

gié, assure que dans l'urèthre d'un cadavre, il a trouvé, près du verumontanum, un filament qui s'étendoit en travers dans l'urèthre, et qui avoit empêché la sonde de pénétrer, d'où résulta une rétention d'urine mortelle. Goulard, dans son traité des maladies de l'urèthre, regarde ces brides comme des redoublemens de la membrane interne de ce conduit, et dit avoir vu plusieurs fois à l'ouverture des cadavres, de ces replis, ressemblans parfaitement aux valvules des veines. Hunter parle de rétrécissemens, où ce canal sembloit être entouré d'une ficelle, et il ajoute, que dans plusieurs cas, la partie rétrécie en offroit la ressemblance.

CDLXVI. Ces brides n'occupent pas toujours toute la circonférence de l'urèthre : tantôt elles ne se trouvent que dans la moitié, tantôt que dans le tiers de son étendue ; souvent on en rencontre plusieurs à des distances plus ou moins éloignées l'une de l'autre. Chaque partie de l'urèthre ne paroît pas également susceptible de ces rétrécissemens : il en est une qui paroît l'être beaucoup plus que tout le reste du canal, c'est celle qui avoisine le bulbe. On en trouve cependant quelquefois au devant du bulbe, mais très-rarement au delà ; car nous ne regardons pas comme cause de rétrécissement, les valvules qui recouvrent l'orifice des conduits éjaculateurs sur les côtés du verumontanum, sous lesquels s'engage quelquefois le bec de la sonde : ces valvules peuvent bien arrêter cet instrument, et mettre obstacle à son introduction dans la vessie ; mais, à moins qu'elles ne soient tuméfiées, elles ne doivent jamais s'opposer à l'écoulement des urines.

CDLXVII. La partie de l'urèthre où se forment ces

brides, est d'une couleur plus blanche que les autres
endroits de ce canal ; elle est aussi d'une consistance
plus dure, et quelquefois approchante de la nature des
cartilages.

CDLXVIII. Ces rétrécissemens paroissent être formés
par les cicatrices d'anciens ulcères du canal ; celles-ci
sont fréquemment les suites des gonorrhées, et
sur-tout de celles qui ont été accompagnées d'hémorrhagies. On conçoit encore qu'une forte inflammation de
l'urèthre, avec ulcération de ses parois, peut favoriser
leur développement ; les parties ulcérées en contact, se
collent l'une à l'autre de la même manière que nous
voyons deux doigts se coller, lorsque la peau en a été
ulcérée, et qu'on n'a pas eu l'attention d'interposer entre
eux un petit linge, ou quelqu'autre corps étranger, qui
en empêche la réunion.

CDLXIX. La sonde seule peut faire connoître l'existence
de ces brides. Les signes rationels ne donnent que des
présomptions, et permettent de douter si les obstacles qui
arrêtent les urines, ne sont pas des engorgemens du
canal ou des embarras de toute autre espèce ; encore ne
peut-on, avec la sonde, acquérir quelque certitude sur
la nature de ces sortes de rétrécissemens, que lorsqu'on
les a franchis. On sent, dans le moment où l'on passe
sur ces brides, quelque chose de semblable à la résistance que feroit une corde, et dès qu'on les a surmon-
tées, si l'on pousse la sonde avec force, elle entre,
pour ainsi dire, par saut, et pénètre avec facilité dans
l'espace qui reste à parcourir. Mais ce n'est que par une
grande habitude de sonder, qu'on apprend ainsi à distinguer les différentes espèces d'embarras du canal.

CDLXX. La destruction de ces brides s'opère de deux manières ; ou par l'ulcération et la corrosion, ou par la compression, aidée de l'inflammation. Pour remplir la première de ces indications, on a beaucoup vanté les bougies escarotiques ; mais, outre les inconvéniens communs à toutes les bougies, elles ont celui d'occasionner de vives douleurs, de ne pas borner leur effet à la partie rétrécie du canal, et de l'étendre sur les parties saines. Les caustiques employés par Hunter, semblent avoir plus d'avantage. Appliqués immédiatement sur la bride, ils peuvent en opérer promptement la destruction ; mais il est toujours à craindre qu'ils n'agissent pas dans la direction du canal, et ne produisent une eschare de toute l'épaisseur des parois de ce conduit. On n'a aucun de ces dangers à redouter, en se servant des sondes de gomme élastique ; et l'expérience apprend qu'elles suffisent toujours pour opérer une guérison complette. La compression qu'elles exercent sur ces brides, les affaisse, et l'inflammation qu'elles excitent dans l'endroit comprimé, produit une forte adhésion de la portion du canal, qui formoit le rétrécissement, avec les parties adjacentes ; adhésion qui empêche la récidive de la maladie. D'ailleurs, si ces brides offrent trop de résistance pour céder à la compression, le contact long-tems continué des sondes, cause une ulcération dans cette partie. La nouvelle cicatrice qui succède, se formant sur la sonde à demeure dans le canal, devient nécessairement applatie, au lieu d'être saillante comme la première.

CDLXXI. La seule difficulté de ce traitement consiste dans l'introduction de la première sonde. C'est sur-tout dans ces sortes d'embarras, que nous avons observé

combien on facilitoit l'entrée de cet instrument, en le
faisant tourner comme une vrille dans le canal. Par ce
mouvement, son bec dirigé en tout sens, se dégage
de la bride, sous laquelle il est arrêté, et rencontre
enfin l'ouverture de l'urèthre. C'est aussi, pour ce cas,
que l'on a recommandé, lorsqu'on ne pouvoit réussir
en portant la sonde par dessus le ventre, de l'introduire
par le tour de maître. Les succès obtenus par ce dernier procédé, étoient également dus au changement de
direction que l'on donnoit au bec de la sonde. Notre manière de sonder, en faisant des mouvemens en tour de
vrille, se rapproche beaucoup de celle-ci, et se déduit
du même principe. La longueur du traitement doit être
proportionnée à l'ancienneté et à la dureté de ces brides.
Il ne faut cesser l'usage des sondes, que dix à douze
jours après qu'on ne sent plus aucune résistance dans le
canal ; il est même prudent, pour prévenir la récidive
de la maladie, de les porter encore quelque tems, au
moins pendant la nuit.

OBSERVATION.

Charles Michel, d'un tempérament bilieux et d'une
mauvaise constitution, eut, à l'âge de quarante ans,
une gonorrhée virulente, dont l'écoulement disparut
peu à peu, après six semaines d'un traitement méthodique. Cet homme se crut guéri ; il resta cependant, le
long de l'urèthre, quelques cuissons d'abord assez légères,
qui augmentèrent insensiblement pendant près d'un an,
et devinrent enfin très-vives. L'écoulement ne se renou-

vella point ; mais le malade remarqua bientôt qu'il lui falloit plus de tems et plus d'efforts qu'à l'ordinaire pour vider la vessie, et que la grosseur du jet des urines avoit diminué. Ce nouveau symptôme l'inquiéta d'autant moins, que le jet des urines lui parut ensuite à peu-près dans le même état, pendant un long espace de tems. Il diminuoit en effet très-lentement, et la difficulté d'expulser cet excrément n'augmentant que dans la même proportion, le malade s'accoutumoit peu à peu, et presque sans s'en appercevoir, aux efforts nécessaires pour débarrasser la vessie du fluide qui la remplissoit.

Michel n'urina long-tems que par un filet assez mince. Les urines ne tombèrent enfin que goutte à goutte ; quelquefois par regorgement et involontairement, mais le plus souvent à l'aide d'une violente contraction des muscles du bas-ventre, accompagnée de douleurs fort vives. La rétention complète arriva enfin, et le malade n'avoit pas rendu une goutte d'urine, depuis plus de vingt-quatre heures, lorsqu'il se présenta à l'Hôtel-Dieu, le 26 novembre 1790, à l'âge de 56 ans, et 16 ans après la gonorrhée qui avoit été l'origine de sa maladie. Il souffroit en ce moment des douleurs extrêmes, et la tumeur formée par la vessie, au-dessus du pubis, sembloit occuper une grande partie de la cavité abdominale.

Dans cet état des choses, il étoit instant d'évacuer les urines. Desault employa à cet effet une sonde d'argent, à une seule courbure, et d'une grosseur moyenne, avec laquelle il parcourut assez facilement environ un tiers de l'urèthre. Il rencontra alors une résistance qu'il ne put surmonter que par une forte pression. Le canal étoit ensuite considérablement rétréci jusqu'à sa portion membraneuse, où l'on trouva un nouvel obstacle beaucoup plus difficile à vaincre que le premier. L'algalie pénétra cependant, à l'aide d'une forte pression et de mouvemens de rotation ou de vrille, et donna issue à plus de trois livres d'urine. On la retint en place, en la fixant à une ceinture, au moyen d'un ruban, et l'on recommanda au malade de la déboucher toutes les heures, afin de ne pas laisser amasser beaucoup d'urine dans la vessie, affoiblie par une longue distension.

Cet homme supporta facilement la présence de l'algalie ; il se plaignoit seulement de cuissons qu'occasionnoit le suintement des urines sur le gland, lorsqu'il négligeoit de remettre le bouchon de la sonde, aussi-tôt après avoir uriné.

Le quatrième jour, l'algalie étoit déja assez libre, pour qu'on pût la remplacer par une sonde en S, que l'on passa sans difficulté, et que l'on ôta seulement cinq jours après, pour y substituer une sonde de gomme-élastique, de moyenne grosseur. Celle-ci fut introduite à l'aide d'un stylet de fer, et fixée ensuite à la racine du gland, avec des fils de coton, que l'on eut soin de changer tous les jours. Le malade put alors se lever et marcher sans difficulté. La suppuration s'établit dans le canal qui devint plus libre de jour en jour, par la fonte des callosités ; de sorte qu'on put bientôt placer une très-grosse sonde.

Les choses en étoient là, lorsque cet homme naturellement mélancolique, accoutumé d'ailleurs à une vie fort active et à une nourriture grossière, tomba dans un découragement et un affaissement tel, qu'il ne quittoit plus le lit, à moins qu'on ne lui fît une espèce de violence. Cet état étoit l'annonce et peut-être déja l'effet d'un embarras des premières voies, qui se manifesta le vingt-unième jour du traitement, par le dégoût, les nausées, l'amertume de la bouche, et la fièvre.

Ces symptômes indiquoient la nécessité des évacuans auxquels on eut recours, et qui parurent débarrasser les premières voies.

Mais le soir même, un engorgement se manifesta au scrotum ; les duretés du canal se gonflèrent ; une tumeur parut au périnée, à l'endroit de l'obstacle. Comme dans le cas précédent, on employa les émolliens à l'extérieur. Le scrotum se dégorgea ; mais la tumeur du périnée fit des progrès, présenta peu de jours après de la fluctuation, et ayant été ouverte, donna issue à un mélange de pus et d'urine. Cette circonstance annonçoit une crevasse au canal, qui, en effet, avoit eu lieu un peu avant l'obstacle. Il en résulta une fistule qui offrit presque le mêmes phénomènes que celle de l'observation précédente, qu'on traita de la même manière, et qui, à quelques jours près de différence, dans l'époque de la guérison, eut les mêmes résultats.

§. XXI. *Rétention d'urine, par des excroissances de l'urèthre.*

CDLXXII. L'existence des carnosités ou excroissances de l'urèthre, est encore un problême. La lecture des auteurs, tant anciens que modernes, ne laisse qu'incertitude sur cet objet. Si l'on pouvoit s'en rapporter au ton d'assurance avec lequel un grand nombre de praticiens parlent de ces carnosités, on ne conserveroit aucun doute sur leur réalité. Mais si l'on en juge par les assertions contraires de leurs antagonistes, les carnosités ne sont qu'un être de raison. Une remarque que nous avons faite dans la contradiction de ces auteurs, c'est que ces excroissances ont été admises presqu'unanimement, par tous ceux qui font un usage exclusif des bougies, pour le traitement des maladies de l'urèthre, et qu'elles ont été rejettées par la plupart de ceux qui ont cherché à se convaincre du fait par l'ouverture des cadavres. Morgagni dit n'en avoir jamais rencontrées dans ses dissections. Elles ne se sont pas non plus montrées dans les recherches que nous en avons faites. Si de ces preuves négatives, on ne peut pas conclure qu'elles n'ont jamais existé, on est au moins en droit d'en inférer qu'elles doivent être extrêmement rares.

CDLXXIII. En admettant ces carnosités, on ne voit pas à quels signes on pourroit les reconnoître et les distinguer des brides et autres embarras de l'urèthre. Au surplus, cette connoissance devient peu importante, et nous sommes persuadés que ces excroissances céderoient aux mêmes moyens que nous employons pour détruire les différentes espèces de rétrécissemens du canal.

§ XXII. *Rétention d'urine, par des corps étrangers dans l'urèthre.*

CDLXXIV. La plupart des corps étrangers qui, renfer-

més dans la vessie, occasionnent la rétention d'urine,
peuvent causer le même accident, en s'engageant et
s'arrêtant dans l'urèthre. Ainsi des pierres, des bougies, etc. fixées dans ce conduit, sont encore de nouvelles causes de rétention. La sonde introduite dans
l'urèthre, et le doigt promené le long du canal, feront
connoître le siège de ces corps étrangers. Les moyens
recommandés pour en procurer la sortie, sont très-
nombreux. Quelques auteurs conseillent d'injecter des
corps gras dans le canal, afin de le rendre plus glissant;
d'autres cherchent à le dilater par des bougies de cordes
à boyau. Il en est même, qui veulent que l'on introduise
dans l'urèthre, à l'aide d'une sonde, un bout de boyau
vuide et noué par un bout; qu'on le remplisse ensuite
d'air, afin de distendre et d'aggrandir le canal. Les anciens ont encore recommandé la succion. Mais tous ces
moyens sont insuffisans, lorsque le corps étranger est
serré avec force par les tuniques de l'urèthre. Alors, si
on ne peut le faire avancer en le poussant avec les doigts,
à travers les parois du canal, il faut chercher à l'extraire
avec les pinces à gaîne de Hunter. Ces pinces ne diffèrent
de celles dont nous avons donné la description dans l'article de la rétention d'urine par des corps étrangers dans
la vessie, qu'en ce qu'elles sont moins longues, et qu'elles
sont droites, au lieu d'être courbes. D'ailleurs, la manière de s'en servir est absolument la même. Si l'on ne
réussit pas avec ces pinces, il n'y a d'autre parti à prendre que de fendre le canal sur le corps étranger, afin
d'en faire l'extraction. La plaie résultante de cette opération se ferme promptement, lorsqu'on a la précaution
d'empêcher les urines d'y passer, en faisant porter une

sonde au malade, jusqu'à ce que la cicatrisation soit achevée. Lorsqu'une pierre est arrêtée dans la fosse naviculaire, souvent on parvient à la dégager avec une petite curette, ou bien il suffit de débrider un peu avec la pointe du bistouri, l'orifice du canal, pour lui donner issue.

OBSERVATION I.

Un curé de campagne vint consulter Desault pour une rétention d'urine. Depuis plusieurs années, il rendoit des graviers de volume et de forme différens, et d'une couleur grisâtre. Quelques uns s'étoient arrêté anciennement dans le canal, où ils avoient causé des douleurs très-vives ; ils ne permettoient aux urines de sortir que goutte à goutte, jusqu'à ce que le malade eût fait des efforts pour les dégager et les expulser. Enfin, deux jours avant son dernier accident, les urines qui charioient souvent plusieurs petits graviers, s'arrêtèrent tout-à-coup, après avoir coulé très-librement. Le malade eut beau renouveler les efforts qui lui avoient réussi précédemment ; ils furent infructueux et augmentèrent les douleurs qu'il éprouvoit dans la vessie et dans la verge. D'après cet exposé, il étoit facile de conjecturer quelle étoit la cause de la rétention d'urine. Desault s'en assura avec un stylet porté dans l'urèthre, ayant senti une pierre engagée dans le milieu de la longueur de ce canal, il introduisit la pince à gaîne de Hunter, saisit la pierre et la retira avec facilité, quoique son volume fût assez considérable. Elle pesoit un gros ; elle avoit une forme ovalaire ; sa petite extrémité étoit tournée en devant. Aussi-tôt après l'extraction , le malade rendit plus d'une pinte et demie d'urine trouble et chargée de quelques graviers.

OBSERVATION II.

Un gagne-denier consulta Desault, pour une difficulté d'uriner qu'il avoit depuis six mois. La veille au soir , il s'étoit introduit dans l'urèthre une épingle qu'il avoit laissé échapper , et qui s'étoit enfoncée fort avant. Depuis ce tems il avoit éprouvé dans la vessie des douleurs considérables qui se propageoient le long de la verge : il ajouta qu'il rendoit fréquemment quelques gouttes d'urine mêlées de sang. Desault s'assura de l'existence du corps étranger , en pressant doucement la portion du canal qui répond au scrotum , et en y introduisant un stylet très-mousse qui lui servit d'ailleurs à reconnoître la profondeur à laquelle l'épingle s'étoit enfoncée; il lui parut que la pointe répondoit à un pouce et demi derrière la fosse naviculaire. Pour en faire l'extraction , il porta dans l'urèthre , à quelques lignes au-delà de cette pointe , la pince à gaîne : mais la forme de l'épingle ne permettoit pas de la saisir d'une manière solide ; elle s'échappoit au moindre effort qu'on faisoit pour la retirer : d'ailleurs la pointe s'étant engagée dans les parois du canal , il paroissoit que l'extraction devenoit impossible avec cet instrument. Alors Desault s'avisa d'un expédient qui lui réussit; il appuya fortement un doigt sur la partie inférieure de l'urèthre où répondoit la pointe de l'épingle ; qu'il fixa par ce moyen ; puis ayant poussé les branches de la pince plus avant , il saisit l'épingle environ à un pouce de la pointe, la recourba en forme d'anse en la tirant à lui , et en fit sur-le-champ l'extraction. Ce n'étoit pas une épingle d'une grandeur ordinaire , comme le malade l'avoit dit ; elle avoit six pouces et demi de longueur, et une grosseur proportionnée. Quoique dans l'opération la pointe de l'épingle eût traversé le canal de l'urèthre et la peau, cependant le malade assura qu'il n'avoit pas éprouvé des douleurs bien vives. Il ne survint aucun accident ; les urines cessèrent d'être sanguinolentes , et reprirent le même cours qu'elles avoient avant l'introduction de l'épingle.

§. XXIII. *De la rétention d'urine, avec dilatation de l'urèthre.*

CDLXXV. Cette maladie dans laquelle le canal dilaté présente une poche où séjournent les urines, n'est pas un accident très-rare ; il suppose toujours un obstacle dans ce conduit. Il arrive alors que les urines poussées par l'action de la vessie et retenues par cet obstacle , distendent les parois du canal , et lui font perdre son ressort. Si quelque portion de l'urèthre se trouve plus foible, soit par un vice de conformation, soit par l'effet d'une forte contusion, etc. la dilatation devient proportionnellement plus grande dans cet endroit, et il s'y forme une cavité particulière. La partie membraneuse de l'urèthre est plus qu'aucune autre , susceptible de ces sortes de dilatations. Quelquefois aussi, à la suite d'une crevasse du canal, soit par une distension forcée de ses tuniques, soit par l'ouverture d'un dépôt, l'urine se forme une poche dans les parties adjacentes, d'où elle reflue par la crevasse de l'urèthre.

CDLXXVI. Les causes de cette maladie sont les mêmes que celles qui produisent la rétention d'urine dans la vessie, et qu'on a dit avoir leur siège dans le canal ou dans les parties environnantes, telles que les duretés, les brides, etc. L'imperforation de l'urèthre peut aussi produire la rétention. Ce vice de conformation a été observé plusieurs fois chez les enfans. Chez quelques uns, il n'y avoit aucune ouverture; chez d'autres, il en existoit une imperceptible, à travers de laquelle les urines sortoient par un filet si subtil, qu'on l'appercevoit à peine, et qu'il se perdoit en une sorte de rosée. Dans ce cas, on sent le canal se remplir, jusqu'à l'endroit où se trouve le défaut d'ouverture, et dans les efforts que font les malades pour uriner, la verge passe à l'état de demi-érection. Il est rare que ce manque de canal ait beaucoup d'étendue. S'il existe une ouverture, quelque petite qu'elle soit, on peut parvenir à l'aggrandir en y portant d'abord un petit stylet, et substituant ensuite, à ce premier moyen, des bougies de corde à boyau, dont on augmente progressivement la grosseur. S'il n'y a aucune ouverture, on peut en pratiquer une, en commençant par faire, avec la pointe du bistouri, une petite incision de l'étendue et dans la direction de celle de l'orifice de l'urèthre; on achève ensuite la perforation ainsi commencée, avec une aiguille ou espèce de troiscart, et

l'on se conduit, du reste, comme dans le cas précédent.

CDLXXVII. Les autres espèces de rétention d'urine dans
le canal, sont faciles à connoître. Elles ont presque
toutes été précédées, et sont encore compliquées de la
rétention dans la vessie. Les malades n'urinent qu'avec
peine ; le jet des urines, moins long que dans l'état naturel, tombe presque entre les jambes. Il se forme avant
que les urines sortent du canal, une tumeur le long de
ce conduit. Cette tumeur subsiste pendant et après leur
sortie, et si le malade la presse, après avoir cessé d'u-
riner, il rend encore une plus ou moins grande quantité d'urine ; ou s'il néglige de la vider, les urines
suintent dans ses vêtemens.

CDLXXVIII. Le traitement doit être ici le même que
celui que nous avons indiqué pour les différens embarras de l'urèthre. Il faut de plus, dans ce cas, avoir soin
de vider cette tumeur urinaire, avant d'introduire la
sonde. Les urines passant à travers cet instrument, ne
remplissent plus la poche qui les contenoit ; celle-ci revient sur elle-même, s'efface, et le canal reprend son
calibre naturel.

RÉTENTION D'URINE DANS LE PRÉPUCE.

CDLXXIX. Cette espèce de rétention est assez fréquente
chez les enfans, dont le prépuce est quelquefois imper-
foré, ou n'offre souvent qu'une ouverture très-étroite ;
les adultes ne sont point exempts de cette petite diffor-
mité.

mité. L'agglutination et la réunion des bords de l'ouverture du prépuce, à la suite de leur ulcération, peut y donner lieu. Les signes en sont peu équivoques. La tumeur qui se forme dans le prépuce, à l'instant où les malades font des efforts pour uriner, ou l'augmentation de cette tumeur, quand elle est permanente, ne permet point d'élever des doutes sur sa nature. S'il en existoit, le défaut ou l'étroitesse de l'ouverture du prépuce, suffiroit pour les dissiper.

CDLXXX. Le séjour des urines dans cette poche, donne lieu quelquefois à la formation de pierres plus ou moins grosses. On a vu de ces pierres, former une espèce de châton qui enveloppoit le gland dans toute son étendue.

CDLXXXI. L'indication que présente cette maladie, est facile à saisir ; elle se réduit ou à pratiquer une ouverture au prépuce, ou bien à aggrandir celle qui existe. L'opération du phimosis, sòit par la circoncision, quand le prépuce est trop étroit et trop long, soit par la simple incision, quand il n'a que l'étendue naturelle ; remplit parfaitement cette indication.

DÉPÔTS URINEUX.

CDLXXXII. Après avoir exposé tous les désordres que causent les urines retenues dans leurs conduits, il nous reste à parler des accidens qu'elles produisent, quand elles sortent de leurs voies naturelles, pour se répandre dans quelque autre partie du corps.

CDLXXXIII. Nous donnons le nom générique de dépôts urineux à toute tumeur formée par l'effusion des urines.

Mais ce fluide extravasé peut être sous trois états différens. Il peut être ramassé dans une poche particulière, et c'est ce qu'on appelle épanchement d'urine proprement dit ; ou être répandu et comme disséminé dans le tissu cellulaire, dont il produit l'infiltration ; ou se présenter enfin sous forme purulente, après avoir excité, dans la partie où il se trouve, de l'inflammation et un abscès, qu'on nomme abscès urineux.

CDLXXXIV. Ces sortes de dépôts urineux supposent toujours une crevasse dans quelqu'un des conduits excréteurs des urines, soit dans les reins, soit dans les uretères, la vessie ou l'urèthre. Cette solution de continuité peut être le produit de plusieurs causes. Elle est le plus souvent l'effet de la distension forcée de ces conduits produite elle-même par la rétention d'urine. Des abscès phlegmoneux, formés dans l'épaisseur des parois de ces conduits, ou le long de leur trajet, s'ils viennent à s'ouvrir dans leur cavité, déterminent aussi quelquefois cette rupture. Cette solution de continuité peut encore être faite par une épée ou par tout autre corps étranger, qui auroit pénétré jusques dans ces parties. On a aussi des exemples de ces dépôts urineux dépendans du déplacement de la canule du troiscart, après la ponction de la vessie. On en a vu plusieurs, ils sont même assez fréquens, occasionnés par des fausses routes dans l'urèthre ; et nous avons quelques observations de pareils dépôts survenus après une forte contusion au périnée, avec déchirure du canal.

CDLXXXV. Les ravages que causent les urines sorties de leurs voies naturelles, sont ordinairement plus grands, et ont plus d'étendue lorsqu'elles s'infiltrent dans le tissu cellulaire, que lorsqu'elles sont épanchées dans une poche particulière, et ils sont moindres lorsque les conduits excréteurs sont libres, que lorsqu'ils sont fermés par quelque obstacle, comme dans la rétention. La texture, plus ou moins lâche des parties où se forment ces dépôts, apporte aussi de grandes différences dans leurs progrès et leur développement. Quant au lieu qu'ils occupent, il est ordinairement déterminé par la situation de la crevasse qui a donné passage aux urines. Si cette crevasse arrive aux bassinets des reins, à l'entonnoir ou au commencement des uretères, le dépôt se fait ordinairement dans les lombes et les fosses iliaques, entre le péritoine et les parties adjacentes. Si elle a lieu vers la fin de l'uretère, ou dans la vessie, près de son bas-fond, l'infiltration reste assez communément renfermée dans le bassin.

CDLXXXVI. Mais si cette déchirure existe dans la paroi antérieure de la vessie, près de son sommet, et surtout si elle s'est faite lorsque ce viscère étoit extrêmement distendu et dilaté, les urines se répandent alors derrière et au dessus du pubis, montent quelquefois jusques dans la région épigastrique, entre le péritoine et les muscles abdominaux, et après avoir parcouru le trajet des vaisseaux spermatiques, sortent souvent par les anneaux, pour se répandre dans les aînes et les bourses. Si c'est dans l'urèthre que se trouve la crevasse, le siège le plus ordinaire des dépôts se manifeste au périnée et dans le scrotum; il s'étend fréquemment jusques dans la verge et la partie supérieure des cuisses, se propage même quelquefois sous la peau du bas-ventre, jusques dans les hypocondres, et sur les côtés de la poitrine.

Telle est la marche la plus constante que suivent les urines, lorsqu'elles quittent leurs voies naturelles; mais la plus légère circonstance peut changer cette marche et occasionner des fusées dans plusieurs autres parties du corps.

CDLXXXVII. Il n'est point de fluide dans l'économie animale, dont l'épanchement soit aussi funeste que celui des urines. Si on n'en procure promptement l'évacuation, elles excitent bientôt une suppuration putride dans le tissu cellulaire qui le contient, et le font tomber en pourriture, attirent sur la peau une inflammation gangreneuse, frappent enfin presque toujours de mort les parties qu'elles abreuvent.

CDLXXXVIII. Tant que l'épanchement d'urine est borné dans l'intérieur du bassin et dans les régions lombaires et iliaques, sans se manifester à l'extérieur, on n'a point de signe certain de son existence; les signes commémoratifs, joints aux symptômes qu'éprouve le malade, peuvent cependant faire soupçonner cet épanchement; ainsi, lorsqu'à la suite d'une rétention d'urine dans les uretères ou dans la vessie, le malade a éprouvé tout-à-coup un soulagement marqué, sans que les urines aient coulé par les voies naturelles, qu'il a ressenti au même instant une espèce de fourmillement dans les lombes ou le bassin, qu'au calme dont il n'a joui que quelques heures, ont succédé des accidens plus graves qu'auparavant, tels qu'une fièvre ardente, des hoquets, des vomissemens, etc. on est fondé à croire qu'il s'est fait un épanchement interne. Au surplus, cette incertitude dans les signes diagnostics est peu inquiétante, puisque l'art ne peut rien contre un semblable désordre, et que, quand on auroit la preuve de son existence; on n'en seroit pas moins forcé d'abandonner le malade aux ressources de la nature, dont les efforts sont presque toujours impuissans.

CDLXXXIX. Cette incertitude dans le diagnostic disparoît aussi-tôt que l'épanchement se manifeste à l'extérieur. Il s'annonce alors par des signes qui trompent rarement. La rétention d'urine qui a précédé ; l'apparition subite de la tumeur urinaire ; les progrès rapides de cette tumeur ; l'espèce de crépitation ou frémissement que l'on y sent , semblable à celui qui a lieu dans l'emphisème ; la tension de la peau œdématiée et luisante , comme dans la leucophlegmatie ; la diminution des accidens dépendans de la rétention : tels sont les premiers symptômes qui se manifestent, lorsque l'épanchement est un peu considérable.

CDXC. Si le malade n'est promptement secouru , et que les urines continuent de s'épancher , la tumeur s'étend de plus en plus ; la peau prend une couleur rouge ou violette ; il s'y forme des escarres gangreneuses, dont la chute donne issue à une sanie très-fétide , et où se distingue facilement l'odeur urineuse. Cette sanie entraîne bientôt des lambeaux de tissu cellulaire pourri ; l'ulcère s'aggrandit, et l'appareil est mouillé continuellement par les urines.

CDXCI. Les indications à remplir ne sont pas les mêmes dans tous les dépôts urineux ; elles varient selon le conduit qui est percé, la situation particulière et l'étendue du dépôt. Lorsque la crevasse existe dans les uretères , qu'il s'est formé un abscès urineux dans les lombes, les secours qu'on peut attendre de la chirurgie, se bornent à faire l'ouverture de ce dépôt, dès qu'il se manifeste.

extérieurement. Il est alors au-dessus du pouvoir de l'art de rétablir le cours naturel des urines, d'empêcher qu'elles se portent dans la plaie, et que celle-ci ne dégénère en une fistule ; il est cependant quelques circonstances où l'on peut concourir efficacement à la guérison radicale ; par exemple, si l'abscès étoit occasionné par une pierre arrêtée dans l'entonnoir ou l'uretère, et qu'on pût la reconnoître et la saisir avec des pinces introduites par l'ouverture du dépôt, l'extraction de ce corps étranger, en rendant libre la voie naturelle des urines, favoriseroit la cicatrisation de l'ulcère.

CDXCII. Quand la crevasse par laquelle s'est fait l'épanchement d'urine, se trouve dans la vessie ou dans l'urèthre, on peut alors remplir une indication de plus, que dans le cas précédent, et donner issue aux urines au moyen de la sonde, introduite et fixée dans la vessie. Par ce secours, non-seulement on arrête sur-le-champ les progrès du dépôt, mais on attaque la maladie jusques dans sa cause, en levant les obstacles qui s'opposoient au cours naturel des urines. L'introduction de la sonde est donc encore ici un moyen de première nécessité. Cette opération présente souvent les plus grandes difficultés. Outre les embarras ordinaires du canal, on a de plus à surmonter les obstacles qu'apportent au passage de la sonde les tumeurs urineuses placées sur le trajet de l'urèthre. Si ces tumeurs étoient considérables, on pourroit en faire l'ouverture avant de sonder. Le dégorgement, qui en seroit la suite, rendroit le cathétérisme plus facile. D'ailleurs, nous le répétons encore, et notre pratique journalière nous confirme de plus en plus dans cette opinion, avec un peu d'adresse , de l'habitude de sonder , et de la patience , on parvient toujours à faire pénétrer la sonde dans la vessie. Si cependant il arrivoit qu'on ne pût y réussir, faudroit-il , pour arrêter l'épanchement des urines, faire la ponction de la vessie , ou pratiquer l'opération connue sous le nom de boutonnière ? L'une et l'autre de ces opérations sont proposées par les anciens , et même par un grand nombre de modernes , comme une ressource assurée contre cet accident ; mais apprécions ces moyens. En pratiquant la ponction , on ne combat point la cause de la maladie , et l'on ne remédie nullement au désordre qu'ont causé , et que pourront causer encore les urines épanchées ; on n'est pas dispensé de faire des incisions dans les endroits où se sera répandu ce fluide ; enfin , tant que l'on n'aura pas rétabli la liberté du canal, ou il faudra que le malade soit assujéti à porter constamment une canule dans la vessie , ou il ne guérira qu'avec une fistule urinaire. La boutonnière semble devoir être plus avantageuse ; mais les difficultés qu'elle offre dans son exécution , jointes à l'incertitude du succès, suffisent pour la faire rejetter.

CDXCIII. On ne doit pas confondre avec la boutonnière , l'ouverture d'un abscès urineux au périnée, placé entre un obstacle qui est dans le canal et le col de la vessie. L'on trouve bien l'urèthre dans le fond de ce dépôt , et il est facile de porter par la crevasse qui s'est faite à ce conduit , une canule ou une sonde canelée , et d'inciser, si l'on veut, ce canal jusques dans la vessie. Mais cette opération n'est plus la boutonnière, telle qu'elle a été décrite et recommandée par les auteurs. On ne voit là que l'ouverture ordinaire d'un dépôt.

On n'attaque point le conduit dans l'endroit où est l'obstacle qui a empêché les urines et la sonde de passer dans ce canal ; on n'a point à chercher et à suivre la direction de l'urèthre, à travers des rétrécissemens qui en laissent à peine des traces, et rendent l'opération de la boutonnière, toujours difficile et souvent impraticable.

CDXCIV. D'après ces considérations, nous pensons qu'il seroit plus simple et plus avantageux, si l'on ne pouvoit introduire la sonde dans la vessie, de se contenter seulement d'ouvrir extérieurement les dépôts urineux. Leur ouverture procurant une issue aux urines, en arrêteroit de même l'épanchement, et l'on suppléeroit, sous ce rapport, à la ponction et à la boutonnière. Cette ouverture est d'ailleurs souvent utile, et quelquefois indispensable, pour faire cesser les accidens qu'attirent l'épanchement et la stagnation des urines. Il est néanmoins quelques cas où, lorsqu'on est parvenu à introduire la sonde, cette ouverture devient non-seulement inutile, mais même nuisible ; par exemple, lorsque la tumeur urinaire est peu étendue, qu'elle a son siège dans l'épaisseur des parois du canal ou le long de son trajet, elle se dissipe presque toujours par le seul usage de la sonde. Il est très-rare cependant que cette tumeur, quelque petite qu'elle soit, se termine par résolution ; la suppuration s'en empare presque toujours ; mais la crevasse, qui existe dans l'urèthre, permet au pus de s'échapper entre ce canal et la sonde, et supplée à l'ouverture, que l'on auroit pratiquée extérieurement. L'expérience nous apprend aussi que, lorsque cette tumeur répond dans les bourses, ou qu'elle est située entre la racine de la verge et la symphise du pubis, on parvient à cicatriser les incisions faites dans ces parties; qu'il y reste même souvent une fistule, que l'on ne guérit qu'avec beaucoup de peine. Si l'on excepte ces cas particuliers, il faut toujours ouvrir les dépôts urineux.

CDXCV. La manière d'ouvrir ces dépôts varie selon que les urines sont rassemblées en un seul foyer, ou qu'elles sont infiltrées dans le tissu cellulaire. Dans le premier cas, une simple incision dans toute la longueur de la poche du dépôt, suffit pour en faciliter la détersion et la cicatrisation. Dans le second, si l'infiltration est fort étendue, il faut multiplier les incisions. En vain voudroit-on ménager quelques parties : celles qui ont été une fois abreuvées par les urines, n'échappent presque jamais à la gangrène. Les incisions que l'on fait les en préservent rarement; mais, en hâtant l'évacuation de la sanie putride et urineuse, retenue dans ces parties, elles préviennent les accidens qui naîtroient de son séjour. Cependant si ces incisions étoient pratiquées peu d'heures après l'épanchement et avant la formation du dépôt, on pourroit obtenir un dégorgement complet et la conservation des parties où résidoit l'engorgement. Pour peu que l'on diffère ces opérations, la perte de ces parties est inévitable. On est averti de leur mort prochaine, par une espèce de crépitation ou frémissement, que l'on sent sous le bistouri, et qui ressemble assez au bruit du parchemin que l'on déchire. L'étendue et la profondeur de ces incisions doivent être proportionnées à celles du dépôt. Si l'épanchement gagne et remplit les bourses, on ne doit point hésiter de faire de longues et profondes scarifications sur la peau du scrotum et sur le dartos, de les étendre sur la verge, en un mot, de les prolonger sur toutes les parties où les urines se seront répandues.

CDXCVI. Les praticiens qui n'ont pas l'habitude de voir ces sortes de maladies, pourroient être effrayés de l'étendue de l'ulcère résultant de la chute des escarres. Quelquefois le scrotum en entier, la peau de la verge celle des aînes, du périnée et de la partie supérieure des cuisses, tombent en gangrène, et les testicules à nud, restent suspendus aux cordons spermatiques, et flotent au milieu de cet ulcère énorme. On conçoit à peine comment la cicatrice pourra se faire sur les testicules ainsi dénudés ; mais la nature a des ressources sans bornes. Elle colera les testicules et leur cordon aux parties subjacentes, et, attirant la peau de la circonférence de l'ulcère vers le centre, elle recouvrira ces organes, et leur fournira une nouvelle enveloppe, en forme de scrotum. Cette assertion est fondée sur un grand nombre de faits, où nous avons toujours vu la nature suivre cette marche. La cicatrisation de cet ulcère est même beaucoup plus prompte que ne semble l'annoncer son étendue. Que fait l'art dans tout ce travail ? si l'on excepte l'introduction de la sonde qui, à la vérité, est d'une absolue nécessité pour la guérison radicale, ses secours sont bien bornés et presque nuls, pour la plupart des malades ; car, quand ceux-ci ne sont point épuisés par la longueur de la maladie, qu'ils sont bien constitués et dans la force de l'âge, ils guérissent aussi promptement et aussi sûrement, à l'aide d'un bon régime et des pansemens simples, que lorsqu'on leur administre des remèdes internes, et qu'on fait usage de médicamens topiques composés. La pratique que l'on

suit à l'Hôtel-Dieu, se borne à l'application de cataplasmes relâchans, que l'on continue jusqu'à la chute des
escarres. Alors, on panse quelquefois l'ulcère avec des
plumaceaux chargés de stirax ; mais souvent on ne se
sert que de la charpie sèche, que l'on emploie jusqu'à
la fin du traitement. S'il se manifeste pendant la cure
quelque complication, on cherche à la combattre par
les moyens relatifs à l'indication qu'elle présente. C'est
ainsi que dans le cas de prostation des forces et de tendance à la pourriture, on donne intérieurement le quinquina, ou quelqu'autre cordial et anti-septique. Mais
dans tous les cas, la sonde est le moyen essentiel de
guérison : sans elle, la cure est presque toujours imparfaite, et l'ulcère ne se cicatrise qu'en laissant une ou
plusieurs fistules urinaires.

FISTULES URINAIRES.

CDXCVII. On entend par fistule urinaire proprement
dite, un ulcère long et étroit, ouvert dans quelqu'une
des voies urinaires; mais nous donnons aussi ce nom aux
ulcères sinueux qui, sans s'ouvrir dans ces conduits,
viennent aboutir à quelque point de leur trajet. Ainsi,
nous distinguerons, par rapport aux voies urinaires,
trois espèces de fistules, et nous donnerons à la première
le nom de fistule borgne externe, parce qu'elle n'a d'ouverture qu'à l'extérieur ; à la seconde, celui de borgne
interne, parce qu'elle n'est ouverte que dans les voies
urinaires; enfin, nous apppellerons la troisième complette, parce que, pénétrant par une ouverture dans les

conduits urinaires, elle en présente une ou plusieurs à la surface du corps, ou dans quelqu'une de ses cavités.

CDXCVIII. Parmi les fistules borgnes externes, nous ne parlerons que de celles qui se terminent près du canal de l'urèthre, attendu que ce sont les seules sur lesquelles nous ayons recueilli un assez grand nombre d'observations pour fournir une base solide à quelques préceptes relatifs à leur traitement. Toutes ces fistules reconnoissent pour cause première, un dépôt formé près de l'urèthre ; et nous avons vu, à l'article des dépôts situés le long de ce conduit, qu'ils dépendent souvent eux-mêmes d'une maladie du canal. Au reste, quelle que soit la cause de ces fistules, lorsque le pus se porte vers les bourses ou le périnée, et se fait jour à l'extérieur, il n'est pas rare que l'ulcère qui en résulte devienne sinueux, et résiste aux ressources de la nature, ordinairement si puissantes, pour opérer la réunion des solutions de continuité. Cette espèce de fistule peut être entretenue par l'amincissement et la dénudation des parois de l'urèthre ; disposition fort ordinaire lorsque le dépôt a son siège à la racine de la verge et vers la partie du canal placée au dessus des bourses, par la raison que leur pesanteur tend continuellement à les écarter de l'urèthre : l'ouverture trop petite de cette fistule; son orifice plus élevé que son fond ; son trajet étroit et tortueux peuvent aussi, en s'opposant à la libre évacuation du pus, occasionner des clapiers, et rendre cet ulcère de difficile guérison. Il peut encore être compliqué de duretés et de callosités, de carie aux os du bassin, d'altération dans les tendons des muscles du périnée, etc. ;

or, on sait que ces diverses complications sont autant
d'obstacles à la guérison des ulcères sinueux.

CDXCIX. Il est facile de distinguer ces sortes de fistules
de celles qui vont aboutir près du rectum. Outre les
signes commémoratifs, qui suffiroient pour en marquer
la différence, on sent avec le doigt promené le long du
trajet fistuleux, une dureté en forme de corde, qui
semble se continuer vers l'urèthre. Un stylet introduit
dans la fistule, suit la direction de cette corde, et se
trouve arrêté par les parois du canal. On s'assurera d'ailleurs qu'elle ne communique pas dans l'urèthre, par les
considérations suivantes : 1°. les urines n'ont point
passé par la fistule, ni le pus par le canal ; 2°. le
stylet avec lequel on la sonde, ne peut ni rencontrer ni
toucher à nud une algalie introduite dans l'urèthre. Ces
signes ne sont cependant pas infaillibles ; car il arrive
quelquefois dans les fistules complettes, lorsque l'ouverture interne est étroite, et qu'il n'y a aucun embarras
dans le canal, que les urines sortent en totalité par ce
conduit. Souvent aussi le stylet est arrêté dans les détours
du trajet fistuleux, et lorsqu'on parvient à l'enfoncer
contre les parois de l'urèthre, on ne pénètre pas toujours
dans l'ouverture interne, sur-tout lorsque cette ouverture est étroite, et qu'elle se trouve placée dans un
point de la portion dénudée du canal, qui ne répond
pas à la direction de la fistule. La sortie d'une plus grande
quantité de pus, par une légère pression faite le long du
canal, ne laisse aucun doute sur l'existence des clapiers. Quant aux autres complications, telles que les
callosités, la carie des os, etc. elles ont des signes propres, qui les font reconnoître aisément.

D. C'est de la connoissance de ces diverses complications que se tirent les indications à remplir dans le traitement de ces fistules. Sont-elles entretenues par le décolement des bourses ? une compression exacte sur cette partie, suffit quelquefois pour en opérer la réunion. Si ce procédé ne réussit pas, on facilite le recolement par une incision pratiquée sur un des côtés du scrotum, et portée jusques sur la dénudation. S'il existe des clapiers, et qu'ils dépendent de l'étroitesse de l'ouverture, ou de sa situation dans un lieu peu favorable à l'écoulement du pus, on aggrandit cette ouverture, en prolongeant l'incision jusques dans le foyer du dépôt. Quand il se rencontre des callosités qui résistent aux cataplasmes et aux fondans les plus actifs, un ou plusieurs trochisques de minium, introduits dans la fistule, produisent en peu de tems la destruction de ces duretés. Si les os sont cariés, les tendons altérés, il faut attendre l'exfoliation, et dans tous les cas, varier le traitement selon la cause qui entretient la fistule.

DI. Les fistules urinaires incomplettes et internes, ou autrement les fistules borgnes internes, se rencontrent rarement dans les uretères et dans la vessie. La qualité du tissu cellulaire qui environne ces parties, favorise trop les épanchemens et les infiltrations urineuses, pour borner à une simple fistule interne le désordre qui naîtroit de la perforation de ces conduits ; mais ces fistules se rencontrent souvent dans l'urèthre. L'ouverture d'un dépôt dans l'intérieur de ce canal, la crevasse du même canal, à la suite d'une rétention d'urine, une fausse route, la cicatrice de la plaie résultante de l'opération de la taille, faite en dehors, sans que les parties soient réunies intérieurement, sont autant de causes de cette maladie.

DII. Le diagnostic de ces fistules se tire des signes commémoratifs, joints à l'écoulement du pus par la verge, avant et quelquefois après la sortie des urines ; de la présence d'une tumeur le long de l'urèthre, tumeur qui augmente pendant que les malades urinent, disparoît ensuite par la pression, et dont la disposition procure un nouvel écoulement par la verge, d'urines mêlées de pus. Ce signe est le seul caractéristique ; car une ancienne gonorrhée, compliquée de duretés, peut aussi entretenir la suppuration du canal. La douleur, lorsqu'elle existe, n'indique rien de positif ; et l'on ne peut acquérir aucune connoissance certaine par l'introduction de la sonde. Le bec de cet instrument peut, il est vrai, s'engager et être arrêté dans la fistule ; mais un grand nombre d'obstacles, de nature différente, peuvent également s'opposer à son entrée dans la véssie.

VIII. On ne parvient à guérir ces fistules urinaires internes, qu'en empêchant les urines d'y parvenir et d'y séjourner ; ce qui rend l'usage de la sonde indispensable. Il est important que les sondes que l'on emploie, ne soient ni trop grosses ni trop petites. Trop grosses, elles rempliroient exactement le canal ; le pus, ni les urines contenus dans le sinus fistuleux, ne pourroient s'évacuer. Trop petites, elles laisseroient suinter entre elles et le canal, les urines qui se porteroient de nouveau dans la fistule. On évite ces inconvéniens, en se servant d'une sonde de médiocre grosseur. Il faut en continuer l'usage jusqu'à la parfaite détersion et cica-

trisation de l'ulcère. L'inutilité des bougies médicamenteuses et des autres remèdes tant internes qu'externes, est trop manifeste pour qu'il nous soit permis de
nous arrêter aux preuves qui la constatent.

DIV. De toutes les fistules urinaires, il n'en est point
de plus fréquentes que les fistules complettes. Leur
origine est tantôt dans les uretères, tantôt dans la vessie, tantôt dans l'urèthre. Celles qui naissent des uretères, s'ouvrent quelquefois dans l'intestin colon, d'où
les urines, se mêlant avec les matières fécales, sortent
par l'anus. Mais le plus souvent ces fistules se font jour
à l'extérieur, soit dans les régions lombaires, soit dans
les régions inguinales. Celles qui communiquent dans la
vessie, ont aussi différentes issues. Quand elles viennent
du sommet et de la partie antérieure de ce viscère,
elles percent ordinairement les parois de l'abdomen,
au-dessus du pubis et vers l'ombilic. Elles aboutissent
aussi quelquefois dans les aînes. Lorsqu'elles prennent
naissance dans la paroi postérieure de la vessie, elles
se rendent, tantôt dans la cavité du bas-ventre, où
elles sont presque toujours mortelles ; tantôt dans les
intestins, s'il se rencontre des adhérences entr'eux et
la vessie, qui favorisent cette communication. Quand
l'ouverture dans la vessie se trouve près du bas-fond de ce
viscère, la fistule aboutit quelquefois dans le rectum
chez l'homme, et dans le vagin chez la femme ; mais
le plus souvent, elle se termine au périné, dans l'un et
dans l'autre sexe. Quant aux fistules qui ont leur origine dans l'urèthre, elles s'ouvrent ordinairement en
dehors au périnée, dans les bourses, le long de la
verge, quelquefois aussi dans le rectum. Il n'est pas

rare

rare de voir l'orifice externe de ces fistules très-éloigné de l'interne , et de le rencontrer à la partie moyenne , et même à la partie inférieure des cuisses, aux aînes , aux parois de l'abdomen, et jusques sur les côtés de la poitrine. Souvent il n'y a qu'une ouverture dans l'urèthre , tandis qu'il en existe plusieurs à l'extérieur, plus ou moins distantes les unes des autres.

DV. Ces fistules sont, la plupart, les suites de rétention d'urine, et reconnoissent les mêmes causes que les maladies dont elles sont l'accident. Celles qui communiquent dans le rectum , chez l'homme , dépendent quelquefois de la perforation qu'on a faite de cet intestin dans l'opération de la taille ; et celles qui pénètrent dans le vagin, sont souvent l'effet d'une contusion violente, faite par la tête de l'enfant dans un accouchement laborieux , ou d'une ulcération occasionnée par la pression continuelle d'un pessaire trop grand, et dont les bords sont tranchans et remplis d'aspérités. Les carcinomes du rectum et du vagin produisent encore ces fistules , en s'étendant jusqu'à la vessie.

DVI. L'écoulement des urines par l'orifice externe de la fistule , est une preuve non équivoque de sa communication dans les voies urinaires ; mais ce signe ne se rencontre pas toujours , et souvent il arrive , lorsque le trajet fistuleux , est étroit et qu'il n'y a aucun embarras dans les conduits naturels, que les urines suivent plutôt cette route , que de passer par la fistule. L'espèce de corde que l'on sent le long du trajet fistuleux , et qui se dirige vers l'urèthre , est un indice bien incertain de la communication dans ce conduit ; ce symptôme est commun à toutes les fistules compliquées de callosités , quelle

T

qu'en soit d'ailleurs la nature. La fongosité en forme de cul-de-poule, que l'on remarque quelquefois autour de l'orifice externe, se rencontre également dans les fistules stercorales. La situation de cette ouverture externe fournit à peine une présomption sur la nature de la fistule, puisque nous avons vu, dans bien des cas, cette ouverture très-éloignée des voies urinaires. Lorsque le trajet fistuleux est étroit et tortueux, les injections ne pénètrent pas toujours dans la vessie ou dans l'urèthre ; elles s'épanchent ou s'infiltrent dans le tissu cellulaire. Il est souvent difficile, quelquefois même impossible, de reconnoître avec un stylet, l'orifice interne de la fistule. Quand elle communique dans le rectum ou dans le vagin, on en distingue quelquefois l'ouverture avec le doigt porté dans ces conduits, et souvent on peut y toucher à nud une algalie introduite par l'urèthre. L'écoulement des urines par la fistule est continuel, lorsqu'elle a son origine dans la vessie ; et il n'a lieu que dans l'instant où les malades font des efforts pour uriner, quand elle s'ouvre dans le canal de l'urèthre. Ce signe distinctif n'est pas constant, et nous avons vu plusieurs fois les urines ne sortir par des fistules vésicales, que quand les malades s'efforçoient de rendre les urines.

DVII. Les fistules qui prennent leur origine dans les reins ou dans les uretères, sont entièrement hors de la portée de l'art, à moins qu'elles ne soient entretenues par la rétention d'urine dans la vessie, ou par la présence d'un corps étranger dans le trajet fistuleux. Le rétablissement du cours naturel des urines et l'extraction d'un corps étranger, pourroient, en ce cas, contribuer efficacement à la guérison. On n'a ici aucun moyen certain d'empêcher les urines de pénétrer dans la fistule. Il n'en est pas de même des fistules de l'urèthre, où l'on peut, pour ainsi dire, se rendre maître de ce fluide. C'est sur-tout dans ces dernières maladies, que les sondes de gomme élastique ont des avantages inappréciables.

DVIII. Quand les fistules de la vessie ou de l'urèthre, sont les suites d'une rétention d'urine produite par des obstacles dans le canal, souvent ces obstacles existent encore, quelquefois même ils se sont accrus depuis la formation de la fistule, ce qui rend, dans la plupart des cas, l'introduction de la sonde extrêmement difficile. Nous ne reviendrons pas sur la manière de conduire cet instrument, pour surmonter ces différens obstacles; nous l'avons développée suffisamment, en traitant de chacun d'eux en particulier.

DIX. C'est sur-tout lorsque les fistules s'ouvrent dans la vessie et vers son bas-fond, qu'il faut veiller avec le plus grand soin à ce que la sonde ne soit pas bouchée par quelque corps étranger qui arrête les urines, ou à ce qu'elle ne se dérange point, et qu'elle ne sorte pas de la vessie. Peut-être, dans ce cas, vaudroit-il mieux, au lieu de la boucher, la tenir constamment ouverte, afin de prévenir toute accumulation d'urine dans la vessie et le passage de ce fluide par la fistule. Mais lorsque la fistule vient de l'urèthre, on ne retireroit aucun avantage de laisser la sonde ouverte, et l'on rendroit le traitement plus pénible et plus désagréable pour le malade.

DX. Dans l'un et l'autre cas, il faut continuer l'usage de la sonde, non-seulement jusqu'à ce que la fistule soit guérie mais aussi jusqu'à ce que les obstacles qui empêchoient les urines de couler par les voies naturelles, soient détruits. Si d'ailleurs il existe quelqu'une des complications dont nous avons fait mention à l'article des fistules borgnes externes, on aura recours aux moyens indiqués dans le même article; mais le plus communément la sonde suffit pour opérer la guérison. Il est cependant certaines fistules, telles que celles qui, de la vessie, vont dans le vagin ou dans le rectum, qui exigent un traitement particulier.

DXI. Les fistules vésicales ouvertes dans le vagin, et produites par des accouchemens laborieux, sont presque toujours avec perte de substance. La forte contusion exercée par la tête de l'enfant sur la paroi antérieure du vagin et le bas-fond de la vessie donne lieu à des escharres gangreneuses, dont la chute laisse quelquefois des ouvertures assez grandes pour y introduire le bout du doigt, ce qui en rend la cure extrêmement difficile. Dans le traitement de ces fistules, on a deux indications à remplir, 1°. s'opposer au passage des urines dans le vagin; 2°. rapprocher, autant qu'il est possible, les bords de la division, pour favoriser leur réunion.

DXII. La première de ces indications démontre de plus en plus l'utilité et même la nécessité de la sonde. L'introduction en est facile chez les femmes; mais aussi il est plus difficile de la fixer solidement que chez les hommes. Il est cependant très-essentiel qu'elle soit disposée favorablement dans la vessie, pour donner issue aux urines, aussi-tôt qu'elles arrivent dans ce viscère, et qu'elle soit invariablement fixée dans cette place. Aucun des moyens mis en usage jusqu'ici, ne nous a paru remplir complettement cet objet. Les fils noués ou agglutinés aux poils des grandes lèvres , n'offrent que des inconvéniens. On ne peut fixer ainsi la sonde d'une manière invariable , sans que ces fils soient tendus , et par une suite nécessaire les poils tiraillés; ce qui doit occasionner une sorte de douleur à la malade , et faire pénétrer la sonde trop avant dans la vessie. Si l'on ne tend pas les liens , la sonde peut se déranger et même sortir de ce viscère. On ne réussit pas mieux en attachant ces fils aux sous-cuisses d'un bandage en double T , ceux-ci se trouvant tendus ou relâchés , selon que les cuisses sont dans l'extension ou dans la flexion. Il en est à-peu-près de même lorsqu'on assujétit avec des emplâtres agglutinatifs les cordons de la sonde à la partie supérieure et interne des cuisses.

DXIII. Guidés par la raison et l'expérience , nous avons vu qu'on ne pouvoit éviter les inconvéniens attachés à chacun de ces moyens , qu'en fixant la sonde à un point qui conservât toujours la même position , par rapport au méat urinaire. Pour cet effet , nous nous sommes servis d'une machine en forme de brayer , dont le cercle , assez long pour embrasser la partie supérieure du bassin, supporte à sa partie moyenne une plaque ovalaire qui doit être placée sur le pubis. Au milieu de cette plaque est une coulisse dans laquelle glisse une tige d'argent recourbée , de manière qu'une de ses extrêmités percée d'un trou , tombe au dessus de la vulve au niveau du méat urinaire. Cette tige peut être fixée sur la plaque , au moyen d'un écrou. Après avoir introduit et disposé sonde dans la vessie, de manière que son bec et ses yeux se trouvent dans la partie la plus basse de ce viscère, on engage le bout de cet instrument dans le trou de la tige qui est mobile dans la coulisse, où elle est ensuite assujétie, comme on l'a dit plus haut. A l'aide de cette machine, la sonde est invariablement fixée, sans incommoder la malade, même pendant la marche.

DXIV. Il faut dans cette maladie se servir de sondes dont le calibre soit grand et les yeux bien percés, afin que les urines aient plus de tendance à y passer, qu'à tomber dans le vagin. On doit dans les premiers tems du traitement, tenir ces sondes constamment ouvertes.

DXV. Pour remplir la seconde indication et rapprocher, autant qu'on le peut, les lèvres de la division, que nous supposons toujours avec perte de substance, on introduit dans le vagin, soit un tampon de linge, soit une espèce de doigt de gand garni de charpie, soit un morceau de liège ou de toute autre substance, approchant de la force cylindrique, et enduit ou de gomme élastique ou de cire. Quelque soit celui de ces corps étrangers qu'on préfère, il doit être assez gros pour remplir le vagin, sans le distendre. En l'enfonçant dans ce conduit, on tend à rapprocher le bord de la fistule, qui est près du col de la vessie, du bord opposé : alors, l'ouverture fistuleuse, de ronde qu'elle étoit, devient transversale ; disposition que l'on sait être plus favorable que toute autre à la réunion. Ce corps étranger a de plus l'avantage de fermer la fistule dans le vagin, et d'empêcher les urines d'y tomber. En suivant ce procédé, nous sommes venu à bout de guérir de ces fistules urinaires et vaginales, très-anciennes, à travers lesquelles nous pouvons facilement porter le doigt dans

la vessie. Nous croyons devoir observer que le traitement
de ces fistules est nécessairement long , et que souvent
la guérison n'a été parfaite qu'au bout de six mois , même
un an.

DXVI. Lorsque le rectum se trouve ouvert dans l'opération de la taille , ce qu'on reconnoît , tant par la sortie des matières fécales à travers la plaie , que par l'introduction du doigt dans l'incision ou dans l'anus , il ne
faut pas hésiter à fendre sur-le-champ les parties comprises entre la coupe de la taille , l'ouverture faite au
rectum , et la marge de l'anus. C'est le moyen de prévenir les accidens que doit occasionner le passage des
matières fécales dans la vessie et des urines dans le rectum. Cette seconde opération permet à ces matières de
s'écouler facilement au dehors , et la cicatrice se faisant
du fond de la plaie vers l'extérieur , le malade guérit
sans fistule ; au lieu que cet accident est presqu'inévitable quand on n'a pas pris ce parti dans les premiers
tems. Il est à remarquer qu'alors la sonde est insuffisante
pour opérer la guérison. Cet instrument empêche bien
les urines de pénétrer dans les fistules ; mais il ne peut
pas s'opposer à l'entrée des humidités stercorales , qui
entretiendront la maladie. Il n'y a encore ici d'autre
ressource que de fendre l'espèce de pont compris entre
les orifices tant internes qu'externes des fistules, et la
marge de l'anus, ce que l'on pratique de la manière
suivante :

DXVII. Après avoir introduit par la verge un cathéter
dans la vessie , on porte par la fistule du périnée une
sonde canelée ; on l'enfonce jusques dans la canelure du
cathéter ; ensuite , à l'aide du doigt placé dans le rec-

tum , on conduit la même sonde par la fistule qui s'ouvre dans cet intestin ; puis , après avoir retiré le cathéter , qui devient inutile , et substitué au doigt , qui est
dans le rectum , le gorgeret de bois dont on se sert
pour l'incision des fistules stercorales , on engage ,
dans la gouttière de ce gorgeret , le bout de la sonde ;
et à la faveur de la cannelure de celle-ci , l'on divise
avec un bistouri droit, toutes les parties comprises entre
cette sonde et le gorgeret placé dans le rectum. On passe
ensuite par l'urèthre une sonde de gomme élastique dans
la vessie , où on la fixe. On introduit dans le rectum
une mêche de charpie longue , que l'on interpose entre
les bords de cette nouvelle plaie , afin de s'opposer à
leur réunion , avant que les anciens trajets fistuleux
soient détergés et cicatrisés. Nous avons eu occasion
plusieurs fois de traiter des fistules de cette espèce ,
où nous avons toujours suivi ce procédé , qui n'a jamais
trompé nos espérances.

O B S E R V A T I O N I.

Frédéric-Louis Omet âgé de 10 ans , entra à
l'Hôtel-Dieu le 3 septembre 1790, pour se faire traiter
d'une rétention d'urine et de plusieurs fistules urinaires
qu'il avoit au bas-ventre.

Dès le plus bas âge , cet enfant urinoit difficilement.
Pendant long-tems, une gêne plus ou moins marquée à
la sortie des urines , avoit été la seule incommodité
qu'il ressentît. Cette difficulté s'accrut vers la hui-

tième année , et engagea les parens à demander
des conseils. Après l'emploi de divers moyens , on en
vint à l'introduction de la sonde , qui fut très-laborieuse,
et l'on borna les secours médicinaux à l'eau de lin
pour boisson habituelle. Pendant un an , le cours des
urines fut facile ; mais il cessa de l'être à l'occasion d'un
coup de poing violent que l'enfant reçut en jouant , au
côté droit des bourses. Aussi-tôt le lieu frappé devint le
siège d'une vive douleur. Bientôt après il y eut du gonflement et un dépôt, et les urines ne sortirent plus qu'à
petit jet. On ne chercha pas néanmoins à reconnoître
avec la sonde l'état du canal ; on ne s'occupa que du
dépôt qui suivit la marche ordinaire ; à cela près que le
pus demeura toujours séreux. L'ouverture résultante
de ce dépôt , guérit, et la difficulté de rendre les urines
resta la même.

Peu de tems après , il se manifesta dans la partie antérieure de la région lombaire gauche , une tumeur qui ,
s'étant enflammée et ayant été ouverte , donna du pus ,
par fois mêlé de quelques gouttes d'urine , et se convertit en fistule. Après un court intervalle , il parut vers le
même endroit , mais un peu en dehors , un autre dépôt ,
dont l'ouverture dégénéra de même en une seconde fistule. Au bout d'un mois, on remarqua dans la même
région , un peu au-dessous du pubis , un nouveau foyer,
et , après un pareil espace de tems , un quatrième dépôt , qui s'approchoit de la région lombaire droite , et
n'étoit éloigné de l'arcade crurale que d'à-peu-près un
pouce et demi. Ces ouvertures ne guérissant point , la
région hypogastrique offrit quatre fistules. Dans les

premiers tems, elles laissèrent sortir quelques goüttes d'urine ; bientôt elles en donnèrent davantage, et enfin il n'en passa presque plus par l'urèthre. La petite quantité qui enfiloit ce canal, n'y couloit que par un filet très-mince et goutte à goutte, quelquefois même par regorgement. L'endroit des bourses qui avoit été le siège du premier dépôt, se rouvrit, et produisit une cinquième fistule.

Lorsque l'enfant se présenta à l'Hôtel-Dieu, les fistules étoient extrêmement étroites, placées au centre de chairs fongueuses et environnées de duretés considérables. Cet enfant ressentoit dans tout l'hypogastre des douleurs assez vives, et n'urinoit presque plus par l'urèthre.

D'après l'inspection des parties, on fut porté à croire que les urines ne pouvoient parvenir aux parois de l'abdomen, que par une crevasse au corps de la vessie, et cette conjecture étoit d'autant plus vraisemblable, que l'on ne sentoit point de cordon qui se dirigeât des bourses vers le canal, ni du côté des anneaux jusques dans le bas-ventre. On ne pouvoit cependant pas rejeter la possibilité d'une crevasse à l'urèthre, d'autant plus qu'il y avoit une fistule au scrotum ; et, dans ce cas, les urines eussent pu se frayer des routes diverses, depuis le canal jusqu'à l'anneau du côté droit, et fuser entre les parois de l'abdomen, où leur séjour eût déterminé les dépôts qui y étoient survenus.

Dans la vue de guérir les fistules, en rétablissant le calibre de l'urèthre et le cours naturel des urines, Desault essaya d'introduire une algalie dans la vessie. Cet instrument se trouva fort serré par le canal jusqu'au périnée ; cependant, en le forçant légérement, il avança un peu plus.loin, sans néanmoins atteindre la vessie. La dilatation opérée par l'algalie, procura la possibilité d'introduire, à l'aide d'un stylet de fer, une petite sonde de gomme élastique, enduite de cérat, et qui, au moyen de quelques légers mouvemens de rotation, parvint enfin dans la vessie, qu'on trouva singulièrement racornie. On fixa la sonde à l'ordinaire, avec des fils de coton. Les urines y coulèrent facilement, et l'on remarqua qu'elles laissoient un dépôt purulent. On appliqua sur toute l'étendue des duretés du bas-ventre un cataplasme émollient, et l'on donna l'eau de lin pour boisson. Le cours des urines s'établit dès-lors par la sonde, et diminua par les fistules. Le malade fut, ce jour-là, plus tranquille, et ne souffrit point de la présence de la sonde.

Le lendemain, la douleur dans la région hypogastrique, étoit moindre. Le troisième jour, la suppuration se manifestoit déja aux parois du canal; un mélange de pus et d'urine, passoit par les fistules ; les duretés qui les accompagnoient, étoient déja moins considérables.

Entre le quatrième et le dixième jour, il n'y eut rien de remarquable ; seulement la sonde fut nétoyée le sixième, et réintroduite assez facilement. Le pansement et le régime restèrent les mêmes. L'enfant se promena avec la même facilité que s'il n'eût point porté de sonde.

Le seizième jour, toute l'urine passoit par la sonde, excepté quelques gouttes, mêlées au pus qui sortoit assez abondamment par les ouvertures fistuleuses. Une partie des duretés étoit détruite , et il n'en restoit qu'à la circonférence des fistules.

Le dix-huitieme jour , la sonde étant devenue libre dans le canal , on en introduisit une autre un peu plus grosse , presque sans résistance. On reconnut de nouveau , par le moyen de cette sonde , que la vessie étoit étroite et très-sensible à sa partie supérieure. Le contact de cet instrument y produisoit une douleur vive qui se répandoit particulièrement dans toute la région hypogastrique. Cette douleur se dissipoit , dès qu'on retiroit la sonde , et qu'elle ne dépassoit pas le col. On continua les cataplasmes émolliens sur le bas-ventre.

Le vingt-unième jour , il ne restoit plus de traces de fistule au côté droit des bourses. Celle qui se trouvoit dans la région lombaire gauche , ne laissoit plus sortir d'urine ; ses duretés étoient fondues , et les chairs fongueuses , qui l'environnoient auparavant , affaissées. Les autres fistules n'étoient pas aussi avancées ; mais il n'y passoit que très-peu d'urine , et seulement lorsque l'enfant faisoit des efforts violens pour aller à la garde-robe .

Le vingt-quatrième jour , la fistule des bourses se trouva cicatrisée , et l'on n'y sentoit plus aucune dureté. Les urines passoient également bien par la sonde.

Le trente-cinquième jour , les duretés de tout le côté droit de l'hypogastre étoient presque résoutes ; il n'en restoit plus que quelques unes , même très-superficielles. Les fistules ne fournissoient plus d'urine qu'à des intervalles fort éloignés. La sonde étoit beaucoup plus libre dans le canal.

Le quarante-sixième jour, la suppuration de l'urèthre étoit à-peu-près tarie, et le quarante-neuvième, ce canal parut aussi libre qu'on put le désirer. A cette époque, on étoit très-avancé dans la cure des fistules. Celle de la région lombaire gauche, et celle du côté droit étoient tout-à-fait guéries. Les deux autres fistules, qui occupoient l'intervalle des premières, n'étoient plus fongueuses, ne conservoient que de très-légères duretés, et ne donnoient que rarement issue à quelques gouttes d'urine. Cet état resta absolument le même jusqu'au quatre-vingt-troisième jour. De tems à autre, il passoit trois à quatre gouttes d'urine par les deux fistules qui restoient encore ; mais, le plus souvent, ce n'étoit qu'un léger suintement de pus. On continua le même traitement. La sonde fut nétoyée tous les six jours, et fixée sur le prépuce, parce que le gland étoit devenu d'une extrême sensibilité.

Plusieurs semaines s'écoulèrent sans qu'il passât par les deux dernières fistules une seule goutte d'urine ; et, le cent vingt-unième jour, l'une de ces fistules, placée entre celle qui avoisinoit le pubis, et celle de la région lombaire droite, étoit parfaitement guérie.

L'enfant se portoit fort bien, et la fonte des duretés se trouva complette le 145e. jour. Trois jours après, la dernière ouverture fistuleuse étoit aussi cicatrisée, et l'on put alors retirer la sonde. L'enfant urina plus facilement qu'il ne l'avoit jamais fait, et à très-gros jet. Depuis cette époque jusqu'au cent quatre-vingt-dix-neuvième jour, le séjour de cet enfant dans l'hôpital permit de s'assurer que la guérison étoit parfaite et à l'abri de toute récidive.

DES BOUGIES.

DXVIII. Après avoir parcouru successivement les divers rétrécissemens du canal de l'urèthre et les accidens qui en sont les suites, il nous reste à parler d'un moyen de guérison adopté presque exclusivement par tous ceux qui se sont livrés au traitement de ces maladies. Avant la découverte des sondes élastiques, due au sieur Bernard, on ne connoissoit que les bougies, pour détruire les obstacles placés dans le canal, et nous les eussions nous-mêmes employées, si les sondes ne nous eussent offert des avantages que l'on chercheroit vainement dans les premières.

DXIX. On peut distinguer les bougies en simples et composées, et ranger dans la première classe les bougies de fil de plomb, celles de corde à boyau, et les bougies élastiques de Bernard. Dans la seconde classe seront placées les bougies adoucissantes, fondantes, suppuratives, détersives, dessicatives, escarotiques, caustiques, etc.

DXX. Les bougies de plomb ne sont qu'un fil plus ou moins gros de ce métal, passé à la filière. Le fil que l'on choisit pour cet usage, doit être parfaitement plein et sans pailles. S'il avoit quelque défaut, il seroit à craindre qu'il ne se rompît, et qu'un des fragmens restât dans la vessie ou dans l'urèthre. Ces bougies ont été particulièrement recommandées pour les gonflemens variqueux de l'urèthre et de la prostate. On croyoit, qu'étant spécifiquement plus pesantes que les autres bougies, elles devoient exercer une pression plus forte sur le tissu spongieux de ces parties, et procurer une guérison plus prompte. Cet excédent de pesanteur pourroit peut-être agir utilement ; mais il est si peu considérable relativement à l'effet à produire , qu'il ne doit rien ajouter à l'effet sensible de ces bougies. Outre les inconveniens qui leur sont communs avec toutes les bougies , leur introduction est souvent difficile , quelquefois même impossible. Si le fil de plomb est mince, il est trop flexible ; il cède à l'obstacle et se replie sur lui-même , plutôt que de le surmonter. Est il plus gros , il ne peut entrer dans la portion rétrécie du canal ; il est d'ailleurs trop roide pour se mouler aux courbures de ce conduit , et si on l'enfonce avec force , on peut blesser les parois de l'urèthre et faire une fausse route.

DXXI. La composition des bougies de corde à boyau est assez indiquée par leur nom seul. On en fait de différentes grosseurs. On leur donne ordinairement une forme conique ou pyramidale , en les amincissant par une de leurs extrêmités , dont on arrondit le bout , tandis qu'on forme une espèce de tête à l'autre extrêmité , en la présentant à la flamme d'une chandelle. Ces bougies sont spécialement employées dans les cas où l'on ne peut franchir les rétrécissemens de l'urèthre. On les introduit jusqu'à l'obstacle , et on les fixe dans le canal. L'augmentation de leur volume par l'humidité dilate non-seulement la portion du conduit dans laquelle on les engage , mais encore elle étend cette dilatation un peu au delà, et la porte jusques dans la partie rétrécie du canal; ce qui permet à une nouvelle bougie de pénétrer plus avant. En avançant ainsi peu à peu, on parvient enfin jusques dans la vessie. On ne peut pas disconvenir que la corde

à boyau n'ait ici beaucoup d'avantages sur les autres espèces de bougies, et même sur les sondes élastiques.
Mais on peut lui reprocher d'être trop roide pendant l'introduction, de causer de la douleur par son gonflement
trop prompt, et de s'amollir au point de ne pouvoir être
réintroduite, lorsque les malades ont été obligés de la
retirer : ce qui nécessite l'emploi d'un grand nombre de
ces bougies. Les bougies élastiques du sieur Bernard
sont composées d'une tresse solide, imprégnée et couverte d'un enduit de gomme élastique. Elles n'ont aucun
des inconvéniens attachés aux autres espèces de bougies.
Elles sont assez flexibles pour se prêter à toutes les courbures du canal, et l'on peut d'ailleurs, lorsqu'elles sont
creuses, leur donner la courbure qu'on désire, au moyen
d'un stylet de fer qui l'a déja reçue. Ajoutons que leur
élasticité les empêche de se replier dans le canal de l'u-
rèthre, et enfin que la même bougie peut servir un
grand nombre de fois.

DXXII. Les bougies médicamenteuses se font de deux
manières. La première, prescrite par la plupart des auteurs, consiste à tremper dans une composition emplastique, des morceaux de toile fine et à demi-usée, dont on
coupe ensuite des bandelettes longues de 8 à 9 pouces,
et plus ou moins larges, selon la grosseur que l'on veut
donner aux bougies ; et afin que ces bougies soient moins
grosses à un de leur bout qu'à l'autre, on donne moins
de largeur à ces bandelettes vers une de leurs extrêmités. Deux ou trois lignes de largeur suffisent pour les
bougies les plus fines, et l'on s'en procure de grosseurs différentes graduées entr'elles en augmentant de
ligne en ligne la largeur de la toile, jusqu'à celle d'un
pouce,

pouce, qui est suffisante pour les bougies les glus grosses.
On roule avec art ces languettes emplastiques entre les
doigts, puis entre deux pièces de marbre, jusqu'à ce
qu'elles soient bien unies, et qu'on n'y sente plus d'inégalités.

DXXIII. La seconde manière de faire ces bougies diffère de la première, en ce qu'au lieu de bandelettes de
toile; on se sert de mêches de coton, semblables à celles
qu'emploient les ciriers. Pour donner plus de force à
ces mêches, on y ajoute un ou deux fils de lin, et l'on
coupe quelques brins à différentes longueurs, afin de les
étager, et de rendre les bougies plus fines à un bout
qu'à l'autre. On trempe ces mêches ainsi préparées, dans
la composition emplastique ; on les roule entre deux
marbres ou deux planches bien unies ; on lés trempe,
s'il est nécessaire, une seconde fois ; puis on les passe
de nouveau sur le marbre. On en coupe les extrêmités,
et l'on arrondit la plus grêle, en la roulant légèrement
entre les doigts.

DXXIV. Quant aux ingrédiens de la composition emplastique, ils diffèrent selon les indications qu'on se
propose de remplir. Les bougies qu'on appelle adoucissantes, sont faites avec un mêlange de cire, de
graisse de mouton, et d'huile d'amandes douces. Les
emplâtres de morelle, de ciguë et diabotanum, sont
employés pour les bougies fondantes. La cire, la thérébentine et l'huile, sont la base des bougies suppuratives. L'extrait de saturne et le blanc de céruse, se
trouvent dans presque toutes les bougies déssicatives.
Le sublimé corrosif, le précipité rouge, le verdet, l'onguent égyptiac, ajoutés à quelques préparations em-

V

plastiques, rendent les bougies caustiques ou escarrotiques. Nous ne finirions pas, si nous voulions rapporter
toutes les formules de bougies, qui ont été vantées
comme spécifiques pour les maladies de l'urèthre. Il
n'est point d'auteur qui n'ait sa composition particulière,
et à laquelle il n'attribue des vertus qu'il refuse à toute
autre préparation.

DXXV. Les règles a suivre dans l'introduction des bougies sont en petit nombre et de facile exécution. Avant
de pratiquer cette opération, on a recommandé de faire
uriner le malade, s'il le peut, afin de juger par la grosseur du jet des urines, de la grosseur que doit avoir la
bougie. Après avoir trempé la bougie dans l'huile, on
enfonce peu à peu sa petite extrêmité dans la verge, que
l'on soutient d'une main, en la tirant en ligne droite,
sans trop la serrer. On tourne légèrement la bougie entre les doigts, à mesure qu'elle avance. Lorsqu'elle est
arrivée au dessous des bourses, et vers l'arcade du pubis,
on incline la verge entre les cuisses, afin de diminuer la
courbure du canal, et l'on continue d'enfoncer la bougie,
sans la pousser avec trop de force ; on la soutient même
dans sa marche avec le doigt porté dans le fondement.
Quand elle s'arrête vers le périnée, on réussit quelquefois à la faire pénétrer plus avant, en frottant extérieurement cette partie avec le doigt d'une main, tandis que de l'autre main on pousse la bougie, en la tournant entre les doigts.

DXXVI. L'entrée de toute la bougie dans le canal, n'est
pas une preuve qu'elle a franchi les obstacles. Souvent,
lorsqu'on l'enfonce avec force, elle se plie et se recourbe dans l'urèthre ; rarement parvient-on à l'intro-

duire jusques dans la vessie, dès les premières tentatives.

DXXVII. Quand ces tentatives sont infructueuses, il
faut fixer la bougie dans le canal, en la tenant enfoncée
jusqu'à l'obstacle, et renouveller ces essais plusieurs
fois dans la journée : avec de la persévérance on en vient
ordinairement à bout. Il est cependant un grand nombre
d'obstacles contre lesquels échouent les bougies : tels
que les brides qui occupent presque toute la cavité du
canal, les tumeurs lymphatiques et autres engorgemens
accompagnés de duretés et de callosités, etc. ; dans ces
cas, on avoit recours aux bougies caustiques; mais à
quels dangers n'exposoient pas leur usage ? Lorsqu'on
a réussi à porter la première bougie dans la vessie, on
la remplace par d'autres de même grosseur, jusqu'à ce
que celles-ci passent librement; alors on leur en substitue graduellement de plus grosses, jusqu'à ce qu'on ait
rendu au canal son calibre naturel.

DXXVIII. Quand on réfléchit sur la manière d'agir des
bougies, on voit que ce n'est qu'à la compression et
à l'irritation qu'elles produisent, qu'on doit attribuer
leur succès. Comme corps compressif, elles dilatent
l'urèthre, expriment, pour ainsi dire, les sucs stagnans
dans ses tuniques, et suffisent quelquefois pour dissiper
leur engorgement. Comme corps irritans, elles déterminent une sécrétion plus abondante du mucus
qui se filtre naturellement dans le canal, et bientôt
elles y attirent une phlogose, qui donne à cette secré-
tion une apparence puriforme. La chaleur et l'action vitale sont augmentées dans les parties où réside l'engorgement : la fonte et la résolution des humeurs qui sta-
gnoient dans ces parties, sont favorisées par la suppu-

ration du canal et par les ulcérations que causent quelquefois les bougies. L'inflammation, en s'étendant jusque dans les tuniques de l'urèthre, produit l'adhésion
des feuillets du tissu cellulaire affaissé par la compression, et par-là prévient la récidive de a maladie, en
conservant au canal le calibre rétabli pas les bougies,
dont on a continué l'usage durant tout le traitement! Si
l'on excepte les bougies caustiques, qui ont une action
déterminée par leurs ingrédiens, toutes les autres, même
les plus simples, portées pendant un certain tems sans
interruption, produiront ces effets, et ils seront toujours
les mêmes : leur prétendue vertu spécifique n'est qu'ima-
ginaire. C'est ainsi que les bougies, que l'on nomme
adoucissantes, ne sont nullement propres à calmer les
douleurs de l'urèthre ; elles sont toujours pour ce conduit, des corps étrangers, dont la présence cause de l'irritation, de l'inflammation, etc. On sait d'ailleurs que
les mêmes bougies sont successivement suppuratives,
détersives et cicatrisantes. Il est vrai que les bougies
formées de drogues âcres et stimulantes, ont une action
plus vive et plus prompte que celles qui sont composées
de substances plus douces; mais aussi, outre les vives
douleurs que les bougies âcres occasionnent, elles attirent souvent une inflammation considérable dans le canal, suivie de dépôts le long de ce conduit; ce qui rend
la maladie plus grave, et force quelquefois le chirurgien d'interrompre le traitement. On n'a point à craindre
ces accidens en se servant de bougies simples, dont l'action est plus modérée. Cependant quels que soient les
avantages de ces dernières, ils n'égalent pas, à beaucoup
près, ceux que promettent les sondes de gomme élas-

tique. Pour s'en convaincre, il suffit de comparer entr'elles les différentes propriétés des unes et des autres.

DXXIX. La mollesse et la flexibilité des bougies ne permettant pas de les pousser avec la force nécessaire, on les
emploie quelquefois plusieurs jours avant de pouvoir franchir les plus légers obstacles ; et lorsqu'ils sont plus considérables, souvent on en peut venir à bout par les tentatives les plus multipliées. Quand enfin, nous le supposons, on est assez heureux pour pénétrer jusqu'à la
vessie, alors même on est obligé de retirer la bougie
trois à quatre heures après son introduction, pour que
le malade puisse uriner, et il n'est pas rare qu'on ne
retrouve plus la voie avec une nouvelle bougie. Outre la
gêne et l'assujettissement causé par la nécessité de renouveller ainsi les bougies, le traitement devient très-
dispendieux ; car la même bougie ne pouvant pas servir deux fois, on en use jusqu'à trois ou quatre par
jour ; il n'est arrivé que trop souvent qu'une bougie se
soit rompue dans le canal ou dans la vessie, ou que
n'ayant pas été fixée au-dehors, elle se soit entièrement
enfoncée dans ce viscère. La forme pyramidale que l'on
donne ordinairement aux bougies, les rend plus propres
à détruire les rétrécissemens situés près du col de la
vessie ; car l'extrêmité la plus grosse de la bougie est
employée à dilater l'entrée de l'urèthre, qui n'en a pas
besoin, tandis que l'extrêmité la plus mince répond à la
portion rétrécie du canal où devroit s'exercer la dilatation.

DXXX. Le stylet de fer dont on garnit les sondes de
Bernard, en leur procurant une courbure semblable à
celle du canal, facilite beaucoup leur introduction, et,

par la solidité qu'il leur donne , les met en état de surmonter des résistances contre lesquelles eussent échoué
toutes les bougies. Ces sondes livrant passage aux urines, peuvent rester long-tems en place , et le canal
s'élargissant par leur séjour habituel, permet de les renouveller facilement. D'ailleurs , si l'on craignoit de
rencontrer quelque difficulté à passer la seconde sonde ,
il seroit facile d'obvier à cet inconvénient, en se servant
de sondes ouvertes par les deux bouts : on introduiroit
la première, au moyen d'un stylet à bouton , et avant de
la changer , on la garniroit d'un stylet long d'environ
deux pieds, que l'on enfonceroit de quelques lignes
dans la vessie ; puis on retireroit la sonde sur le stylet
qu'on laisseroit à sa place , et sur lequel on conduiroit
ainsi, sans peine et avec sûreté , une nouvelle sonde.
Desault a eu recours une fois à cet expédient, pour un
malade qui ne pouvoit réussir à s'introduire lui-même
la sonde , et qui , presque chaque fois qu'il l'essayoit ,
faisoit de fausses routes. Ce moyen réussit si complettement , que Desault se proposoit de faire construire des
sondes avec lesquelles il puisse le mettre souvent en
usage. Quelqu'opiniâtre que soit la maladie , trois ou
quatre sondes de Bernard, suffisent pour son traitement.
Le tissu de ces sondes est trop solide pour qu'elles se
rompent , et leur élasticité les empêche de s'enfoncer en
totalité dans la vessie. La forme cylindrique qu'elles
conservent dans toute leur longueur, dilate le canal dans
toute son étendue. Ajoutons qu'elles ont de plus l'avantage de servir utilement pour les maladies de la vessie ,
où les bougies sont entièrement inutiles.

DXXXI. Ce court rapprochement nous paroît suffisant

pour montrer de la manière la plus claire et la plus certaine, que ce n'est pas sans motif que nous avons abandonné les bougies dans le traitement des maladies des voies urinaires, et que nous leur avons préféré les sondes de gomme élastique.

PONCTION DE LA VESSIE.

LXXXII. Nous ne considérons ici la ponction de la vessie, que relativement à la rétention d'urine. Nous renvoyons sur cette opération, à l'article de la taille, suivant le mode de Foubert, de Thomas, etc. Nous avons déjà dit, en traitant des diverses espèces de rétention d'urine, que la ponction de la vessie, n'offrant qu'un secours palliatif, on ne devoit l'employer qu'après avoir tenté tous les moyens capables de procurer la sortie des urines : encore faudroit-il alors avoir quelque espérance de rétablir bientôt le cours de ce fluide par l'urèthre ; car si l'on demeuroit privé de cette ressource, l'incision de la vessie conviendroit mieux que la ponction. Or, comme nous l'avons observé, il n'y a presque point de cas où un chirurgien exercé à sonder, ne puisse pénétrer avec l'algalie, jusque dans la vessie ; d'où il suit qu'il est extrêmement rare que la ponction de la vessie soit d'une nécessité absolue. Nous pourrions citer un grand nombre d'observations à l'appui de cette assertion. Depuis dix ans que Desault étoit chirurgien en chef de l'Hôtel-Dieu de Paris, où les maladies des voies urinaires, et principalement les embarras de l'urèthre, se trouvent toujours en grand nombre, ce chirurgien n'a voit pratiqué qu'une seule fois la ponction de la vessie. C'étoit peu de tems après son entrée dans cet hôpital, et il avouoit que, s'il eût eu alors l'expérience et l'habitude de sonder qu'il avoit acquis depuis, il auroit peut-être épargné cette opération au malade qu'il y soumit. Cependant, tous les chirurgiens n'étant pas assez exercés au cathétérisme, pour franchir, sans s'exposer au danger très-grave de faire de fausses routes ou de causer d'autres désordres, les divers obstacles qui peuvent se rencontrer dans l'urèthre, et le canal étant quelquefois rétréci au point que la présence ni le séjour d'une sonde ou d'une bougie introduite jusqu'au rétrécissement, ne déterminent aucun écoulement d'urine, la ponction devient alors indispensable et urgente, pour faire cesser les accidens dépendans de la rétention, et prévenir la rupture de la vessie.

DXXXIII. Les auteurs ne sont pas d'accord sur l'endroit où doit se faire la ponction de la vessie. Les uns recommandent de la pratiquer au-dessus du pubis, les autres au périnée, et d'autres par le rectum. Un exposé succinct de chacune de ces méthodes en rendra sensibles les différences, et suffira pour les faire apprécier à leur juste valeur.

§. Ier. *Ponction au-dessus du pubis.*

DXXXIV. La ponction au-dessus du pubis peut se faire avec un troiscart droit ; mais un troiscart courbe est préférable. La courbure de ce troiscart doit être uniforme dans toute sa longueur, et former l'arc d'un cercle d'environ huit pouces de diamètre. Cet instrument doit être plus ou moins long, selon l'embonpoint du malade : quatre pouces et demi de longueur sont la mesure ordinaire. Le calibre de la canule doit avoir au moins deux lignes de diamètre, afin de pouvoir livrer passage aux glaires et au pus, dont les urines sont souvent chargées. Le poinçon fixé sur un manche d'ébène ou d'ivoire présente vers sa pointe trois pans réunis par des angles tranchans. Il remplit exactement la canule, qui est amincie par le bout correspondant à la pointe de ce poinçon et soudée par l'autre bout, dans le centre d'une platine circulaire d'environ huit lignes de diamètre, sur chaque côté de laquelle est un petit anneau, auquel s'attachent les rubans qui doivent servir à la fixer. A deux lignes de l'extrémité de cette canule, qui doit être introduite dans la vessie, est pratiqué un trou, répondant dans le cul-de-sac d'une goutière creusée le long du poinçon, et destinée à donner issue aux urines, pour avertir que l'instrument a pénétré dans la vessie.

DXXXV. La ponction au-dessus du pubis peut se faire, le malade étant debout, ou couché sur le bord de son lit. Le chirurgien, après s'être assuré que la vessie promine dans la région hypogastrique, enfonce immédiatement au-dessus de la symphise du pubis, le troiscart, qu'il a trempé dans l'huile ou enduit de beurre frais, et dont il tient le manche dans la paume de la main, ayant soin que la concavité de cet instrument soit tournée vers le pubis. Instruit par la résistance, et par la sortie des urines le long de la goutière du troiscart, qu'il est entré dans la vessie, il retire le poinçon et lui substitue une seconde canule de même lon-

gueur et de même grosseur que ce dernier, et dont
le bout, qui doit être à nu dans la vessie, est arrondi
et percé sur ses côtés de deux ouvertures elliptiques,
comme les algalies ordinaires. Il enfonce ensuite ces
deux canules jusques sur le bas-fond de la vessie ; puis,
après avoir laissé sortir la totalité de l'urine contenue
dans ce viscère, il bouche avec un petit fausset de bois
blanc la seconde canule, et fixe l'une et l'autre au
moyen de petits rubans et d'un bandage de corps. D'ailleurs on ne supprime ces canules que lorsqu'on est parvenu à porter, par l'urèthre dans la vessie, une sonde
suffisamment grosse pour procurer aux urines une issue
facile.

DXXXVI. Il est rare que dans cette ponction on traverse
directement la ligne blanche : on passe presque toujours
sur ses côtés, et l'on divise la peau, l'aponévrose des
muscles larges du bas-ventre, les muscles droits, quelquefois l'un des pyramidaux et la paroi antérieure de la
vessie.

DXXXVII. Cette opération est facile. Le peu d'épaisseur des parties à traverser la rend prompte et peu douloureuse. Pour la pratiquer, le chirurgien n'a point
besoin d'aide. Le malade n'est ni effrayé ni fatigué par
la position où on le met pour opérer. Il est presque impossible de manquer la vessie, ou il faudroit qu'elle fût
racornie et reduite au plus petit volume. On n'a pas à
craindre non plus de pénétrer dans la cavité du bas-
ventre. L'anatomie apprend que dans cet endroit la vessie est appliquée immédiatement sur les muscles droits,
et que, lorsque ce viscère est distendu par les urines, il
refoule en haut et en arrière le péritoine sous lequel il

se développe, et qu'il éloigne ainsi de plus en plus la pointe du troiscart de la cavité de l'abdomen. Le malade peut facilement, en s'inclinant sur le côté ou sur le ventre, donner issue à toute l'urine contenue dans la vessie. Il n'y a dans cet endroit ni nerfs, ni vaisseaux dont la lésion soit dangereuse. On n'éprouve aucune difficulté à fixer les canules, et leur présence n'empêche pas le malade d'être levé ou assis, ni même de marcher dans sa chambre. Enfoncées jusqu'au bas-fond de la vessie, les canules ne peuvent sortir de ce viscère, quelles que soient sa contraction ou son affaissement. L'ouverture qu'elles laissent après elles, se ferme et se cicatrise plutôt que si la vessie eût été percée dans tout autre endroit.

§. II. *Ponction au périnée.*

DXXXVIII. La ponction au périnée se pratique avec un troiscart droit, long de sept à huit pouces, construit d'ailleurs de la même manière que le troiscart pour la ponction hypogastrique. Quelques praticiens cependant, au lieu de terminer la canule du troiscart par un rebord applati, y ont fait ajouter une espèce de gouttière, longue de douze à quatorze lignes. Il est bon d'avoir aussi une seconde canule pour mettre dans la première.

DXXXIX. Après avoir couché le malade sur un plan horisontal, les jambes et les cuisses fléchies comme pour l'opération de la taille, tandis qu'un aide comprime légèrement la région hypogastrique, le chirurgien ayant un doigt dans le rectum, pour l'éloigner du lieu où se fait la ponction, porte le troiscart dans le milieu d'une ligne qui partant de la tubérosité de l'ischion, se termineroit au raphé, deux lignes devant la marge de l'anus. Il enfonce d'abord l'instrument, suivant une ligne parallèle à l'axe du corps; il en dirige ensuite un peu la pointe en dedans. Ici il n'est pas nécessaire d'enfoncer la canule aussi avant dans la vessie, que lorsqu'on fait la ponction à l'hypogastre. La portion de ce viscère qui a été percée, ne changeant point de position relativement aux autres parties du périnée, il suffit que la canule déborde de quelques lignes dans la cavité de la vessie, pour n'en point sortir. Il seroit même désavantageux qu'elle fût plus enfoncée : son bec, appuyant contre la paroi postérieure de cette poche, feroit souffrir le malade en pure perte. On fixe ces canules aux sous-cuisses d'un bandage en double T.

DXL. Les parties divisées dans cette ponction sont la peau, beaucoup de tissu cellulaire et de graisse, le muscle-releveur de l'anus, et la partie du bas-fond de la vessie située sur le côté du col de ce viscère.

DXLI. Il n'y a dans ce trajet aucune partie dont la piquûre doive nécessairement causer des accidens. Un chirurgien médiocrement exercé à la pratique de cette opération, est presque toujours certain de pénétrer dans la vessie. Ce viscère est ouvert dans le lieu le plus déclive, dans un lieu qui conserve toujours le rapport avec le périnée. La position même dans laquelle on place le malade pour l'opérer, est beaucoup plus fatigante que pour la ponction au dessus du pubis; il faut plusieurs aides pour le fixer; il en faut un pour comprimer la vessie à la région hypogastrique ; on peut ouvrir les vaisseaux du périnée et piquer les nerfs qui les accompagnent ; la pointe du troiscart, dirigé en dehors, peut glisser au côté externe de la vessie ; poussée en devant, elle peut passer entre ce viscère et le pubis, et, trop inclinée en dedans, traverser la glande prostate ; portée en arrière, blesser les conduits déférens, le rectum, la fin des uretères, les vésicules séminales, et tant que la canule demeure en place, le malade ne peut marcher ni rester assis ; il est obligé de garder le lit. Ajoutez que souvent la ponction au périnée est contre-indiquée par des tumeurs ou autres affections très-fréquentes dans cet endroit, à la suite des rétentions d'urine.

§. III. *Ponction par le rectum.*

DXLII. Le troiscart dont on se sert pour la ponction de la vessie par l'intestin rectum, est parfaitement semblable à celui que l'on emploie pour la ponction hypogastrique.

DXLIII. Le malade couché en travers sur le bord de son lit, doit avoir les cuisses et les jambes fléchies et écartées l'une de l'autre. Le chirurgien, après avoir reconnu avec le doigt introduit dans le rectum, et porté le plus haut possible, la tumeur formée par la vessie distendue, glisse sur la partie antérieure de l'intestin, le troiscart dont la pointe est cachée dans la canule. Parvenu vers l'extrêmité du doigt, il dégage la pointe de l'instrument et l'appuie avec le même doigt contre le milieu de la paroi antérieure de l'intestin, où il l'enfonce, en poussant le troiscart avec l'autre main, tandis qu'un aide fait une compression légère au dessus du pubis.

DXLIV. On n'a ici à traverser que le rectum et la portion du bas-fond de la vessie qui lui correspond. Dans cet endroit, ces viscères sont unis par un tissu cellulaire assez dense, et conservent toujours entr'eux la même situation respective. On ne court aucun risque de blesser les vésicules séminales, en ayant soin d'enfoncer le troiscart dans le milieu de la paroi antérieure du rectum. La vessie est percée au dessus du trigone vésical qui, dans les rétentions d'urine complettes, est situé plus bas que dans l'état naturel. L'opération est sûre et peu douloureuse. La canule est placée dans un lieu favorable pour l'évacuation des urines, et son séjour dans le rectum est peu incommode, sur-tout quand on se sert, comme l'a recommandé Fleurant, auteur de cette méthode, d'une canule flexible, qui se moule aux différentes inflexions de l'intestin, et se prête au passage des matières fécales.

DXLV. Quelques praticiens persuadés que la canule à demeure dans le rectum, doit être insupportable, préfèrent de la retirer et de recommencer la ponction, si cette opération redevient nécessaire. Mais n'y a-t-il aucun danger à multiplier ainsi les ponctions, et ne vaut-il pas mieux laisser en place la canule ? Le seul inconvénient que nous trouvions à son séjour dans le rectum, c'est d'être une cause de mal-propreté, d'exiger beaucoup de soins, lorsque les malades vont à la garde-robe, et de les retenir au lit. D'ailleurs, excepté le gonflement considérable de la glande de la prostate, des tumeurs hémorrhoïdales très-volumineuses, et les carcinômes du rectum, il est peu de cas où l'on ne puisse faire la ponction de la vessie par cet intestin.

DXLVI. Nous avons exposé séparément ces diverses méthodes de faire la ponction de la vessie, afin que nos lecteurs comparent, jugent et décident eux mêmes laquelle est préférable. On ne peut ici, pour motiver son choix, s'appuyer d'autorités : chacune de ces méthodes a eu pour partisans des hommes du plus rare mérite. On trouve dans le journal de chirurgie, deux mémoires; l'un en faveur de la ponction hypogastrique, par Noël, chirurgien en chef de l'hôtel-Dieu de Reims; l'autre par Hoin, chirurgien de Dijon, zélé défenseur de la ponction par le périnée. Ces deux chirurgiens, recommandables par leur savoir et leur amour pour l'art qu'ils professent, étayent leur opinion de plusieurs observations, où la méthode qu'ils ont adoptée a parfaitement réussi. Mais la ponction par le périnée n'a-t-elle pas aussi eu ses succès? Dionis, Heister, Bertrandi, Bell, etc. ne recommandent pas d'autre procédé.

DXLVII. On peut encore laisser au choix des jeunes praticiens ces trois manières différentes de faire la ponction de la vessie. Nous ne trouvons dans aucune d'elles de vice essentiel, et nous sommes persuadés qu'elles doivent toutes réussir entre les mains d'un homme instruit. Cependant nous croyons la ponction au-dessus du pubis, la plus facile à pratiquer et la moins gênante pour le malade. Quelques observations insérées par Noël dans le journal de chirurgie, viendront à l'appui de cette assertion. Nous citons ces observations , parce que Desault n'a eu presque jamais occasion de faire cette opération.

O B S E R V A T I O N I.

Un particulier âgé de 60 ans, sujet à des difficultés d'uriner, depuis nombre d'années , et habitué à s'introduire lui-même des bougies dans le canal de l'urèthre, ne put, un jour, y parvenir. Les différentes tentatives qu'il fit , amenèrent au contraire la suppression totale des urines. Aussi-tôt les moyens usités en pareils cas., tels que saignées, demi-bains, boissons, furent mis en usage , mais sans succès. L'algalie d'argent , ni celle de gomme élastique, ne pouvant non-plus être introduites dans la vessie , on se détermina à m'envoyer chercher. La région inférieure du bas-ventre étoit , lorsque j'arrivai , tellement tendue , et les douleurs vers les reins si violéntes , que je crus devoir , sans plus tarder , recourir à la ponction. Pour y procéder , je fis placer le malade debout , appuyé contre le bord de son lit soutenu par un aide à droite et un autre à gauche ; ensuite je plongeai dans la vessie, immédiatement au-dessus de la symphise du pubis , un troiscart courbe d'environ quatre pouces et demi de longueur. Dès que le poinçon fut retiré de dedans la canule , la vessie , qui étoit extrêmement pleine , se vida avec plus de facilité que si c'eût été par l'urèthre sain , et le malade m'assura qu'il n'avoit ressenti que très-peu de douleur. Je fermai l'orifice de la canule avec un petit bouchon de liège, et je la maintins en place avec une bandelette qui faisoit le tour du corps. Je recouvris le tout d'une serviette pliée en trois,

passée

passée sous les reins est fixée sur le côté, par trois cordons. Pour prévenir le dérangement que cette serviette
pouvoit occasionner au bouchon et à l'extrêmité saillante
de la canule, je les entourai d'un petit bourrelet ou anneau de linge, d'environ deux pouces de diamètre sur
un pouce d'épaisseur. Lorsque le malade désiroit uriner, il dénouoit les trois cordons de la serviette, ôtoit le
bouchon de la canule, et, en se penchant un peu à
droite ou à gauche, il rendoit ses urines, sans la moindre
difficulté.

Dès le premier jour, j'avois remarqué de la tension au
périnée. Elle se communiqua au scrotum. La tuméfaction devint considérable, et en huit jours, elle fut terminée par un dépôt gangreneux qui, aussi-tôt que je
l'eus ouvert, rendit presqu'une pinte de suppuration
putride. La moitié au moins du scrotum tomba en
gangrène : les testicules ayant un peu remonté vers
les anneaux, le reste de cette poche suffit pour le re-
couvrir.

Les principaux accidens ne furent pas plutôt dissipés,
que j'essayai d'introduire dans l'urèthre une petite bougie de gomme élastique. Quoique je ne sentisse pas une
grande résistance, je ne voulus cependant pas trop forcer pour la première fois. Le lendemain, je parvins dans
la vessie, et ne retirai la bougie qu'au bout de deux
heures. Dès ce moment, les urines recommencèrent un
peu à couler. Pendant près d'un mois, je répétai,
tous les jours, la même manœuvre, en prenant, de
tems en tems, des bougies d'un diamètre plus fort,
et en les laissant plus long-tems dans l'urèthre. Lorsque
je vis l'urine sortir aisément et à plein canal, je re-

X

tirai la canule, et, en deux jours, la plaie fut entièrement fermée. J'aurois pu l'ôter plutôt; mais, comme elle
ne gênoit presque point le malade, et qu'il pouvoit aller
et venir dans sa chambre, je crus devoir la conserver
tout autant de tems qu'il m'en fallut pour détruire tous
les obstacles du canal. Depuis ce moment, cette personne
n'a pas eu recours aux bougies, dont, depuis plusieurs
années, elle ne pouvoit se passer pendant un mois entier.

OBSERVATION II.

Le 20 mai 1790, je fus mandé, rue Perdue, pour
M...... fabricant, âgé de 67 ans, attaqué de rétention
d'urine. Trois jours auparavant, il avoit été sondé par un
chirurgien, avec une algalie d'argent, et l'on n'étoit
parvenu dans la vessie, qu'avec la plus grande difficulté.
Comme cette algalie, qu'on avoit laissé en place, in-
commodoit beaucoup le malade, on l'avoit seulement
retirée dès le matin du jour que l'on m'appella, dans
l'intention d'en mettre une autre de gomme élastique.
Avant d'introduire cette nouvelle sonde, on voulut s'assurer si le malade en avoit absolument besoin; et, en
conséquence, on attendit jusqu'au soir, pour voir
s'il n'urineroit pas sans ce secours. Tous les efforts
que fit le malade, et tous les moyens que l'on employa, dans le cours de la journée, ayant été infructueux, il fallut tenter, de nouveau, l'introduction de
la sonde; mais, cette fois, de quelque manière que
l'on s'y prît, on ne put jamais parvenir jusques dans
la vessie. Ce fut alors qu'on me fit avertir, et que je
proposai la ponction comme le seul moyen de guérison.

La vessie étoit extrèmement tendue , et les douleurs si aiguës que le malade, loin de s'y opposer, me pria de la faire le plutôt possible. Elle fut faite sur-le-champ, de la même manière et avec la même facilité que dans l'observation précédente. Il n'y eut de différence que dans le traitement. Au lieu de laisser durant toute la maladie la canule d'argent , je la retirai au bout de douze jours, et, à sa place, j'en introduisis sans la moindre difficulté, une de gomme élastique que je changeois tous les dix ou douze jours , pour prévenir son obstruction, ou son altération. En même tems je m'occupai à détruire les embarras du canal. A la fin de la septième semaine, les urines sortant passablement bien par l'urèthre, la canule ne fut plus réintroduite, et, cinq jours après, par le moyen d'une compression légère et continue , faite avec le bandage-de-corps , son ouverture fut entièrement fermée , et le malade parfaitement guéri.

OBSERVATION III.

M. P..... libraire, âgé de 66 ans, rendoit, depuis plus de vingt ans , ses urines avec beaucoup de difficulté. En 1773, pour la première fois , elles s'arrêtèrent totalement ; mais une saignée et quelques bains les firent reparoître. Depuis ce tems , leur sortie a toujours été très-lente, et la finesse du jet démontroit qu'il y avoit dans le canal un rétrécissement considérable. Le premier juillet 1791 , les urines se supprimèrent de nouveau. Vers les sept heures du soir, M. P. envoya chercher son chirurgien, qui le saigna, le fit mettre dans le bain, et lui conseilla quelques boissons. Tous ces moyens ayant été sans succès, et les douleurs étant considérablement augmentées dans le courant de la nuit, le chirurgien fut rappelé. Cette fois, il essaya d'introduire une algalie, et comme il ne put parvenir dans la vessie, je fus mandé. La région hypogastrique, dans ce moment, étoit déja extrêmement tendue, et les douleurs se faisoient sentir le long du trajet des urethères et dans les reins. Je fis, avec une très-fine algalie de gomme élastique, quelques légères tentatives; mais elles furent aussi infructueuses que celles de mon confrère. Nous nous contentâmes d'ordonner de ne boire que par cuillerée, et de reprendre encore un bain. Voyant que la ponction devenoit indispensable, si ce dernier ne réussissoit pas, je l'annonçai positivement. Le malade ne s'y refusant pas, et le chirurgien ordinaire étant de mon avis, l'heure fut prise. Lorsque nous arrivâmes, nous ne trouvâmes d'autre changement, que l'augmentation des accidens; en conséquence l'opération fut faite sur-le-champ, de la manière décrite dans les observations précédentes. Il ne survint rien de particulier dans le cours du traitement. Une canule de gomme élastique, de quatre pouces et demi de longueur, fut substituée, le treizième jour, à celle d'argent qui étoit restée en place depuis l'opération. Tous les dix ou douze jours elle étoit hardiment changée, après avoir vidé d'abord la vessie, chose que je n'avois osé faire dans le cas de la première observation, parce que je croyois que la vessie, en se vidant, abandonnoit la paroi interne de la région hypogastrique, pour redescendre dans le bassin, et qu'en conséquence de ce déplacement, l'ouverture faite à la vessie , ne pourroit plus se trouver directement vis-à-vis celle du bas-ventre , ce qui devoit nécessairement rendre la réintroduction de la canule presqu'impossible , et de plus, exposer le malade à un épanchement funeste. Ce fut la grande quantité de tartre que je trouvai intérieurement et extérieurement à la canule de la première observation, lorsque je la retirai au bout de six semaines, qui me fit hasarder, dans la seconde opération, de changer de canule : la facilité avec laquelle j'y parvins, m'encouragea, et me fit conjecturer que, quelques jours après l'opération , la vessie contractoit des adhérences avec la paroi interne et inférieure du bas-ventre , ce qui mettoit cette partie à l'abri de tout épanchement. Les embarras de l'urèthre furent si bien détruits , par le moyen des bougies , que le malade urine actuellement presqu'à plein canal. Pour obtenir u e guérison totale , il a fallu environ sept semaines : deux seulement se sont passées au lit ; durant les cinq autres , M. P... a presque toujours été levé pour vaquer à ses affaires.

DE LA BOUTONNIÈRE.

DXLVIII. Il est difficile, d'après la lecture des auteurs, tant anciens que modernes , de se former une idée exacte de l'opération de la boutonnière. Elle se pratique de tant de manières différentes , et les procédés opératoires offrent tant de contrariété et si peu de ressemblance , qu'on ne peut envisager cet objet sous aucun point de vue général. Les parties que l'on divise diffèrent selon le lieu où se pratique cette opération, et ce lieu ne peut être déterminé que par la nature et sur-tout par le siège de la maladie. Tantôt on ne fait qu'une incision au canal de l'urèthre, comme dans la taille au grand appareil; tantôt on prolonge l'incision jusqu'au col et au corps de la vessie; et quelquefois on n'attaque que le corps de ce viscère, comme dans la taille par l'appareil latéral. Ce n'est donc qu'en considérant séparément chacune de ces méthodes, qu'on peut se former une idée claire de l'opération de la boutonnière.

DXLIX. On ne suit pas toujours le même procédé en pratiquant la boutonnière sur le canal de l'urèthre. Lorsque l'on peut introduire un cathéter dans la vessie, on se sert de cet instrument pour faire sur sa cannelure l'incision du canal, et conduire un gorgeret qui doit servir à faciliter l'introduction de la canule destinée à rester dans la vessie.

DL. Ici l'opération ne présente pas plus de difficulté, ni plus de danger que l'incision pour la taille au grand appareil; mais aussi elle n'offre aucun avantage dans le traitement des rétentions d'urine; car, puisque l'on a pu introduire un cathéter, il eût été également possible de passer une sonde, qui eût servi à l'évacuation des urines et rétabli, par son séjour, la liberté du canal.

DLI. Quand on ne peut réussir à introduire le cathéter, l'opération devient beaucoup plus embarrassante. Quelques praticiens conseillent d'ouvrir l'urèthre sur le bec de cet instrument porté jusqu'à l'obstacle, puis, de chercher, par la plaie, avec une sonde cannelée et mousse, l'ouverture naturelle du canal, d'enfoncer cette sonde à travers le rétrécissement, et de fendre ensuite la portion rétrécie de l'urèthre , pour porter à la faveur de cette incision , une canule dans la vessie.

DLII. On est encore en droit de faire ici les mêmes objections que dans le cas précédent , et de dire , que puisque , par la plaie qui a été faite , on est parvenu , avec une sonde canelée , à surmonter l'obstacle du canal , on devoit pareillement , avec un peu de patience et de dextérité, réussir à introduire une algalie par l'urèthre ; car l'introduction de l'une ne doit pas être plus difficile que celle de l'autre. On doit même être moins certain de retrouver la voie naturelle avec la sonde can-nelée, portée dans une plaie profonde et baignée de sang, que de ne la pas abandonner, avec une algalie in-troduite par l'urèthre , soutenue et ramenée sans cesse , par les parois de ce conduit , dans une direction conve-nable. Aussi est-il souvent arrivé, même à des hommes qui ont joui d'une haute réputation en chirurgie , de commencer cette opération sans pouvoir l'achever.

DLIII. D'autres praticiens plus hardis, ne pouvant ren-contrer le canal de l'urèthre , avec cette sonde canelée, n'ont pas craint de plonger, suivant la direction et à tra-vers le rétrécissement du canal, un troiscart qu'ils ont poussé jusques dans la vessie ; ensuite, à la faveur d'une canelure pratiquée sur la canule de ce troiscart, ils ont incisé les parties qui avoient été traversées , et ont porté par la plaie une canule dans la vessie.

DLIV. La plus légère réflexion suffit pour faire apper-cevoir que ce procédé ne présente qu'incertitude et dan-gers. Il est bien rare qu'on ne fasse pas une fausse route avec le troiscart. Or, peut-on espérer que la voie arti-ficielle que l'on vient d'ouvrir, et que l'on tâche d'entretenir par le séjour d'une canule, ne se rétrécira pas tôt ou tard, et ne ramenera pas la maladie? D'ailleurs, ne court-on pas les risques, en faisant une fausse route, de blesser les conduits éjaculateurs, d'ouvrir les vésicules séminales, de percer le rectum, de pénétrer dans la vessie à travers le trigône vésical, et de produire plusieurs autres accidens plus ou moins graves?

DLV. Lorsqu'il existe des fistules urinaires au périnée, on propose de suivre un autre procédé pour l'opération de la boutonnière. Ce procédé consiste à introduire des bougies par une des fistules, jusqu'à ce qu'on soit parvenu à les faire pénétrer dans le canal, et de là dans la vessie; à substituer ensuite à ces bougies une sonde canelée, et à fendre, à l'aide de cette sonde, toutes les parties comprises entre la fistule et le col de la vessie. On a même donné le conseil d'emporter, de côté et d'autré, les duretés et les callosités qui accompagnent ordinairement ces sortes de fistules, et de faire ainsi une plaie avec perte de substance.

DLVI. Ce procédé opératoire ne paroît guère rationel. L'incision faite au delà de l'obstacle, et placée entre le rétrécissement et la vessie, ne touche nullement à la cause du mal; et pour arriver à une guérison radicale, il faudra toujours en revenir aux sondes introduites par l'urèthre, pour détruire l'obstacle, cause première de ces fistules. D'ailleurs l'excision des callosités n'est presque jamais nécessaire : elles se fondront et se détruiront d'elles-mêmes, dès que les urines cesseront de passer par les fistules. L'excision, loin de hâter la guérison, ne fait souvent que la retarder. Nous savons, par notre propre expérience, que le dégorgement des partés n'est pas plus prompt quand on incise les duretés, que lorsqu'on se contente de placer à demeure une sonde dans l'urèthre. La présence continuelle de cet instrument dans le canal est plus puissante et plus efficace que les fondans les plus accrédités.

DLVII. Enfin on fait quelquefois la boutonnière immédiatement sur le corps de la vessie, et sans toucher au canal de l'urèthre, comme il arrive lorsque la fistule que l'on incise, naît directement du bas-fond de la vessie. Mais l'opération faite en cet endroit, n'est pas plus avantageuse que dans tout autre lieu. Le malade ne guérira qu'avec une nouvelle fistule, à moins qu'on ne rétablisse le calibre de l'urèthre, au moyen des sondes, et ce moyen seul pouvoit suffire et opérer la guérison radicale.

DLVIII. On a aussi donné le nom de boutonnière à l'ouverture des dépôts situés au périnée, parce qu'il est quelquefois arrivé qu'on a porté par la crevasse du canal, une canule dans la vessie; mais cette canule est parfaitement inutile; placée au delà de l'obstacle, elle ne peut servir en aucune manière au rétablissement de la voie naturelle des urines.

DLIX. Ce court exposé suffit pour faire apprécier à sa juste valeur l'opération de la boutonnière. Les progrès de l'art dans le traitement des maladies des voies urinaires ont presque déja banni et banniront entièrement un jour, cette inutile opération de la pratique de la chirurgie.

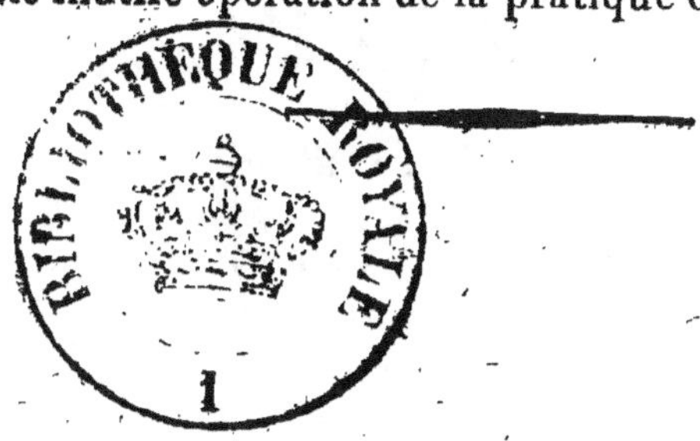

TABLE DES MATIÈRES.